中西医结合
心身疾病治疗精要

孟 红 编 著

天津出版传媒集团

天津科技翻译出版有限公司

图书在版编目(CIP)数据

中西医结合心身疾病治疗精要 / 孟红编著. — 天津:
天津科技翻译出版有限公司,2015.9
ISBN 978-7-5433-3518-9

Ⅰ.①中… Ⅱ.①孟… Ⅲ.①心身疾病-中西医结合
疗法 Ⅳ.①R749.92

中国版本图书馆 CIP 数据核字(2015)第 138092 号

出　　版:天津科技翻译出版有限公司
出 版 人:刘 庆
地　　址:天津市南开区白堤路 244 号
邮政编码:300192
电　　话:022-87894896
传　　真:022-87895650
网　　址:www.tsttpc.com
印　　刷:唐山新苑印务有限公司
发　　行:全国新华书店
版本记录:787×1092　16 开本　16.5 印张　300 千字
　　　　　2015 年 9 月第 1 版　2015 年 9 月第 1 次印刷
　　　　　定价:58.00 元

序

习近平同志指出："中医药学凝聚着深邃的哲学智慧和中华民族几千年的健康养生理念及其实践经验，是中国古代科学的瑰宝，也是打开中华文明宝库的钥匙。"它体现在几千年的防病治病实践，使中华优秀文化得到有效的弘扬与传播，护佑中华民族的健康和福祉。中医学历来强调"形神合一""天人合一""心身合一"的观点，在《内经》中有很多关于心理活动(精神情志活动)与人体生理、发病、疾病诊治、预防养生等方面的论述，也富含独具特色的中医心理诊断、治疗、保健方法，并在历代医学家的悉心运用过程中，为后世留下了若干颇为精彩的医案、医话。本书总结了从《内经》到历代医家有关心理学思想和治疗方法，对研究中医心理学理论，推进中西医结合治疗心身疾病有着积极作用。

随着现代生活和工作压力的增加，患有心身疾病的人越来越多，而且发病年龄越来越广，很多患有躯体疾病的患者有 1/3 的人带有心理疾病。很多疾病的发病和疗效都与心理因素密切相关。以往，无论是医生还是患者都重视躯体的医治，却常忽略心理因素方面的治疗。但是，随着心身疾病患者的增加，越来越多的人认识到心理治疗对健康的重要性。此书旨在将传统的中西医心身医学的理论和临床实践加以系统归纳形成精要，并融进现代医学理论和治疗方法，以适应社会的需要，使本书既可作为临床医生的案头实用参考书，也可作为在医学院师生的学习和晋升之参考书。

随着现代医学的发展，医学模式已由生物医学模式转向生物、心理、环境、社会医学模式。现代医学新模式的提出，为运用现代科学方法和手段开展防病治病，提高人类健康水平开辟了新天地，并将出现与此相适应的新学科、新理论，从而大大推动现代医学的发展；心身医学则在此基础上不断发展和完善。心身医学是将人看作既有躯体又有脑及心理活动并且和环境密不可分的具有生物属性又有社会属性的双重属性的人，用整体的观念来诊治患者的疾病和促进人类健康的一门学问。而中医学的整体观念理论，与生物、心理、社会、环境医学模式是一致的，中医学中的精神、行为治疗方法，对躯体疾病的防治、康复，值得发掘和借鉴。《中西医结合心身疾病治疗精要》融合了中医、西医两大医疗体系相关理论，本书从中医学的整体观理论出发，结合现代心身医学理论，探讨心身疾病的中西医治疗方法，是一种有益的尝试和探索。

学术源于创新、贵在自由。这是作者在教学和医疗实践中的总结，提出一家之言。本书从中医和西医两方面探讨心身疾病的治疗，使学生、医生、患者对心身相关的理论与临床，特别是心身疾病的发生、发展、诊断和治疗都有一个基本的认识，并能将有关理论、方法和技术运用到医学临床和心理健康维护工作中。未来，顺应当今健康观念深刻变化和医学模式深刻的中医药现代化之路，需要一代代的中医药人的努力，为拓展中医药强大的生命力和广阔发展前景，继续做出新的贡献。

先睹为快，谨致数语，权为之序。

张伯礼

中国工程院院士

中国中医科学院　院长

天津中医药大学　校长、教授、博士生导师

中国中西医结合学会副会长

教育部高等学校中医学教学指导委员会主任委员

2015 年夏月

前　言

　　心身疾病是由心理因素为主要因素引起的躯体疾病,又称心理生理性疾病。心身医学是应用"心身相关"原理,研究人类健康和疾病防治的边缘学科。近年来发展迅速,已广泛引起国内外医学界的高度重视。它强调"心身统一"的整体观,摒弃过去在生物医学模式指导下偏离人性的、狭隘的、片面的医学观。它要求在医疗过程中必须从整体的、心理的、社会的综合因素以及多元化的角度来认识健康和疾病,并将此方法应用于临床、教学及科研。心身医学研究心身疾病,社会环境心理因素对正常或异常生理功能的影响,以及社会心理因素与生物因素在病因、症状、病程和预后中的交互作用。

　　中医学的整体观念理论,与生物-心理-社会医学模式一致,中医学中的精神、行为治疗方法,在躯体疾病的防治、康复方面,值得发掘和借鉴。中医学历来强调"形神合一""天人合一""心身合一",《黄帝内经》的成书,奠定了中医学的理论基础,融合了先秦时期诸子百家的心理学思想,建立了较为系统的中医心理学思想体系。在《黄帝内经》中,有很多关于心理活动(精神情志活动)与人体生理、发病(病理)、疾病诊治、预防、养生等方面的论述。笔者试从中医和西医两方面探讨心身疾病的治疗,使医生、患者及相关专业医学生对心身相关的理论与临床,特别是心身疾病的发生、发展、诊断和治疗都有一个基本的认识,并能将有关理论、方法和技术运用到医学临床和心理健康维护工作中。

编者

2015 年 5 月

前 言

目 录

上篇 心身疾病基础理论

下篇　临床常见心身疾病

上篇　心身疾病基础理论

心者,五脏六腑之大主,精神之所舍也。

——《灵枢·本神》

任何追求心理和心灵成长的人，都可以预防心理上的失调。

——斯科特·派克

心者，君主之官，神明出焉。

——《素问·灵兰秘典论》

第一章　中医心身疾病学概论

中医心身疾病学就是用中医学的理论方法研究心身疾病的病因、病理、诊断、治疗的一门专门临床学科。中医心身医学的理论基础，源于《内经》的"形神合一论""天人合一论""心身合一论""脏腑相关论""阴阳五行学说"。当今的世界医学模式正由"生物医学模式"向"生物-心理-社会"医学模式转变，从生物、心理、社会3个方面来揭示人类生命现象及疾病的本质。而中医学最突出的特点就是数千年来始终保持着整体观的医学思想。在这一整体观的医学模式中蕴藏着极其丰富的中医心理学思想。中医在理论的构成、病因发生、病机的发展、疾病的转归、四诊诊断、处方用药、行针按摩及保健防病、健康长寿等方面都非常重视心理因素。

第一节　中医心身疾病学概念

一、中医心身疾病学的概念

心身疾病是由心理因素为主要因素引起的躯体疾病，又称心理生理性疾病。中医心身疾病学是中医学与心理学相结合，按照中医学的理论，运用心理学的基本知识，研究人的心理因素在人体疾病发生、发展、诊断、治疗过程中的作用及其规律的一门学科。它既属于应用心理学的一个分支，又属于中医学基础的一个领域，是中医学与心理学交叉结合产生的边缘学科。

在中医学理论体系中，对人的生理与心理相互依存、相互作用的认识，以及对生理因素和心理社会因素在疾病和健康中的作用，很早就有记载。中医理论中的"形神合一""整体观念""情志与五脏相关"等学说都蕴含着丰富的心身医学理论和思想，并体现在疾病的诊治与预防等各方面，其科学性和有效性已得到公认。

二、中医心身疾病的丰富思想

2010年9月，世界卫生组织公布的统计数据表明，全球超过4.5亿人患有精神疾患，有更多的人存在精神问题。西方心身医学试图从行为、心理方面，也从遗传因素以及大脑中的化学物质平衡等途径来寻找解决办法，但疗效、成本和副作用问题迫使人们不得不寻找更好的方法。一位国外权威学者指出：世界心身医学应向中国的中医学寻找智慧。

中医一贯主张心身应同治，认为："善医者，必先医其心，而后医其身。"如《东医宝鉴》曾强调指出："古之神圣之医，能疗人之心，预使不至于有疾；今之医者，唯知疗人之疾而不知疗人之心，是犹舍本逐末不穷其源而攻其流，欲求疾愈，不亦愚乎？虽一时侥幸而安之，此则世俗之庸医，不足取也。欲治其疾，先治其心，必正其心，乃资于道……此真人以道治心，疗病之大法也。"

1."恬淡虚无"是心身疾病预防的最高境界

在寻求调理身心、护卫健康、颐养生命的过程中，可否让我们的心灵平静一下，去感悟那种"恬淡虚无，真气从之，精神内守，病安从来"的境界，去解析先哲留给我们的治"心"药方："自家心病自家知，起念还当把念医，只是心生心作病，心安哪有病来体。"

2.医者仁者之心

去领略一下中华医学之精蕴："上医医国，中医医人，下医医病……若不加心用意，于事混淆，则病者难以救矣。"

《大医精诚》一文出自我国唐朝孙思邈所著之《备急千金要方》第一卷，乃是中医学典籍中，论述医德的一篇极重要的文献，为习医者所必读。《大医精诚》论述了有关医德的两个问题：第一是"精"，即要求医者要有精湛的医术，认为医道是"至精至微之事"，习医之人必须"博极医源，精勤不倦"。第二是"诚"，亦即要求医者要有高尚的品德修养，以"见彼苦恼，若己有之"感同身受的心，策发"大慈恻隐之心"，进而发愿立誓"普救含灵之苦"，且不得"自逞俊快，邀射名誉""恃己所长，经略财物"。

3.独特的心理治疗方法

去认识那创自于《内经》，世界医学史上最独特的心理治疗方法——"情志疗法"。

"悲可以治怒，以……感之；

喜可以治悲，以……娱之；

恐可以治喜，以……怖之；

怒可以治思，以……触之；

思可以治恐，以虑彼忘此之言夺之。"

"情志既可致病又可治病"这一独特见解、辨证的论治，令人赞叹不已。

4.阴阳五行的人格划分

去比较一下，2000余年前，我们祖先对人格的观察之细致，分型之恰当，理论之精辟，对这些深知与卓见，作为中国人，不能不为此而自豪。

第二节　中医心身疾病学理论

中医心身疾病学理论主要体现在阐释生理与心理关系的"形神合一论"，强调人体生命活动最高主宰的是"心主神明论"，说明感知觉过程中感官与心神关系的"心神感知论"，关于情志活动的内容及其脏腑关系的"五脏情志论"，运用阴阳理论解释睡眠及梦境的"阴阳睡梦论"，探讨人格分型及其体质关系的"人格体质论"等方面。

一、中医心身疾病的理论基础

（一）形身论

中医学认为，形（形态、形体、身体、体质）与神（神志、神明、神识），生理现象与心理现象是不可分割的统一体，它们是相互联系，相互影响的。健康和疾病都是心理现象和生理现象共同作用的结果。因此，诊断、治疗、护理、宜忌、预防是因人、因时、因地制宜的，既要看到脏腑功能，又要看到七情活动，尤其是从两者的相互作用中全面地认识，这为心身医学的研究提供了重要的理论依据。

《内经》曰："形与神俱，乃成为人；形与神离，则形骸独居而终。"故《素问·上古天真论》曰："故能形与神俱，而尽终其天年，度百岁乃去。"

《灵枢·本神》："生之来谓之精，两精相搏谓之神。"这句话指出当胚胎形成的时候，生命之神也就产生了。

（二）天人合一论

《素问·至真要大论》曰："天地之大纪，人神之通应也。"《素问·宝命全形论》曰："人以天地之气生，四时之法成。"它指出了天地运动变化的基本规律能影响到人体的各种生理活动和心理活动。这种"人与天地相参与日月相应"的天人相应观点是建立在明阳五行学说基础上的。

（三）心主神明论

《素问·灵兰秘典论》曰："心者，君主之官，神明出焉。"《灵枢·本神》："心者，五脏六腑之大主，精神之所舍也。"《灵枢·本神》曰："所以任物者，谓之心。"它们指出了"心"能主宰五脏六腑的生理活动，能接受和反映外界信息，进行思维活动，充分表达了"心"在人体整体机能活动，特别是在心理活动中的主导地位。

（四）五脏情志论

中医学认为，"喜、怒、忧、思、悲、恐、惊"七情是引起疾病的一类重要原因。七情与脏腑功能相对应；人体脏腑功能正常，情志活动变化也正常，就是健康状态。七情对人体刺激过大过强，超过了正常的限度，超过了人体正常的耐受能力，或是刺激过久，长期不断，而个体又缺乏移情易性的能力，就可以导致阴阳失调，气血不和，经络阻塞，脏腑功能失常，从而发生疾病。

诚如清代著名医家高示宗在《医学真传》中所说："喜、怒、忧、思、悲、恐、惊谓之七情，七情通于五脏：喜通心，怒通肝，悲通肺，忧思通脾，恐通肾，惊通心与肝。故七情太过则伤五脏。"

（五）中医心理过程论

《灵枢·本神》："随神往来谓之魂，并精而出入者谓之魄，所以任物者谓之心，心有所意谓之意，意之所存谓之志，因志而存变谓之思，因思而远慕谓之虑，因虑而处物谓之智。"其明确提出感知是记忆的前提，记忆是思维等高级认知活动的基础。魄是人体的本能活动，魂是人的意识状态，人体的心理过程包括了意（记忆）、思（思维）、虑（想象）、智（智能）、意志的过程。

（六）心身疾病的人格体质论

《内经》中有很多篇讨论了人格问题，但多结合人的体质进行，充分体现了其形神合一的整体观和辨证观。其分类方法不一，可归纳为以下几个方面。

（1）按阴阳多少分类：如在《灵枢·通天》中，有阴阳五态人的人格类型，将人分太阴之人、少阴之人，太阳之人，少阳之人，阴阳和平之人5种。《灵枢·行针》则将人分为重阳、阳中有阴、阴多阳少及阴阳和调4种类型。

(2)按五行属性分类:《灵枢·阴阳二十五人》篇中先把人按五行分类,然后以五音类比,再分成 5 种亚型,于是共得出 25 种类型。

(3)按体形肥瘦分类:《灵枢·逆顺肥瘦》篇将人分为肥人、瘦人、肥瘦适中人 3 型。《灵枢·卫气失常》篇又将肥胖之人分为膏型、脂型、肉型 3 种。

(4)按禀性勇怯分类:《灵枢·论勇》篇将人分为勇士和怯士。

二、心身疾病的病因病机

《内经》认为,人的精神心理活动状态在决定是否发病方面有重要作用。喜、怒、忧、思、悲、恐、惊在通常情况下,是正常的精神活动。但是如果由于长期的精神刺激或突然受到剧烈的精神创伤,情志过激,就会引起阴阳气血失调,而成为致病的主要原因之一。如《灵枢·百病始生》所曰:"喜怒不节则伤脏,脏伤则病起于阴也。""怒伤肝""喜伤心""思伤脾""忧伤肺""恐伤肾"。《素问·玉机真脏论》:"忧恐悲喜怒,令不得以其次,故令人有大病矣。"

《内经》认为,七情所伤导致人体气机功能紊乱,是心身疾病的主要病理机制。气机是气在人体中最基本的运动形式。正常的气机运动可归纳为升降出入,气机的正常运动构成了人体正常的生命活动。如果情志所伤导致气机功能紊乱,就可能导致疾病的产生。《素问·举痛论》:"百病生于气也。怒则气上,喜则气缓,悲则气消,恐则气下,惊则气乱,思则气结。"它指出心身疾病的临床表现虽说是多种多样,但其基本病机在于气机失常。

三、心身疾病的诊断

中医心理学认为,人体是一个有机的整体,脏腑、气血、经络、情志之间密切相关,从而达到一种动态的平衡("阴平阳秘")。这种"阴平阳秘"的动态平衡状态,可以通过望、闻、问、切四诊合参而了解,因为"有诸内者,必形诸外"。中医心理学认为,"神"是心身活动的外在表现,"得神者昌,失神者亡"。将"得神"与"失神"作为衡量正常和异常心理现象的标准,同时也作为预测疾病预后的依据。望色,则是将苍、赤、白、黑、黄五色分别与怒、喜、忧、恐、思五志相配,将面部分为明堂、阙庭、番、蔽等部分,把整个人体皆分属其中,如《灵枢·五色》所指出的"此五脏六腑肢节之部也,各有部分……五色各见其部,察其浮沉,以知深浅;察其泽夭,以现成败,察其散传,以知远近;视色上下,以知病处;积神于心,以知往今"。

《内经》认为,观察患者情志的变化,能测知患者脏腑气血的盛衰,如"心气虚则悲,实则笑不休""暴怒伤阴,暴喜伤阳"等。《内经》还特别强调诊断时要重视患者的心理因素和社会因素,指出要"顺志",要区别患者贵贱、贫富、苦乐等不同情况导致的心身疾病,如《素问·疏五过论》:"凡未诊病者,必问尝贵后贱,虽不中邪,病从内生,名曰脱营,尝富后贫,名曰失精,五气留连,病有所并。"它指出如果患者原居高位,一旦降职或失宠,则虽无外邪入侵,也会因情志突变而病从内生(脱营);原来富有之人,突然破败,也会因情志剧变而抑郁,伤感(脱精)。另外,《内经》还论述了如何通过四诊合参来测知患者的情志变化,如《素问·五脏生成篇》:"五脏之色,可以类推;五脏相音,可以意识;五色微诊,可以目察,能合脉色,可以万全。"《素问·移精变气论》:"闭户塞牖,系之病者,数问其情,以从其意,得神者昌,失神者亡。"

四、心身疾病的治疗

辨证论治是治疗中医心身疾病的基本法则,在中医心身疾病的治疗中,应强调因人、因时、因地制宜,在这 3 个制宜中"因人制宜"是问题的中心。而药物治法是最常用的方法,以调肝、调心、健脾为主。心理疗法有如下几种。

1.开导法

开导法就是通过医生的语言、表情、态度和行为来影响和改变患者的情绪与行为问题。《灵枢·师传篇》说："人之情，莫不恶死而乐生，告之以其败，与之以其善，导以其所便，开之以其所苦，虽有无道之人，恶有不听者乎！"所谓"告之以败"目的就是使患者对疾病有认真对待的态度。"语之以其善"意在增强患者战胜疾病的信心，"导之以其便"是告诉患者调养、治疗的具体措施。"开之以其所苦"是说解除患者各种顾虑和消极的心理状态。

2.以情相胜法

祖国医学中的"以情相胜"的心理疗法起源于《内经》，如《素问·阴阳应象大论》，"怒伤肝，悲胜怒""喜伤心，恐胜喜""思伤脾，怒胜思""忧伤肺，喜胜忧""恐伤肾，思胜恐"的五行相胜之说。在《内经》这一思想指导下，历代医家对以情胜情的心理疗法都有所应用。不但在医案上有所积累，在理论上也有丰富与提高。其具体内容如下：悲可以治怒，以恻怆苦楚之言感之。喜可以治悲，以欢乐戏谑之言娱之。恐可以治喜，以恐惧死亡之言怖之。思可以治恐，以虑彼忘此之言夺之。怒可以治思，以辱侮欺罔之言触之。

通过以上这些方法，以抵消其情志上的所过，使情绪恢复和调，从而达到治疗疾病的目的。这种方法的应用相当广泛，它不但可以治疗心因性疾患，对心身性疾患的治疗也有很好的疗效。

"以情胜情"的心理疗法与现代心理学理论在某些方面是颇相一致的。精神病专家沃尔夫在1958年发表的《交互抑制心理疗法》中说："如在出现激起焦虑的刺激同时，做出对抗焦虑的反应，刺激与焦虑的反应。"由于精神性疾病可以引起体内各系统生理功能的紊乱又诱发各种躯体性疾病，这在现代医学称为"心身性疾患"，因此用以情胜情方法，"做出对抗焦虑的反应"，通过情绪对抗来治疗"心身疾患"，使躯体症状消失，这实际上就是精神对物质的反馈作用，蕴含着一定的医学科学道理。

3.精神转移法

《内经》早有论述："哕，大惊之，亦可已。""哕"是指呃逆，用惊吓的办法分散患者大脑皮层的兴奋点，使膈肌痉挛缓解，从而达到治疗目的。据《仪真县志》记载：明代眼科医生李瞻，曾治一红眼病人。其患者不但火气大，而且性情急躁，他越是着急治愈眼疾，红眼病越是加重。当李瞻诊查后告诉病人：你的眼病并不难治，就怕是眼睛的毒火将于10天之内流窜到屁股上，屁股将生一个很大的脓疮。这病人久闻李瞻医生医术高超，相信了他的话，便将对眼病的担忧焦急转移到了屁股上，每天要看好几次屁股上生没生疮，一连吃了几天药后，红眼病好了。当别人问其缘故，李瞻答到："性情急躁的人患病，每欲急愈，结果火上攻于目，红眼病就不容易好，我将他的注意力转移到考虑下边有没有病上，眼病就容易治好了。"

现代医学心理学认为，用心理转移疗法可以消除患者的思想负担，促使其精神愉快，振奋精神状态，往往能调动患者自己本身的抗病能力，增进食欲，促进免疫系统的功能，使疾病的发展受到抑制，从而使其向好的方面转化。

4.气功疗法

气功方法颇近似于现代心理疗法中的"自我调整疗法"。所谓"自我调整疗法"就是根据一套特定的顺序，以机体的一种反应去改善机体的另一种反应。应用心理过程来影响身体过程，以改善生理机能。但是有一点应当指出，气功疗法并不完全等于心理疗法，它比近代"自我调整"的心理疗法要复杂得多。气功的种类很多,有站功、坐功、卧功、行功,虽然种类繁多,功法各异,但就练功方法来说,无外是"调身""调息"和"调心"3个方面。关键又在于"松""静"二字。放松和入静是练功的根本。"放松"就是要求肌肉、肌腱、筋膜等都自然放松。"入静"就是指意念入静;排除杂乱无章的精神活动,使精神集中和专一。通常应用的功法有内养功和放松功。

第三节　中医心身观的应用

中医的心身观是以整体观念为基础,以脏腑的心为核心,以经络为途径,以精、气、血、营卫等为物质基础而实现的。

一、人体经络与十二时辰养生

(1)手太阴肺经:寅时(3点至5点)肺经当令。寅时睡得熟,色红精气足。

"肺朝百脉。"肝在丑时把血液推陈出新之后,将新鲜血液提供给肺,通过肺送往全身。所以,人在清晨面色红润,精力充沛。寅时,有肺病者反映最为强烈,如剧咳或哮喘而醒。

(2)手阳明大肠经:卯时(5点到7点)大肠经当令。卯时大肠蠕,排毒渣滓出。

"肺与大肠相表里。"肺将充足的新鲜血液布满全身,紧接着促进大肠进入兴奋状态,完成吸收食物中的水分和营养、排出渣滓的过程。清晨起床后最好排大便。

(3)足阳明胃经:辰时(7点到9点)胃经当令。辰时吃早餐,营养身体安。

人在此时段吃早餐最容易消化,吸收也最好。早餐可安排温和养胃的食品如稀粥、麦片、包点等。过于燥热的食品容易引起胃火盛,出现嘴唇干裂、唇疮等问题。不吃早餐更容易引起多种疾病。

(4)足太阴脾经:巳时(9点至11点)脾经当令。巳时脾经旺,造血身体壮。

"脾主运化,脾统血。"脾是消化、吸收、排泄的总调度,又是人体血液的统领。"脾开窍于口,其华在唇。"脾的功能好,消化吸收好,血液质量好,所以嘴唇是红润的。唇白标志血气不足,唇暗、唇紫标志寒入脾经。

(5)手少阴心经:午时(11点至13点)心经当令。午时一小憩,安神养精气。

"心主神明,开窍于舌,其华在面。"心气推动血液运行,养神、养气、养筋。人在午时能睡片刻,对于养心大有好处,可使下午至晚上精力充沛。

(6)手太阳小肠经:未时(13点到15点)小肠经当令。未时分清浊,饮水能降火。

小肠分清浊,把水液归于膀胱,糟粕送入大肠,精华上输于脾。小肠经在未时对人一天的营养进行调整。如小肠有热,人会干咳、排屁。此时多喝水、喝茶有利小肠排毒降火。

(7)足太阳膀胱经:申时(15点至17点)膀胱经当令。申时津液足,养阴身体舒。

膀胱贮藏水液和津液,水液排出体外,津液循环在体内。若膀胱有热可致膀胱咳,且咳而遗尿。申时人体温较热,阴虚的人最为突出。此时适当的活动有助于体内津液循环,喝滋阴泻火的茶水对阴虚的人最有效。

(8)足少阴肾经:酉时(17点至19点)肾经当令。酉时肾藏精,纳华元气清。

"肾藏生殖之精和五脏六腑之精。肾为先天之根。"人体经过申时泻火排毒,肾在酉时进入贮藏精华的阶段。此时不适宜太强的运动量,也不适宜大量喝水。

(9)手厥阴心包经:戌时(19点至21点)心包经当令。戌时护心脏,减压心舒畅。

"心包为心之外膜,附有脉络,气血通行之道。邪不能容,容之心伤。"心包是心的保护组织,又是气血通道。心包经戌时最兴旺,可清除心脏周围外邪,使心脏处于完好状态。

此时一定要保持心情舒畅:看书听音乐、做SPA、跳舞、打太极……放松心情,释放压力。

(10)手少阳三焦经:亥时(21点到23点)三焦经当令。亥时百脉通,养身养娇容。

三焦是六腑中最大的腑,具有主持诸气、疏通水道的作用。亥时三焦能通百脉。人如果在亥时睡眠,百脉可得到最好的休养生息,对身体对美容十分有益。百岁老人有个共同特点,即在亥时睡觉。现代人如不想此时睡觉,可听音乐、看书、看电视、练瑜伽,但最好不要超过亥时睡觉。

(11)足少阳胆经:子时(23点至1点)胆经当令。子时睡得足,黑眼圈不露。

中医理论认为:"肝之余气,泄于明胆,聚而成精。"人在子时前入眠,胆方能完成代谢。"胆汁有多清,脑就有多清。"子时前入睡者,晨醒后头脑清晰、气色红润,没有黑眼圈。反之,常于子时内不能入睡者,则气色青白,眼眶昏黑,同时因胆汁排毒代谢不良更容易生成结晶、结石。

(12)足厥阴肝经 丑时(1点至3点)肝经当令。丑时不睡晚,脸上不长斑。

中医理论认为:"肝藏血""人卧则血归于肝"。如果丑时不能入睡,肝脏还在输出能量支持人的思维和行动,就无法完成新陈代谢。所以丑时前未能入睡者,面色青灰,情志急慢而躁,易生肝病,脸色晦暗长斑。

二、中医气质学说

(一)阴阳五态人

《内经》曾根据阴阳五行学说和阴阳强弱把人分为太阴、少阴、太阳、少阳与阴阳和平五类(阴阳五态人)。

(1)太阴(多阴无阳)之人好内而恶出、心和而不发、不务于时、动而后之、贪而不仁、念然意下、外貌谦虚、内存疑忌。

大意为:太阴之人的人格特点是贪而不仁,表面谦虚,内心阴险,好得恶失,喜怒不形于色,不识时务,只知利己,惯于后发制人,基于此种个性心理特点,太阴之人的行为则表现为面色阴沉,假意谦虚,身体长大却卑躬屈膝,故作姿态。

(2)少阴(多阴少阳)之人贪而贼心、常若有得、见人有荣、乃反愠怒、清然冷淡、含而不露。

大意为:少阴之人的人格特点是喜贪小利,暗藏贼心,时欲伤害他人,见人有损失则幸灾乐祸,对别人的荣誉则气愤嫉妒,对人没有感情。基于这种个性心理特点,少阴之人的行为则表现为貌似清高而行动鬼祟,站立时躁动不安,走路时似伏身向前。

(3)太阳(多阳无阴)之人自足傲慢、好言大事、志发四野、不顾是非、刚愎自用、无能而虚说。

大意为:太阳之人的人格特点是好表现自己,惯说大话,能力不大却言过其实,好高骛远,作风草率,不顾是非,意气用事,过于自信,事败而不知改悔。基于这种个性心理特点,太阳之人的行为则表现为高傲自满,仰胸挺腹,妄自尊大。

(4)少阳(多阳少阴)之人好为外交而不内附、立则好仰、行则好摇、高则自宜。

大意为:少阳之人的人格特点是做事精审,很有自尊心,但是爱慕虚荣,稍有地位则自夸自大,好交际而难以埋头工作。基于这种个性心理特点,少阳之人的行为则表现为行走站立都好自我表现,仰头而摆体,手常背于后。

(5)阴阳和平(阴阳气和)之人居处安静、无欣无惧、谦随自得、宛然从物、尊严和悦、与世无争。

大意为:阴阳和平之人的人格特点是能安静自处,不务名利,心安无惧,寡欲无喜,顺应事物,适应变化,位高而谦恭,以理服人而不以权势压人。基于这种个性心理特点,阴阳和平之人的行为则表现为从容稳重,举止大方,为人和顺,适应变化,态度严肃,品行端正,胸怀坦荡,乐天达观,处事理智,为众人所尊敬。

(二)阴阳二十五人

《灵枢·阴阳二十五人》具体论述了 25 种人格类型。这种分类是把人按五行归类,分成木、火、土、金、水 5 种类型,然后再以五音类比,将上述 5 种类型的每一型分成一个具有典型特征的主型和 4 个各与主型不同又各自互有区别的亚型,共计得出 25 种类型。每一类型的具体特点如下。

1.木形之人

木形之人的个性心理特征是:有才智,好用心机,体力不强,多忧劳于事。禀木气全者为主型,称为上角之人,其特征是雍容柔美。其四种亚型为禀木气不全者,其中大角之人谦和优柔,左角之人随和顺从,右角之人努力进取,判角之人正直不阿。

2.火形之人

火形之人的个性心理特征是:行走时身摇步急,心性急,有气魄,轻财物,但少信用,多忧虑,判断力敏锐,性情急躁。禀火气全者为主型,称为上徵之人,其特征是做事重实效,认识明确深刻。其 4 种亚型为禀火气不全者,其中质徵之人认识浅薄,少徵之人多疑善虑,右徵之人勇猛不甘落后,判徵之人乐观无忧,怡然自得。

3.土形之人

土形之人的个性心理特征是:行步稳重,做事取信于人,安静而不急躁,好帮助别人,不争权势,善与人相处。禀土气全者为主型,称为上宫之人,其特征是诚恳忠厚。其四种亚型为禀土气不全者,其中太宫之人平和柔顺,加宫之人喜乐快活,少宫之人圆滑灵活,左宫之人极有主见。

4.金形之人

金形之人的个性心理特征是:禀性廉洁,性情急躁,行动猛悍刚强,有管理才能。禀金气全者为主型,称为上商之人,其特征是坚韧刚毅。其 4 种亚型为禀金气不全者,其中太商之人廉洁自守,右商之人潇洒舒缓,大商之人明察是非,少商之人威严庄重。

5.水形之人

水形之人的个性心理特征是:为人不恭敬不畏惧,善于欺诈。禀水气全者为主型,称为上羽之人,其特征是人格卑下。其 4 种亚型是禀水气不全者,其中大羽之人常洋洋自得,少羽之人忧郁内向,众羽之人文静清廉,桎羽之人安然少动。

第四节　中医对睡眠和梦的认识

睡眠与梦,是重要的生理心理现象:睡眠和梦境形成的机制是非常复杂的,曾是古代哲学家争论和探讨的重要问题之一。《内经》从唯物的观点出发,运用阴阳、脏腑、营卫的理论进行阐发,后世医家又在此基础上结合临床实践,不断地加以补充和完善,形成具有中医特点的睡梦观。

梦可以说是 1/15 的人生:每夜 4~5 个梦,一年 1500 个以上的梦,一生 10 万个以上的梦,人一生中 1/3 的时间在睡眠,睡眠中 1/5 的时间在做梦;所以梦代表了"1/15"的人生。

梦的诠释:

唯灵观:神灵带给我们的启示	代表	图腾崇拜
唯物观:脑细胞不完全活动的产物	代表	条件反射学说
唯心观:梦是潜意识的产物	代表	精神分析理论

弗洛伊德的释梦理论:弗洛伊德是奥地利伟大的心理学家、神经病学家、精神病医学家、精神分析的创始人,用科学的方法研究梦,首次建立了关于梦的科学理论。1900 年,他出版了自己的第一部巨著《梦的解析》。此书的出版标志着精神分析理论基础的建立。

弗洛伊德是一个心理决定论者。他认为人类的心理活动有着严格的因果关系,没有一件事是偶然的,梦也不例外,绝不是偶然形成的联想,而是欲望的满足。在睡眠时,超我的检查松懈,潜意识中的欲望绕过抵抗,并以伪装的方式,乘机闯入意识而形成梦,可见梦是对清醒时被压抑的潜意识中欲望的一种委婉表达。梦是通向潜意识的一条秘密通道。通过对梦的分析可以窥见人的内部心理,探究其潜意识中的欲望和冲突。通过释梦可以治疗神经症。

对梦的剥夺会导致人体一系列生理异常,如血压、脉搏、体温以及皮肤的电反应能力均有增高的趋势,自主神经系统机能有所减弱,同时还会引起人的一系列不良心理反应,如出现焦虑不安、紧张易怒、感知幻觉、记忆障碍、定向障碍等。

显而易见,正常的梦境活动,是保证机体正常活力的重要因素之一。由于人在梦中是以右大脑半球活动占优势,而觉醒后则以左侧大脑半球占优势,在机体 24 小时昼夜活动过程中,使醒与梦交替出现,可以达到神经调节和精神活动的动态平衡。因此,梦是协调人体心理世界平衡的一种方式,特别是对人的注意力、情绪和认识活动有较明显的作用。

一、睡眠

现代心理学认为,睡眠不仅是觉醒的简单结束,而是中枢神经系统内发生的一个主动过程,睡眠与觉醒的发生、维持和脑内神经递质的动态变化密切相关。

中医理论则认为寤寐的形成,与阴阳、脏腑、营卫有密切关系。

(一)睡眠与阴阳的关系

睡眠与觉醒是交替出现的,这是人体的阴阳与自然界的阴阳相通应的结果。睡眠与觉醒是阴阳消长平衡的一个过程,阳气入于阴分则寐,阳气出于阳分则寤。这样将息得宜,弛张有度,劳逸结合,才能保持生命活动的正常进行。如果违背这个规律,就会发生疾病。

正如《素问·生气通天论》指出:"平旦人气生,日中而阳气隆,日西而阳气已虚,气门乃闭。是故暮而收拒,无扰筋骨,无见雾露,反此三时形乃困薄。"《类证治裁·不寐论治》记载:"阳气自动而之静,则寐;阳气自静而之动,则寤。"

可见人的睡眠机制,是阴阳之气自然而有规律的转化结果。这种规律一旦被破坏,就会导致失眠的发生。

(二)睡眠与营卫的关系

营气和卫气的周期性运行,是人体阴阳出入的物质基础。卫气属阳而主表,行于脉外;营气属阴而主里,行于脉中。二者阴阳相贯,如环无端。

其中,卫气与睡眠的关系更为密切,在卫气白昼运行于阳分25个周次,在夜晚运行于阴分25个周次,卫气运行于阳分则寤,运行于阴分则寐。如果卫气留于阳分而不能入于阴分,就会形成失眠。

《灵枢·大惑论》指出:"卫气不得入于阴,常留于阳。留于阳则阳气满,阳气满则阳跷盛,不得入于阴则阴气虚,故不瞑矣。"意为:卫气在白昼行于阳分,则神气出于目而人醒。卫气在夜间行于阴分,则神气于内脏而入睡。如果卫气不得入于阴分,总是停留于阳分,就会使在外的阳气充满,阳跷脉就随之偏盛。既然卫气不能入于阴分,就形成阴气虚,阴虚不能敛阳,所以不能闭目安睡。

(三)睡眠与脏腑的关系

在各脏腑之中,人体的睡眠与心神的关系最为密切。心主血脉而藏神,心气旺盛,气血充足,则心神安居其中,白天精神清爽而夜间安睡。如果心的气血不足而心神失养,则白天精神萎靡而夜间睡眠不安。

另外,其他脏腑的功能正常与否也会作用于心神,从而决定睡眠是否正常。脾胃为气血生化之源,生血而统血。血为水谷之精气,总统于心而生化于脾。因此,脾气旺盛,化源充足,气血充养于心神,则"昼精夜瞑"。

肝主藏血,贮藏血液,调节血量,只有肝血充足才能保证心血旺盛、肝主疏泄而调节情志,所以人的精神意识思维活动主宰于心,同时与肝的功能也密切相关。因此,心和肝的功能协调配合,才能保证睡眠的正常进行。

心与肾的关系非常密切,古人称为"心肾相交""水火既济"。心位于上而属阳,主火,其性主动;肾位于下而属阴,主水,其性主静。心火必须下降于肾,与肾阳共同温煦肾阴,使肾水不寒。肾水必须上济于心,与心阴共同涵养心阳,使心火不亢。这种水火既济的关系保证了心肾阴阳升降平衡,而安卧不醒。《清代名医类案精华·陈良夫医案》对此有所论述:"心火欲其下降,肾水欲其上升,斯寤寐如常矣。"

影响睡眠的因素非常复杂,除以上3个方面以外还有很多,如年龄长幼、体质强弱和胖瘦等。

在年龄方面,婴幼儿为稚阴稚阳之体,脏腑娇嫩,形气未充,阳气滞留于阴分的时间比较长,睡眠的时间也就长。随着年龄的不断增长,脏腑功能的健全,阳气逐渐旺盛,觉醒的时间变长而睡眠的时间缩短。婴幼儿期的小儿睡眠需要14小时左右,学龄初期的儿童需要10小时左右,青少年时期需要8~10小时,成年人一般在8小时左右。随着年龄的增长,脏腑的功能不断减弱,气血亏损,睡眠的时间会减少,同时精力也会降低。《灵枢·营卫生会篇》记载:"老者之气血衰,其肌肉枯,气道涩,五脏之气相搏,其营气衰少而卫气内乏,故昼不精,夜不瞑。"

在体质的强弱方面,由于先天禀赋不足或素体虚弱,致使脏腑亏损、气血匮乏、营卫运行逆乱的人,会出现精神疲惫,嗜睡或少寐。

在体质的胖瘦方面,肥胖之人,多形盛而气虚,肌肉腠理致密,卫阳滞留于阴分的时间较长,因此嗜睡而多卧;消瘦之人,多阴虚而阳亢,肌肉腠理滑利,卫阳通达而运,因此少寐。

二、梦

现代心理学认为,梦是睡眠过程中发生的生理心理现象,具有明确的视、听、运动感觉性想象,又失去自我与现实世界、空间的连续性。

梦的心理学特点是:其一,梦中的自我与觉醒的自我失去了连续性;其二,觉醒时的时间、空间概念和规则在梦中完全崩溃,以至于造成孩提时期与现在凑在一起、生者与死者会面的荒诞现象。

但梦的内容似乎与下列因素有关:其一,邻近环境中的声音、光线、气味的刺激;其二,体内的内脏刺激。夜间由于各种刺激减少,体内病变发出的病理刺激影响了做梦的内容。若梦境重复呈现可有预兆意义,称为"预兆梦"。

现代一般认为,没有无梦的睡眠。那些所谓不做梦的人,实际上只是没有记住罢了。和睡眠一样,梦对人体的身心健康同样有着重要的作用。

我国古代的人们,就已经对梦有了一定的认识。在《说文解字》中,对梦的解释为"寐而觉也"。在《类经·梦寐》中记载:"周礼六梦:

一曰正梦,谓无所感而自梦也;

二曰噩梦,有所惊而梦也;

三曰思梦,因于思忆而梦也;

四曰寤梦,固觉时所为而梦也;

五曰喜梦,因所好而梦也;

六曰惧梦,因于恐畏而梦也。"

《内经》对梦的形成、不同梦境的意义做了更加深刻的阐发。中医认为,梦与人体的阴阳、脏腑、邪正盛衰等关系密切。

(一)梦与阴阳的关系

人体的阴阳盛衰变化,不但与睡眠有关,同时与梦也有一定的关系,因为睡眠的深浅变化受到卫气运行的影响,睡眠的深浅又与梦的多少有关。卫气在夜间运行于阴分,阴又分为三阴,三阴之中厥阴为一阴,少阴为二阴,太阴为三阴。卫气行于厥阴时,睡眠比较浅,形成梦境的机会比较多;卫气行于太阴时,睡眠比较深,形成梦境的机会比较少。

另外,由于阴阳盛衰的不同,又会出现不同的梦境。

《素问·脉要精微论》指出:"阴盛则梦涉大水恐惧,阳盛则梦大火燔灼,阴阳俱盛则梦相杀毁伤。"

(二)梦与脏腑的关系

在各脏腑之中,梦与心肝的关系最为密切。

《类经·梦寐》中记载:"夫五行之化,本自无穷,而梦造于心。其原则一,盖心为君主之官,神之舍也。神动于心，则五脏之神皆应之，故心之所至即神也，神之所至即心也。第心帅乎神而梦者，因情有所着，心之障也。神帅乎心而梦者，能先兆于无形，神之灵也：夫人心之灵，无所不至，故梦象之奇，亦无所不见，诚有不可以言语形容者。"以上充分说明了外界事物作用于心神与梦的关系。

其次，梦与肝的关系也非常密切。《灵枢·本神》云："肝藏血，血舍魂……随神往来者谓之魂。"《类经》中记载："魂之为言，如梦寐恍惚，变幻游行之境皆是也。"由此可知，魂依赖肝血的涵养，与神相伴而行。如果肝血不足，或其他原因影响肝，使魂不能涵养于肝血之中而飞扬于外，就会出现梦或精神恍惚一类的表现。

另外，肾水能涵养心火，肾阴能滋养肝阴。如果肾水不足，使心肝的阴血亏损而神魂异常，当然会形成梦。

再有，脾胃为后天之本，气血生化之源，脾气健运，化源充足，以保证心肝的气血旺盛。否则，脾胃气虚，化源不足，心肝血虚而梦自生。

因此，临床所见梦的异常，应当首先着眼于心肝，再旁涉脾肾，才能获得满意的治疗效果。

（三）梦与邪正的关系

在《灵枢·淫邪发梦》《素问·脉要精微论》《素问·方盛衰论》等篇中记载了大量的淫邪发梦的内容，对人体阴阳、脏腑、气血、营卫的盛衰虚实等病理变化所导致的种种梦境进行了分析归纳，阐述了脏腑、阴阳、气血的有余不足，营卫逆乱，形成梦的机理，以及出现不同梦境的诊断意义。

但是，梦境的出现是与人体内外环境直接关联的，其变化也是复杂多变的。古人着重强调内环境中病理改变的一面，而对于引起梦境的生活经历、心理环境等方面未做深入探讨。

1.五脏气虚与梦的关系

五脏气虚，气血逆乱，使人出现离奇迷乱的梦境。《素问·方盛衰论》："是以肺气虚，则使人梦见白物，见人斩血借借，得其时则梦见兵战，肾气虚，则使人梦见舟船溺人，得其时则梦伏水中，若有畏恐。肝气虚，则梦见菌香生草，得其时则梦伏树下不敢起。心气虚，则梦救火阳物，得其时则梦燔灼。脾气虚，则梦饮食不足，得其时则梦筑垣盖屋。"

大意为：肺气虚则梦见白色悲惨的事物，或梦见杀人，流血狼藉。在肺气当旺之时，则梦见战场厮杀，肾气虚则梦见舟船溺水。在肾气当旺之时，则梦伏水中，好像遇到很恐惧害怕的事情。肝气虚则梦见菌香草木。在肝气当旺之时，则梦伏于木下不敢活动。心气虚则梦救火或见到太阳或雷电。在心气当旺之时，则梦大火燔灼，脾气虚则梦饮食不足。在脾气当旺之时，则梦砌墙盖屋。

2.脏腑邪气盛与梦的关系

由于五脏失常而受到邪气干扰，邪气影响五脏不同而形成不同的梦境。

《灵枢·淫邪发梦》："厥气客于心，则梦见丘山烟火。客于肺，则梦飞扬，见金铁之奇物。客于肝，则梦山林树木。客于脾，则梦见丘陵大泽，坏屋风雨。客于肾，则梦临渊，没居水中。客于膀胱，则梦游行。客于胃，则梦饮食，客于大肠，则梦田野。客于小肠，则梦聚邑冲衢。客于胆，则梦斗讼自刳……肝气盛则梦怒，肺气盛则梦恐惧、哭泣、飞扬，心气盛则梦善笑恐畏，脾气盛则梦歌乐、身体重不举，肾气盛则梦腰脊两解不属。"

大意为：邪气侵袭心脏，就会梦见山丘烟火弥漫，心气盛还会梦见嬉笑、恐惧和畏惧；邪气侵袭肺脏,就会梦见飞扬腾跃,或看到金属一类的东西,肺气盛还会梦见恐惧哭泣;邪气侵袭肝脏,就会梦见山林树木,肝气盛还会梦见发怒;邪气侵袭脾脏,就会梦见连绵的山丘和巨大的湖泽,以及风吹雨淋的破漏房屋,脾气盛还会梦见歌唱娱乐或身体沉重难举;邪气侵袭肾脏,就会梦见身临深渊或浸没于水中,肾气盛还会梦见腰脊分离而不能连接;邪气侵袭膀胱,就会梦见到处游荡不定;邪气侵袭于胃,就会梦见饮食;邪气侵袭大肠,就会梦见广阔的田野;邪气侵袭小肠,就会梦见人们聚集的交通要冲;邪气侵袭于胆,就会梦见与人斗殴、打官司,或愤怒中刽割自己。

3.其他部位邪气盛与梦的关系

邪气侵袭于其他部位,也会出现不同的梦境。《灵枢·邪发梦》:"上盛则梦飞,下盛则梦堕……客于阴器,则梦接内。客于项,则梦斩首。客于颈胫,则梦行走而不能前,及居深地卯苑中。客于股肱,则梦礼节拜起。客于胞脏,则梦溲便。"

大意为:上部邪气亢盛,会梦见向上飞腾;下部邪气亢盛,会梦见向下坠落;邪气侵袭生殖器,就会梦中性交;邪气侵袭项部,会梦见杀头;邪气侵袭足胫,会梦见想行步却不能前进,或者梦见被困于地窖、苑囿之中;邪气侵袭股肱,会在梦中行跪拜礼;邪气侵袭尿道和直肠,会梦见小便和大便。

总之,梦是特殊的心理生理活动,与阴阳、脏腑、气血、营卫密切相关。因此,梦境的内容,不仅是人的心理活动的反应,还是人的生理活动的反应。同时,噩梦又具有特殊的意义,根据梦境的不同来推测疾病,已经被古今中外大量的医疗实践所证实。排除由于情绪的剧烈波动等心理因素、睡眠体位、过度疲劳的影响,噩梦就可能是疾病的先兆。人体在清醒的状态下,体内外环境对心神的刺激繁多而纷杂,来自体内的微弱刺激不能被心神所感知。

但是,在人的睡眠过程中,体内外环境相对安定,心神就能够感知体内的微弱刺激。由于邪正盛衰不同、发生的脏腑部位不同、阴阳的有余不足不同,形成的梦境当然不同。

通过对梦境的分析来诊断疾病尤其是心理疾病确实有重要价值。

⌜资料卡⌝ ···

梦与生活你知道多少?

人生很短暂,但是一个人做的梦却是数不完的。梦有很多种,而每个人又会做不同的梦,这让梦的世界变得更加神秘和多姿多彩。有关梦的种类,你知多少?

有人说,世间有多少人就有多少梦,而梦的内容取决于个人的生活经历,以及每个人对生活的体验。所以,就产生了不同种类的梦。

总的来说,目前有人将梦分为两大类:第一类是我们常说的"日有所思,夜有所梦",这类梦受到外界的限制,具有很大的偶然性或荒谬性;第二类是梦的活动受到内心因素的制约,有着深刻的心理意义,这类梦就是弗洛伊德等心理学研究的重点。

在这两大类梦中又分为很多独特的个体梦,下面列出几种常见而重要的梦。

1.精神补偿梦

这种是我们最常见的梦,在现实生活中实现不了的,在梦境中我们可以实现,并且梦境的内容还可以按照自己既定的安排去发展,很多感觉就像是一种电影或电视连续剧。这种梦让很多人流连忘返,甚至有人表示醒来后还想着梦中的剧情呢,就继续睡,然后继续做梦。

这种梦很好地解释了弗洛伊德有关梦是人获得精神补偿的一种方式的理论。做这种梦的人一般现实生活中过于压抑,自己的愿望难以实现,怀才不遇之人最易做此梦。

2.释放情感的梦

这种梦也是常见的梦,大家都有在梦中笑醒、哭醒的经历吧,这就是典型的释放情感的梦。除了笑、哭这种明显的情感表达外,还有在梦中感到伤感、自己变得强大,然后保护别人等。

情感过于压抑往往会使人致病,在梦中释放情感能量后能够让人重新找回心理平衡。所以,一般悲伤或伤感的梦,往往会在一个亲人或者好友离世的时候出现。

3.神谕梦

这种梦又叫预知梦或启示梦,据说这种梦一般有预示功能,令很多人百思不得其解,让很多科学家解释不了。有种说法认为,在梦中人的潜意识可能非常敏锐,可能预见大脑在清醒思维时料想不到的即将发生的事情。

4.反复出现的梦

这种梦很奇怪,出现一次之后,会在以后的梦中不定期地出现,反反复复让人头痛不已。这种梦一般会让做梦的人感到十分困惑,为什么总梦到这样的情况?多数人的梦境内容与自己早年的生活经历、处境和深刻印象有关。

一般有精神创伤的人,往往会做一些反复出现的噩梦。心理学释梦理论认为,这种反复出现的梦其实是一种为了努力维护自我的力量,是一种使自我不受伤害的手段。

通常对这种反复出现的梦要有所注意,它们一定有特殊意义。对于反复出现噩梦的,一定是遇到问题了,最好去寻求专业的心理工作者给予帮助。

5.关于禁忌的梦

这种有关禁忌的梦,常常让人难以启齿。关于禁忌的梦有乱伦、出轨、失德、背信等,这种梦是超越常理的,有着潜在的心理危险性。这种梦常常给做梦人带来困扰和心理压力。做这种梦的人,通常是他自己的现实生活中出现了一些问题,所以解决现实生活中的问题可以消除这种梦的困扰。

加拿大的作家杰克·凯诺亚克写到:"世上人都是梦中人,梦把人类紧紧联系在一起。"虽然可能不是一个国家、一个种族、一个地区的人,但是我们都会做相同类型的梦。可见,梦的世界是多么神奇。

强大的能量保证心脏所有通道畅通无阻,允许你爱和被爱。

——《开创生命的奇迹》

爱自己,追求自己灵魂的进步,是人生最重要的事。

——《与心灵对话》

良言如同蜂房,使心觉甘甜,使骨得医治。

——《圣经·箴言》

第二章　现代心身疾病概述

随着时代的进步、社会的发展,一门主要从精神和躯体的相互关系来研究人类健康和疾病的基本规律和防治方法的新兴学科——心身医学,应运而生。心身医学着重研究心身疾病,以防治心身疾病为根本目的。所谓的心身疾病就是心理因素起重要作用的躯体疾病。保持心理健康,调整良好心态,使心理和身体对社会均达到良好的适应状态。提高行为、心理健康水平,掌握预防心身疾病的必要知识,就能防患于未然。

第一节　心身疾病的概念

一、心身疾病的概念

(一)心身医学概念

心身医学又称心理生理医学,是医学与心理学、社会学、哲学、伦理学、行为科学相结合的一门综合学科。心身医学强调在人类疾病的产生、发展和治疗过程中,躯体与心理、社会因素之间的相互关系。

(二)心身疾病概念

心身疾病或称心理生理疾患,是介于躯体疾病与神经症之间的一类疾病,即指心理、社会因素在疾病发生、发展、治疗和预防过程中起重要作用的一类躯体器质性疾病。目前,心身疾病有狭义和广义两种理解。狭义的心身疾病是指心理、社会因素在发病和病情发展过程中起重要作用的躯体器质性疾病,例如原发性高血压、溃疡病。至于心理、社会因素在发病和病情发展过程中起重要作用的躯体功能性障碍,则被称为心身障碍,例如神经性呕吐、偏头痛。广义的心身疾病是指心理、社会因素在发病和病情发展过程中起重要作用的躯体器质性疾病和躯体功能性障碍。显然,广义的心身疾病包括了狭义的心身疾病和狭义的心身障碍。

(三)心身疾病的特征

(1)发病因素与情绪障碍有关。

(2)大多与某种特殊的性格类型有关。

(3)发病率有明显的性别差异。

(4)同一患者可以有几种疾病同时存在或交替发生。

(5)常常有相同的或类似的家族史。

(6)病程往往有缓解和复发的倾向。

医学研究表明,心理状态异常或心理平衡失调,如出现过度紧张、恐惧、焦虑、郁闷等不良情绪,会影响人的整体防御功能,导致免疫功能紊乱、抵抗力下降,给病原体造成乘虚而入的机会。健康不仅仅是没有疾病或虚弱,而是身体、心理和社会适应的完好状态。

健康的生活方式主要包括合理膳食、适量运动、戒烟限酒、心理平衡4个方面,也称为健康的四大基石。

二、心身疾病的发病机制

心身医学着重研究心身疾病,以防治心身疾病为根本目的。心身疾病不是单纯的精神病或神经症,而是一类既有躯体症状及体征,又与人格特征、情绪、遗传因素以及社会因素有关的躯体疾病。

"喜乐的心乃是良药",根据医学研究,这是一句符合科学证据的话!大脑中有一个组织叫作杏仁核,它是推测中的情绪中枢……当我们的心一直是平安喜乐的,通过脑神经及脑内各种神经传导物质的作用,就能使身体处在一个和谐舒适的光景中,而"百病不侵",甚或"不药而愈"!

心身问题的产生最根本的原因在于"心理—躯体"是相互作用、相互影响的。心理变化会引起躯体反应,特别严重时就会引发生理病变,从而产生心身疾病,反之亦然。对心身疾病的具体机制人们做出了不同的解释,这里简单介绍几种。

(一)社会因素

50年前,溃疡病和高血压病的患病率男性高于女性,约为4∶1;而近年来男女患病比例已逐渐接近,溃疡病约为3∶2,高血压病已接近1∶1。据分析,可能是由于越来越多的妇女参加了工作和社会活动,因而增加了社会心理刺激的结果。

另一项流行病学调查表明,发病机会最多者是社会中经济条件偏低者,为了竞争以获得较好的生活条件,他们要付出较多的努力,但他们的个人要求和需要并非经常可以得到满足,因而这种个人需求和社会压力之间的冲突就可以引起心身疾病。

(二)心理因素

一般能引起人产生损失感、威胁感和不安全感的心理刺激最易致病。人的心理活动通常与某种情绪活动相关联,如愤怒、恐惧、焦虑、忧愁、悲伤、痛苦等,虽然是适应环境的一种必要反应,但强度过大或时间过久,都会使人的心理活动失去平衡,导致神经系统功能失调,对健康产生不良影响。

如果这些消极情绪经常反复出现,引起长期或过度的精神紧张,还可产生如神经功能紊乱、内分泌失调、血压持续升高等病变,从而导致某些器官、系统的疾病。

流行病学调查表明，伴有心理上损失感的刺激，对健康的危害最大。根据对居丧的 903 名男女长达 6 年的追踪观察，发现居丧第一年的死亡率高达 12%，第二年为 7%，第三年为 3%，而对照组分别只有 1%，3% 和 2%。

（三）生理因素

1.生理始基

生理始基是指心身疾病患者在患病前的生理特点。

为什么同样的心理社会刺激，如地震、洪水、战祸、灾荒等波及大量人口的刺激，其中只有少数人得了心身疾病？为什么这些患者的心身疾病又不都是一种病？

如有人患溃疡病，有人患高血压，有人却患冠心病，这主要是由患者的生理特点不同所致，因而使他们具有对不同心身疾病有着不同的易患性。

如在溃疡发病过程中，胃蛋白酶的增高起重要作用，由于它消化了胃黏膜而造成溃疡。

实际上，患者在病前，其蛋白酶的前体——胃蛋白酶原的水平就已经比一般人高，因此这种胃蛋白酶原的增高即可称之为溃疡病的生理始基。然而有溃疡病生理始基并不一定会有溃疡病，因为人群中有相当多的人具有这一特征，而其中只有一部分溃疡病患者是由于社会心理刺激对他们起着"扳机（trigger）"作用。说明只有生理始基和社会心理刺激同时存在的情况下，才会有溃疡病的产生。

现已发现，高甘油三酯血症是冠心病的生理始基，高尿酸血症是痛风症的生理始基，高蛋白结合碘者则为甲状腺功能亢进的生理始基。

对生理始基的研究不仅对了解心身疾病的发病机制有重要意义，而且对这些疾病的预防也提供了极为重要的线索。

2.中介机制

心理–社会因素以各种信息影响大脑皮层的功能，而大脑皮层则通过自主神经系统、内分泌系统、神经递质系统和免疫系统这些重要的生理中介机制，影响内环境的平衡，使靶器官产生病变。

（1）自主神经系统：当自主神经系统的功能发生过于急剧或持久的改变时，即可能造成心、肺、胃、肠、血管、腺体、皮肤、肌肉等器官和组织持久的活动过度或不足，导致器质性病变，这就是心身疾病发病机制的早期假说，即心理因素—大脑皮质功能改变—自主神经功能改变—内脏功能障碍—内脏形态学改变，如结肠过敏症等。

（2）内分泌系统：内分泌系统在维持内环境稳定方面起着重要作用。在情绪应激下，内分泌系统功能很容易发生变化，焦虑、忧郁等情绪反应都可以用 17–羟固醇来判定其程度。可见，心理因素或情绪状态与内分泌功能状态之间的相互影响在心身疾病的发生发展过程中起着重要作用。

（3）神经递质系统：在情绪应激时都伴有中枢儿茶酚胺浓度的升高，另一中枢神经递质——5–羟色胺的水平下降。中枢神经递质的改变，可以继发地导致自主神经功能和内分泌腺活动的改变，并可相互影响、相互制约，这些改变在心身疾病的发生发展过程中都起到一定的作用。

（4）免疫系统：近代免疫学研究已证实，免疫功能受中枢神经系特别是下丘脑调节。紧张刺激或情绪可通过下丘脑及由它控制分泌的激素影响免疫功能，如产生胸腺退化，影响 T 细胞成熟,使细胞免疫功能降低;皮质类固醇的增高对巨噬细胞有抑制作用,降低吞噬功能,使病原迅速扩散,影响 B 细胞产生抗体,导致免疫功能的紊乱或减退而致病。

(四)人格类型

近代的研究资料支持这样一种观点,即有些心身疾病具有特殊的人格特征。

对癌症的医学心理学研究表明,长期处于孤独、矛盾、抑郁和失望情境下的人易患癌症。如有人对 1337 名患者进行追踪观察,发现有 48 名癌症患者都具有共同的人格特点,即内向、抑郁、隐藏着愤怒和失望。

有些心身疾病具有特殊的性格特征。心身医学研究表明,不同的心理素质可能患不同的心身疾病,而有些心身疾病具有特殊的性格特征。如:

A 型行为特征的人易患高血压和冠心病;

B 型行为特征的人比较倾向于安宁、松弛、随遇而安;

C 型行为特征的人易患癌症;

D 型行为特征的人易患糖尿病等。

A 型行为的主要特征有:个性强,过分的抱负,固执,好争辩,急躁,紧张,好冲动,说话声音大,匆匆忙忙,富含敌意,具有攻击性等。

B 型行为与 A 型行为恰恰相反,主要特征有:安静,松弛,容易相处,抱负较少,顺从,沉默,深思,说话声音低,节奏慢等。

C 型行为特征有:过分合作、过分容忍别人的行为,没有主见,不确定性多,过分耐心,回避冲突,和别人和睦相处,不表达负性情绪(特别是愤怒),屈从于外界的权威,对应激产生防御性反应,有很高的社会期望和焦虑。所以这些特征称为"癌症性格"。

D 型行为特征有:敏感多疑,易兴奋又易疲劳,求全求美,墨守成规,拘谨呆板,心胸狭窄,事后易后悔,责任心重和苛求自己;高抑郁,低焦虑;对应激的唤醒水平低;不善于使用心理防御机制来保护自己、伪装自己;善于寻找一些有趣的事情;回避痛苦;不善于延迟的满足,要求马上得到满足;注意力分散。

附:自我评估测试

如果你对下列 12 道题多数回答"是",那么你就要考虑可以被认为是一个 A 型行为类型的人;如果你对一半题目回答"是",你仍然不能被排在 A 型行为类型以外,因为虽然不能断言你就是 A 型,但 A 型行为的倾向还是比较清楚的。

以下 12 道题,请据实回答。

(1)你走路、吃饭的速度是不是总是很快?

(2)你是否认为行动迅速是成功的重要前提?

(3)你是否经常在短时间里安排很多事情?

(4)你是不是总在同一时间干几件事?

(5)当工作进展不如你的意愿时,你是不是会变得很不耐烦和生气?

(6)你是不是总和别人竞争,特别是和那些爱赶时间的人比?

(7)你是不是喜欢把自己的成就数量化?比如考试得了多少分,两年内完成了多少件重要的事？

(8)与人谈话时你是不是喜欢用手势强调事情的重要性？比如握拳、挥手、敲桌子等。

(9)你是不是经常注意不到周围发生的新鲜事情？

(10)对于一件事情，你是不是总关心结果而对过程不在意？

(11)下班的时候，如果事情还没有办完，但可以明天再干，你是不是经常不下班而要等到把事情办完了才走？

(12)你是不是很少有专心休闲的时候？

在临床上，A 型行为的人很多，他们是现在心脏病、高血压的主要原因，希望人们能够知道了解，改变自己的行为和性格，对疾病起到预防作用。

第二节　心身疾病的范围与治疗原则

一、心身疾病的范围

世界各国对心身疾病的分类方法不同，包括的疾病种类很不一致。到目前我国尚没有统一地进行深入研究讨论。

根据美国精神医学会《精神疾病诊断与统计手册》(第三版)(DAM-Ⅲ)关于心身疾病的分类和日本池见酉次郎参考美国的分类提出的日本心身疾病分类，结合我们的临床经验，提出以下分类意见。

(一)内科心身疾病

1.心血管系统心身疾病

原发性高血压、原发性低血压、冠状动脉硬化性心脏病、阵发性心动过速、心率过缓、雷诺病、神经性循环衰弱症等。

2.消化系统心身疾病

胃、十二指肠溃疡，神经性呕吐，神经性厌食症，溃疡性结肠炎，过敏性结肠炎，贲门痉挛，幽门痉挛，习惯性便秘，直肠刺激综合征。

3.呼吸系统心身疾病

支气管哮喘、过度换气综合征、心因性呼吸困难、神经性咳嗽。

4.神经系统心身疾病

偏头痛、肌紧张性头痛、自主神经失调症、心因性知觉异常、心因性运动异常、慢性疲劳等。

5.内分泌代谢系统心身疾病

甲状腺功能亢进、甲状旁腺功能亢进、甲状旁腺功能低下、垂体功能低下、糖尿病、低血糖。

(二)外科心身疾病

全身性肌肉痛、脊椎过敏症、书写痉挛、外伤性神经症、阳痿、类风湿性关节炎。

(三)妇科心身疾病

痛经、月经不调、经前期紧张症、功能性子宫出血、功能性不孕症、性欲减退、更年期综合征、心因性闭经。

（四）小儿科心身疾病

心因性发烧、站立性调节障碍、继发性脐绞痛、异食癖等。

（五）眼科心身疾病

原发性青光眼、中心性视网膜炎、眼肌疲劳、眼肌痉挛等。

（六）口腔科心身疾病

复发性慢性口腔溃疡、颌下颌关节紊乱综合征、特发性舌痛症、口疮、唾液分泌异常、咀嚼肌痉挛等。

（七）耳鼻喉科心身疾病

梅尼埃综合征、咽喉部异物感、耳鸣、晕车、口吃。

（八）皮肤科心身疾病

神经性皮肤炎、皮肤瘙痒症、圆形脱发、全脱发、多汗症、慢性荨麻疹、牛皮癣、湿疹、白癜风。

（九）其他与心理因素有关的疾病

癌症、肥胖症等。

二、心身疾病的诊断

（一）心身疾病的诊断标准

（1）由明显的社会心理刺激而引起的以躯体症状为主要临床表现的躯体疾病。

（2）有明确的器质性病理过程及临床躯体症状、阳性体征及实验室检查的特异发现。

（3）排除神经症、心因性精神障碍、精神病。

（4）心身疾病病程中有以下部分或全部特点：①具有一定的遗传素质、性格特点或心理缺陷；②存在心理社会紧张刺激因素；③紧张刺激因素与疾病的发生有时间上的相关；④病程的发展与转归和刺激因素呈平行关系；⑤或许存在早年特殊的创伤性心理体验；⑥单纯生物医学的治疗措施收效甚微。

（二）心身疾病诊断程序

1.病史采集

除与临床各科病史采集相同外，还应注意收集患者心理社会方面的有关材料，例如心理发展情况、个性或行为特点、社会生活事件以及人际关系、家庭支持等，从中逐步寻找与心身疾病发生发展有关的一些因素。

2.体格检查

与临床各科体检相同，但要注意体检时患者的心理行为反应方式，有时可以从患者对待体检的特殊反应方式中找出其心理素质上的某些特点，例如是否过分敏感、拘谨等。

3.心理学检查

对于初步疑为心身疾病者，应结合病史材料，采用交谈、座谈、行为观察、心理测量直至使用必要的心理生物学检查方法，对其进行较系统的医学心理学检查，以确定心理社会因素的性质、内容和在疾病发生、发展、恶化和好转中的作用。

4.综合分析

根据以上程序中收集的材料，结合心身疾病的基本理论，对是否为心身疾病、何种心身疾病、由哪些心理社会因素在其中起主要作用和可能的作用机制等问题做出恰当的估计。

三、心身疾病的防治原则

(一)心身同治原则

心身疾病应采取心身相结合的治疗原则,但对于具体病例,则应各有侧重。

对于急性发病而又躯体症状严重的患者,应以躯体对症治疗为主,辅之以心理治疗。例如对于急性心肌梗死患者,综合的生物性救助措施是解决问题的关键,同时也应对那些有严重焦虑和恐惧反应的患者实施床前心理指导。又如对于过度换气综合征患者,在症状发作期必须及时给予对症处理,以阻断恶性循环,否则将会使症状进一步恶化,呼吸性碱中毒加重,出现头痛、恐惧甚至抽搐等。

对于以心理症状为主、躯体症状为次,或虽然以躯体症状为主但已呈慢性经过的心身疾病,则可在实施常规躯体治疗的同时,重点安排好心理治疗。

例如更年期综合征和慢性消化性溃疡患者,除了给予适当的药物治疗,应重点做好心理和行为指导等各项工作。

(二)心理干预目标

1.消除心理社会刺激因素

2.消除生物学症状:放松训练、生物反馈治疗

3.消除心理学病因:认知模式、人格重建

(1)培养健康的人格素质

预防心身疾病,首先要从自身着手,注意心理卫生,保持心态平衡,培养健康的人格素质,提高抵制和处理各种社会心理危险因素的能力。

对于工作和生活中的挫折和失败多数人能正确对待,但有些人则可引起精神反应异常,甚至导致心身疾病,其差异在于他们自身心理状态的调节能力和人格素质高低的不同。

处理好社会心理因素,如愤怒、焦虑、紧张、恐惧、抑郁、悲伤等,对保证心身健康有十分重要的意义。

(2)适应环境,改造环境

人类生活在环境之中,对于环境的改变,要不断地去适应,并能动地去改造。"适者生存"其意义即在此。

每个人对人生都应有正确的认识,有远大理想和奋斗目标的人,青春常驻,这绝非说教,因为明确了终身奋斗目标,就可能正确调节自己的行为和生活方式,就会少一些患得患失,就有可能少受或不受社会心理危险因素的干扰和侵袭。

因此对自己有一个客观实际的评价,保持乐观向上的情绪,对保证心身健康至关重要。

(3)和睦的家庭关系,正常的人际交往

心身健康有两个要素:一是有一个和睦相处、相依为命的幸福家庭,在这里得到生活的无限乐趣,享受温暖、体贴和爱;二是正常的人际交往,广交朋友,在那里取得朋友的情谊、信任、理解、同情和支持。人在群体生活中才能健康地生存。上述两个要素对心身疾病的防治都有着很重要的意义。

(三)心身疾病的预防

心身疾病是心理因素和生物因素综合作用的结果,因而心身疾病的预防也应同时兼顾

心身两方面;心理社会因素大多需要相当长的时间作用才会引起心身疾病(也有例外),故心身疾病的心理学预防应及早做起。

具体的预防工作包括:对那些具有明显心理素质上弱点的人,例如有易暴怒、抑郁、孤僻及多疑倾向者应及早通过心理指导加强其健全个性的培养;对于那些有明显行为问题者,如吸烟、酗酒、多食、缺少运动及 A 型行为等,应利用心理学技术指导其进行矫正;对于那些工作和生活环境里存在明显应激源的人,应及时帮助其进行适当的调整,以减少不必要的心理刺激;对于那些出现情绪危机的正常人,应及时帮助加以疏导。至于某些具有心身疾病遗传倾向如高血压家族史或已经有心身疾病的先兆征象(如血压偏高)等情况者,则更应注意加强心理预防工作。

1.第一级预防

第一级预防是防止社会-心理因素长时期反复刺激并导致心理失衡的主要措施。培养比较完整的健康心理素质,提高应付危险因素的能力是预防心身疾病的基础。

《内经·素问》中提出的"精神内守,病安从来"的著名论点,反映了祖国医学很早就阐明了讲究心理卫生,加强自我保健的深刻意义。即在社会-心理因素刺激的情况下不断进行自我调适,保持心理平衡,增强对社会的适应能力,不仅注意躯体健康,还应保持心身健康和社会适应能力的统一。

培养健康的心理素质应从儿童时期开始。家长和老师应注意培养、教育儿童乐观向上、关心他人、互相爱护等健康心理,耐心纠正可能产生的偏离心理,对防止儿童时期情绪障碍和成人期的心身疾病都有重要意义。

2.第二级预防

第二级预防是防止社会-心理因素导致的心理失衡阶段发展成为功能失调阶段的重要措施,因而早期诊断、早期治疗是第二级预防的核心。

接受心身疾病患者就诊的第一位医生往往不是心理医生,因此要求现代临床医生必须了解社会-心理因素可以引致心理失衡,进而导致功能失调,最后发展为躯体疾病的心身疾病规律,积极采取第二级预防措施。

通过心理咨询和治疗,及早帮助和指导患者恢复失衡的心理,及早调整患者的功能失调,阻断病情向躯体疾病方向转化。

3.第三级预防

第三级预防是针对患者在经历心理失衡、功能失调进入躯体疾病阶段情况下防止病情恶化的重要措施。这个阶段不仅依靠有效的药物,还应充分估计心理咨询和心理治疗的作用。

总之,心身疾病的心理社会方面的预防工作是多层次、多侧面的,这其实也是心理卫生工作的重要内容。

四、心身疾病的治疗

首先应对患者的病史和心理状态有充分的了解,才能对症下药,进行解释、指导和鼓励。这种心理治疗除了医师之外,应动员其家庭成员、朋友和亲属共同配合完成。

我国的气功疗法,利用自己的意志去控制或调整内脏的活动以达到治疗强身的目的,在心身疾病的治疗中取得较好效果。

每天有一定时间松弛紧张情绪,如听音乐、练书法、画画、栽培花草等,对治疗心身疾病十分有利。

有些患者针对病因必要时可改变环境,以解除矛盾、协调关系。配合上述治疗也可以适当给予抗焦虑药物如安定、利眠宁和抗忧郁药如阿米替林、多虑平等进行治疗。

现代医学对心身疾病的治疗大致分4个方面:

(一)心理治疗

应在比较充分了解患者的病史及心理状态下再对患者进行解释、指导和鼓励等,使患者逐渐树立信心,处理好心理刺激和心理矛盾。某些人格特征(如坚韧性格)能够减轻应激性生活事件对健康的有害影响。

如患早期乳腺癌而后来未复发的存活妇女中,对疾病采取否认或斗争态度的明显多于默认事实,忍受痛苦或感到无助及绝望的患者。

(二)生物反馈和行为治疗

有人对50例A型性格的冠心病患者进行10周有规律的运动训练,发现A型行为有明显的转变,体重、血压和血脂均有不同程度的下降。

自我训练控制自己的情绪,如每天有一定时间松弛紧张情绪,如听轻音乐、练书法、画画、栽培花草以及运用生物反馈(biofeedback)疗法等。生物反馈疗法指通过学习来改变自己的内脏反应,使通常人们意识不到的生理活动如血压、心率、胃肠蠕动、皮肤温度等,通过灵敏的电子仪器予以显示,如此反复进行,使患者学会在某种程度下调节这些功能,以达到预防发作和治疗的目的。

(三)环境治疗

对患者的社会-心理因素——家庭、邻里或工作单位做适当的调整,通过解释、指导以解除矛盾,协调关系,必要时可考虑请患者短期住院或更换环境。

(四)精神药物治疗

在对患者进行心理治疗的同时,可根据病情,配合用一些抗焦虑药,如地西泮、氯氮䓬、劳拉西泮等,或抗忧郁药,如阿米替林或多塞平、氟西汀等药物。

第三节 心理应激与心身疾病

一、应激的概念

1.应激概念:应激又称为紧张刺激、紧张反应、紧张状态、心理压力等。应激是指机体在受到各种内外环境因素刺激时所发生的非特异性全身反应。

2.应激反应的作用:应激反应是生命为了生存和发展所必需的,它是机体适应、保护机制的重要组成部分。应激反应可提高机体的准备状态,有利于机体的战斗或逃避;有利于在变动的环境中维持机体的自稳态,增强适应能力。应激反应的本质是防御性保护性的,以对抗各种强烈刺激的损伤性作用。但超过一定限度就会引起应激性疾病。

二、应激的过程

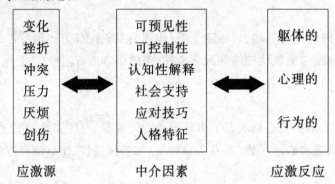

应激源	中介因素	应激反应

三、应激源的概念

应激源是指引起应激反应的各种内外环境的刺激。按其性质分为躯体性、社会性、心理性和文化性四种。

（一）躯体性应激源

躯体性应激源包括物理、化学、生物的刺激,如冷热、噪声、恶味、细菌、病毒侵害和放射性物质等均属躯体性应激源。

（二）社会性应激源

社会性应激源范围极广,是人类生活中最普遍的一类应激源,它与疾病的发生有密切联系。社会性应激源又以生活事件为主。因此,在心理应激研究领域,应激源是以生活事件为研究中心,甚至有的将生活事件与应激源作为同一词看待。下表就是生活事件压力量表,为生活事件与压力程度的测验,每个压力事件后面都注明了相应的分数。以下列举的生活事件在过去一年内是否曾经发生,将每一项发生事件的分数全部加起来即为总分。如果你的分数在:

150~190,那么你在一年内的压力处于低水平。生活中你需要适当的刺激和改变。

200~299,压力处于适当水平。

超过300,你的压力过大,身体可能会有一些症状,急需减压,可以寻求专业人员的帮助。

（三）心理性应激源

心理性应激源包括人际关系的冲突。个体的强烈需求或过高期望、能力不足或认知障碍等。

1.动机冲突

（1）双趋冲突:从两所爱者或两趋向中仅能择其一的矛盾心理状态。（鱼和熊掌想兼得）

（2）双避冲突:从两所恶或两躲避中必须选择其一的困扰心理状态。（前有狼、后有虎）

（3）去避冲突:对同一目的兼具好恶的矛盾心理状态。（火中取栗）

（4）多重趋避冲突:决策艰难,自绕圈子,画同心圆,因果循环,构成心理应激。

2.挫折

指个体在从事有目的活动过程中遇到了不可克服的障碍,使行为进程受阻或被延搁而产生的紧张状态与情绪反应。

表 2-1 生活改变与压力感量表

生活改变事项	压力感	生活改变事项	压力感
1.配偶亡故	100	23.子女成年离家	29
2.离婚	73	24.涉讼	29
3.夫妻分居	65	25.个人有杰出成就	28
4.牢狱之灾	63	26.妻子新就业或刚离职	26
5.家族亲人亡故	63	27.初入学或毕业	26
6.个人患病或受伤	53	28.改变生活条件	25
7.新婚	50	29.个人改变习惯	24
8.失业	45	30.与上司不和睦	23
9.分居夫妻恢复同居	45	31.改变上班时间或环境	20
10.退休	45	32.搬家	20
11.家庭中有人生病	44	33.转学	20
12.怀孕	40	34.改变休闲方式	19
13.性关系适应困难	39	35.改变宗教活动	19
14.家庭添进人口	39	36.改变社会活动	18
15.事业重新整顿	39	37.借债少于万元	17
16.财务状况改变	38	38.改变睡眠习惯	16
17.亲友亡故	37	39.家庭成员团聚	15
18.改变行业	36	40.改变饮食习惯	15
19.夫妻争吵加剧	35	41.度假	13
20.借债超过万元(美金)	31	42.过圣诞节	12
21.负债未还、抵押被没收	30	43.些微涉讼事件	11
22.改变工作职位	29		

(来自 Hotmes & Rahe,1967)

(四)文化性应激源

文化性应激源主要来源于社会环境的改变,如语言、风俗习惯、信仰、社会价值观的变化等,一般多由移居或社会巨变引起。文化性应激源对个体影响是持久而深刻的。

四、影响应激的中间因素

应激的中间影响因素或称中介变量,是指机体将传入的信息(应激源),转变为输出信息(应激反应)的过程中,影响心理应激强度和对应激的耐受力,调节应激与疾病联系的因素。

(一)认知评价

1.概念

认知评价是个体察觉到应激源对自身影响的认知加工过程。

2.分类

(1)积极应激:可以适度地提高大脑皮层唤醒水平,调动积极的情绪反应,集中注意和积极思维,并根据实际调整需要和动机。

(2)消极应激:可引起大脑皮层过度唤醒(焦虑),过度情绪反应(激动)或低落(抑郁),使认知功能降低,妨碍正确判断和积极应对的选择。

(二)应对方式

1.应对方式的概念及影响因素

应对方式又称应对策略,是个体在应激期间处理应激情境、保持心理平衡的一种手段。个体的应对方式受认知评价、社会支持、个性特征的影响。

2.应对方式的分类

(1)积极地认识应对,是指个体希望以一种自信有能力控制应激的乐观态度来评价应激事件,以便在心理上能更有效地应对应激。

(2)回避性应对,是指个体企图通过回避或采取间接的方式(如酗酒等),来缓解与应激有关的情绪紧张。

3.应对指导

(1)指导个体通过"问题解决"来应对。

(2)指导个体对应激源的再评价,即改变原有的认知评价。

(3)提供或帮助寻求社会支持。

(4)分散注意:即采用"转移"的应对方式。

(5)其他:松弛训练,催眠,暗示,药物。

(三)社会支持

1.概念

社会支持是指一个人的社交网络带给其的维护情绪保证的其他资源,它来自社会各方面,包括家庭、亲属、朋友、同事、伙伴及党团组织给予的精神上和物质上的帮助和支援。社会支持也指增强参与其间个人的归属感、安全感和自尊等各种社会因素的相互作用。

2.社会支持与健康

许多研究表明,社会支持对健康具有保护作用,可以降低心身疾病的发生和促进疾病的康复。

(四)其他中间因素

1.人格特征

(1)决定个体的行为类型,影响生活方式、生活习惯。

(2)影响个体对各种应激的认知评价因而产生不同的心理和生理反应。

(3)影响个体对应激的应对和防御方式的选择,因而影响适应能力和应对效果。

(4)影响个体同他人的人际关系,从而决定社会对其支持的数量和利用程度。

2.遗传素质

诸多研究表明,由于遗传素质的不同,使个体在病理上存在着对某些疾病的易患性;在心理上存在着对某些应激源的敏感性,以及应激后的生理、心理反应的特殊性。正是因为遗传素质,致使应激后所致疾病不同。

3.生活经历、年龄、性别和健康状况

生活经历的不同、年龄、性别的差异,亦影响人们对应激源的认知以及当应激刺激后对应对方式的利用和社会支持的数量与利用程度。

五、应激反应

当机体经认知评价而觉察到应激源的威胁后,通过心理中介机制和心理-生理中介机制的作用而产生相应的心理和生理反应,称之为应激反应。从应激的时间特性来看,应激反应可分为急性应激反应和慢性应激反应。急性应激反应持续时间短,往往是由强烈的或威胁性的刺激作用所致,如美国的 9·11、东南亚的海啸、我国四川 5·12 特大地震等重大生活事件;慢性应激反应持续时间长,常常由难以摆脱的社会生活事件持续作用而引起,如人际关系紧张、慢性疾病、长期失业等。

(一)应激的生理反应

应激的生理反应于 1936 年由塞里首先提出。塞里认为,应激是个体对有害刺激的抵御所引起的一种非特异性反应,与应激性刺激的性质无关。寒冷、疾病、电击、情绪冲突等作用于机体,均可通过兴奋下丘脑-垂体-肾上腺轴产生相同的生理反应,表现为一般适应综合征(简称 GAS)。GAS 一般分为 3 个阶段:

1.警戒期

当机体受到伤害性刺激之后,在最初的一个短暂过程里出现"休克"现象,然后产生生理、生化的一系列变化,进行体内动员和防御。主要表现有:肾上腺活动增强、心率和呼吸加快、血压增高、出汗、手足发凉等现象。

2.阻抗期

生理和生化改变继续存在,垂体促肾上腺皮质激素和肾上腺皮质激素分泌增加,机体调动了全部资源,生物适应性也处于最高水平。但是,糖皮质激素的释放会影响机体的免疫功能,盐皮质激素则可导致体内钾、钠等电解质平衡失调,加压素分泌增加而致水潴留,长期抵抗则会耗竭机体资源,导致衰竭和崩溃。但塞里指出,在大多数情况下,应激只引起这两个阶段的变化,机体即可达到适应,其功能可恢复正常。

3.衰竭期

如果刺激源持续存在,阻抗阶段过长,机体最终将进入衰竭阶段,表现为:淋巴组织、脾、肌肉和其他器官发生变化,导致躯体的损伤而患病,甚至死亡。生理反应在各系统均会有所表现,例如:①神经系统:有头晕、头痛、耳鸣、无力、失眠、惊悸、颤抖等;②循环系统:有心动过速、心律失常、血压不稳等;③呼吸系统:有胸闷、气急、胸部压迫感、呼吸困难等;④消化系统:有恶心、呕吐、腹痛、腹胀、腹泻、食欲下降或上升等;⑤泌尿系统:有尿频、尿急等;⑥生殖系统:有月经紊乱、性欲下降、阳痿、早泄、性冷淡等;⑦内分泌系统:有甲状腺素升高或降低、血糖升高或降低等;⑧皮肤:有脸红、出汗、瘙痒、忽冷忽热等。如果应激状态持续,这些反应有可能进一步发展,导致心身疾病。

(二)应激的心理反应

1.情绪反应

应激产生的情绪反应大多为负性情绪反应,常表现为以下几个方面。

(1)焦虑:焦虑是人们对即将来临的、可能造成危险、不良后果或者要做出重大努力的事件进行适应时,主观上感受到的紧张和不愉快的情绪状态。它一般无明确对象、持续时间短暂、强度多变,伴有紧张和害怕及交感神经兴奋的表现,是心理应激最常见的反应。适度的焦虑可以提高人的警觉水平,促使人投入行动以应对应激并尽快适应环境。但是,过度的焦虑会干扰人的正常思维活动,妨碍个体做出适当的判断,严重削弱应对能力。

(2)恐惧:恐惧是面临或预感到危险而又无力应对时所产生的带有受惊和危机的情绪体

验,通常导致逃避行为。恐惧多发生于身体安全和个人价值与信念受到威胁的情况下,常由于个体感到缺乏处理和摆脱危险情境或对象的力量和能力所致。恐惧时,交感神经兴奋,全身动员,处于警觉状态,个体意识到危险的存在,也知道恐惧的原因,但因个体对战胜危险缺乏信心,随时准备逃避。

(3)抑郁:抑郁是一种消极悲观的情绪状态,其表现为自身感觉不良、愉快感丧失、缺乏对日常生活的兴趣、自我评价低、睡眠与饮食障碍、沮丧、无助、悲哀、绝望,甚至想自杀。灾难性的生活事件,如亲人丧亡易产生抑郁反应,失恋、失学、失业、遭受重大挫折和长期病痛,以及不良认知方式等原因也可引起抑郁。

(4)愤怒:愤怒是愿望或利益一再受到限制、阻碍,内心紧张度和痛苦逐渐积累而带来的敌意和反抗的情绪体验。愤怒时常伴有攻击行为,有助于机体克服障碍,战胜对手。但过度的愤怒则会使人丧失理智,失去行为自控能力。

(5)激情:激情是一种爆发性的、强烈而短暂的情绪体验。如在突如其来的外在刺激作用下,人会产生勃然大怒、暴跳如雷、欣喜若狂等情绪反应。在这样的激情状态下,人的外部行为表现比较明显,生理的唤醒程度也较高,因而很容易失去理智,甚至做出不顾一切的鲁莽行为。

2.行为反应

(1)逃避与回避:逃避是指遭遇应激源后采取的远离应激源的行为;回避则是指在未遭遇应激源之前采取措施避免接触应激源。两者的作用和目的均是为了摆脱应激,避免受到更大的伤害。

(2)敌对与攻击:敌对是个体内心有攻击的欲望,表现为不友好、对抗、憎恨等;攻击则是将愤怒等情绪导向人或物,伴有攻击行为,攻击的对象可以是直接原因者,也可以是替代物,甚至是自己,如伤人毁物、找"出气筒"、自伤等。

(3)退化与依赖:退化是指个体表现出的行为较其应有的行为幼稚,如哭泣、小病大养、装病不起等。依赖是指放弃自己的责任和义务,依靠他人照顾等。退化常伴有依赖。

(4)固着与僵化:固着是指反复进行并无成效的动作和尝试;僵化是指一种以不变应万变、刻板、盲目重复的行为方式。这两种行为方式常出现于反复遭遇应激的情况下。

(5)物质滥用:物质滥用是指个体在遭遇挫折后,用酒精、烟草、药物、毒品等来缓解紧张压力、逃避现实的行为方式。

3.心理防御反应

心理防御机制的概念:个体在遇到困难、挫折或处于应激状态时采用自己能够接受的方式来解释和处理由主客观因素引起的内心矛盾冲突,以减轻心理压力和烦恼。这种能够保持情绪活动的稳定和正常行为状态的心理功能就是心理防御机制。

(1)合理化作用:指个体遭受挫折或无法实现自己追求的目标时寻找各种理由为自己的行为辩解,以安慰自己,摆脱痛苦。

(2)否定作用:指个体对于已经发生的令人不愉快或痛苦的事实加以否定以躲避心理痛苦。

(3)补偿作用:指个体的某些愿望或目标无法实现时,采取其他方法来弥补心理的不平衡。

(4)幻想作用:指在现实生活中遇到无法克服的困难和阻力,利用幻想的方法,使自己与现实暂时脱离开,任凭想象和幻觉,使内心得到彻底放松或想象目标实现后的美好结局,以得到内心的暂时满足。

(5)转移:指个体遇到阻力或麻烦时,有意识转移注意力,全身心投入工作或自己感兴趣的事情中,以摆脱烦恼,使内心尽快恢复平静。

(6)抵消作用:指个体以某种象征性的活动来抵消已经发生的不愉快的事情,以补救内心的不安。

(7)反向作用:指受社会道德或行为规范的制约,将潜意识中不能直接表达的原始欲望或冲动以完全相反的形式表现出来。

(8)潜抑作用:指把不能被意识所接受的那些具有威胁性的欲望、冲动或情感体验等抑制到潜意识中去的作用。由于潜抑作用不是遗忘,因此在人失言、失态等情况下会真实流露。

(9)升华作用:指个体采取社会可以接受或认同的形式来宣泄自己的情感,把原有的欲望和冲动导向比较崇高的目标和方面上去。

(10)幽默作用:指处于尴尬局面时,个体以风趣的语言或俏皮话等形式活跃氛围,摆脱窘境的作用。

(11)投射:也称外射,是主观地将属于自身的一些不良的思绪、动机、欲望或情感,赋予到他人或他物身上,推卸责任或把自己的过错归咎于他人,从而得到一种解脱。它包括严重的偏见、因为猜疑而拒绝与人亲热、对外界危险过分警觉。

(三)应激与健康

心理应激与人的健康关系密切,它对健康的影响具有双重性。一方面,适度的应激可以激发机体对应激源的适应能力,起到增强防御和减少疾病以促进健康的作用;另一方面,应激可以破坏机体的心理和生理平衡,导致或加重疾病,损害健康。

1.应激对健康的积极影响

(1)适度的应激是人的成长和发展的必要条件:人的成长和发展涉及人的身、心和社会功能,遗传和环境是影响个体成长和发展的两大重要方面,应激经历在这里可看作一种环境因素。研究表明,幼年期适度的应激可以导致明显的发展变化,早年的应激经历可以提高个体在后来生活中的应对和适应能力,从而能更好地耐受各种紧张性刺激物和致病因子的侵袭。许多事实说明,那些小时候受到"过分保护"的孩子,待他们脱离家庭走进学校、走上社会后,往往容易发生适应问题,甚至因长期、剧烈的应激而中断学业甚至患病。

(2)适度的应激是维持人体正常功能的必要条件:人离不开刺激,适当的刺激和应激有助于维持人的生理、心理和社会功能。关于感觉剥夺及有关单调状态的实验研究,都证实了缺乏适当环境刺激会损害人的心身功能,可造成脑电图的改变、错觉、幻觉、人格障碍、智力下降等。适当的心理刺激可以消除人们因单调状态所致的厌烦情绪,激励人们积极投入行动,克服环境障碍。因此,无论学习、工作还是生活,有压力反而有益。考试、评比、检查和竞赛等是形成适度心理应激以促进工作和学习的常用手段。

2.应激对健康的消极影响

频繁、高强度的应激往往弊大于利,其主要消极影响有以下几点。

(1)机体易感:耗竭了机体的储备,免疫功能下降,失去对其他应激源的抵抗,成为不适、痛苦及寻医就诊的主要原因之一。

(2)导致心身疾病。

(3)加重疾病:原有的躯体和精神疾病会因此加重或复发。

(4)使机体磨损、慢性疲劳、适应性减弱,导致劳动力受损,工作、学习效率下降,是事故、车祸、自杀的主要原因之一。

(5)诱使机体发生物质滥用及依赖。

附:自我测试所受的心理压力,预防和减轻身心损害

你可进行如下心理压力的自我测试:

1.经常患感冒,且不易治愈;

2.常有手脚发冷的情形;

3.手掌和腋下常出冷汗;

4.突然出现呼吸困难、憋闷窒息感;

5.有腹部发胀、痒痛感觉,而且常下痢、便秘;

6.肩部经常坚硬痒痛;

7.背部和腰部经常疼痛;

8.疲劳感经休息不易解除;

9.时有心脏悸动现象;

10.有胸痛情况发生;

11.有头痛感或头脑不清醒的昏沉感;

12.眼睛很容易疲劳;

13.有鼻阻、鼻塞现象;

14.有耳鸣现象;

15.经常喉痛;

16.口腔内有破裂或溃烂情形发生;

17.站立时有发晕情形;

18.有头晕眼花情形发生;

19.睡眠不好;

20.睡觉时经常做梦;

21.深夜突然醒来时不易再继续入睡;

22.不能集中精力专心做事;

23.早上经常有起不来的倦怠感;

24.稍微做一点儿事就马上感到很疲劳;

25.有体重减轻现象;

26.常感到吃下东西像沉积在胃里;

27.面对自己喜欢吃的东西,却毫无食欲;

28.与人交际应酬变得很不起劲;

29.稍有一点不顺心就会生气,而且时有烦躁不安的情形发生;

30.舌头上出现白苔。

结论:以上诸项自我诊断,如果你出现了 5 项,属于轻微紧张型,需多加留意,注意调适休息;如有 9 项至 20 项则表明你有严重的心理压力,属于严重紧张型,你应该到心理门诊去,请心理医生进行咨询、治疗、缓解和消除心理压力;倘若在 21 项以上,就会出现适应障碍的问题,身体可能会出现问题,应高度重视。

第四节　情绪因素与心身疾病

心理因素之所以能够影响躯体内脏器官功能,主要是通过情绪活动作为媒介而实现的。情绪是人对客观事物是否满足个人需要而产生的态度体验。一切心理活动都是人对生存环境中各种事物的反映。情绪是以个人的愿望和需要为中介的一种心理活动。

一、情绪和情感的概念

情绪和情感:是对客观事物是否符合人的需要而产生的主观体验。人对待事物会有一定的态度,根据是否符合主观的需要可能采取肯定的态度,也可能采取否定的态度。当他采取肯定的态度,就会产生爱、满意、愉快、尊敬等内心体验;当他采取否定的态度时,就会产生憎恨、不满意、不愉快、痛苦、忧愁、愤怒、恐惧等内心体验。这些内心体验,即是情绪和情感。

虽然"情绪"和"情感"的字义常被相提并论,实际上两者仍有本质上的差别。它们的最大差异便是:情绪是盲目的,情感则有觉知的能力。"情绪"源于较低层次的生理反应,具有无法控制的以及负面的力量。"激情一时的冲动""陷入恐惧的魔掌之中"或"愤怒得难以自拔"等说法即是例证。情绪像一阵无法预测的暴风雨猛然来袭,爆发之后,我们猛然发现之前的行径根本不像自己。情绪的爆发往往使我们挣脱心灵的缰绳,恣意妄为,最终导致可怕的后果。

二、情绪和情感的区别

在日常生活中,情绪与情感常常混用,或者把它看作同义词。但在心理学中,常常把情绪看作与生理的需要满足与否相联系的心理活动, 把情感看作与社会性的需要满足与否相联系的心理活动。两者区别表现在:

第一,情绪具有较大的情景性、激动性和暂时性,它往往随着情境的改变和需要的满足而减弱或消失;情感则具有较大的稳定性、深刻性和持久性,是对人对事稳定态度的反映,因而情感是个性结构或道德品质中的重要成分之一。

第二,情绪是情感的表现形式,通常具有明显的冲动性和外部表现,如高兴时手舞足蹈,愤怒时暴跳如雷等。情感通常以内心体验的形式存在,比较内隐,如深沉的爱、殷切的期望、痛苦的思虑等,往往深深地埋在心底,不轻易外露。

三、情绪和情感的两极性

情绪和情感的两极性是指情绪和情感在动力、激动性、强度、紧张度上存在着对立状态。

(1)从性质上看,情绪情感有肯定和否定之分。一般地说,人们的需要得到满足时产生肯定的情绪情感,如高兴、满意、爱慕、欢喜等;人们的需要不能得到满足时则产生否定的情绪情感,如烦恼、不满意、憎恨、忧愁等。肯定的情绪情感是积极的、增力的,可提高人们的活动能力。否定的情绪情感是消极的、减力的,会降低人们的活动能力。

(2)从强度上看,各类情绪情感的强弱是不一样的。例如,从微弱的不安到激动,从愉快到狂喜,从微愠到狂怒,从好感到酷爱等。在强弱之间又有各种不同的程度,如从好感到酷爱的发展过程是:好感→喜欢→爱慕→热爱→酷爱。从微愠到狂怒的发展过程是:微愠→愤怒→大怒→暴怒→狂怒。情绪情感的强度决定于引起情绪情感的事件对人的意义的大小,也和个人的既定目的和动机能否实现有关。

(3)在紧张度上,情绪有紧张和轻松之别。紧张和轻松往往发生在人的活动最关键的时刻。例如,战士排除定时炸弹,工人抢救落水儿童时,人们都处于高度的情绪紧张状态;一旦炸弹被排除,儿童被救起,战士和工人安然无恙,人们的紧张情绪便逐渐消失,随之而来的是轻松的情绪体验。

(4)情绪情感还有激动与平静的两极。激动是由生活中的重要事件引起的,它是一种强烈的为时短暂的情绪状态,如激怒、狂喜、极度恐惧等。和激动相对立的是平静的情绪,这是一种平稳安静的情绪状态,人们在正常生活的多数情况下,情绪是平静的。平静的情绪是人们正常生活、学习和工作的基本条件。

四、积极情绪与消极情绪

(1)积极情绪(促使人积极行动):开心,愉快,欢乐,欣喜,称心,自在,适意,从容,激动……

(2)消极情绪(削弱人的活动能力):紧张,慌乱,忧愁,烦闷,心悸,哀伤,痛苦,怒不可遏,生气……

《情绪的力量》告诉我们,情绪是一种思维习惯和行为方式的惯性产物,这种惯性产生于我们从小被教育的方式和长期以来的生活环境。或者说,是我们自己在无形中创造了各种各样的情绪,从而注定了自己的未来和命运。其实,书中主张用正面积极的情绪去面对人生,这个道理说起来很简单,谁都能懂,但是其中的深层次逻辑并不是所有人都明白。书中说:"注意你的思想,思想会变成话语。注意你的话语,话语会变成行动。注意你的行动,行动会变成习惯。注意你的习惯,习惯会变成个性。注意你的个性,个性会变成你的命运。"

(3)十二种对健康有益的积极情绪:①爱;②有信心;③无比幸福;④自信;⑤和谐;⑥平静;⑦好奇;⑧灵感;⑨慈悲;⑩富足;⑪有价值;⑫勇气。

(4)十二种对健康有害的负面情绪:①憎恨;②担忧;③沮丧;④局促不安;⑤寂寞;⑥愤怒;⑦空虚;⑧气馁;⑨刻薄;⑩贫乏;⑪没有价值;⑫怯懦。

五、情绪状态

情绪状态是指在某种事件或情景影响下,在一定时间内所产生的激动不安状态。

情绪状态在一个人的生活中有着很大的意义。在一般情况下,人的一切心理活动都带有情绪的色彩,而且以不同的强度、速度、持续时间和外部表现体现出来。

情绪状态一般分为心境、激情和应激。

(一)心境

心境是指人比较平静而持久的情绪状态,它具有弥漫性。

心境是一种比较持久而微弱的,影响人的整个精神活动的情绪状态。当人处于某种心境时,会以同样的情绪体验看待周围事物,如"人逢喜事精神爽""感时花溅泪,恨别鸟惊心"。心境体现了"忧者见之则忧,喜者见之则喜"的弥漫性特点。心境的持续时间可以是几个小时、几周或几个月,甚至一年以上。

心境对人的生活、工作、学习、健康等有很大的影响。积极向上乐观的心境,可以使人增强信心,提高效率,克服困难,健康成长;消极悲观的心境,会使人失去信心和希望,经常焦虑,消沉,有损健康。因此,努力培养和激发良好的心境,克服不良心境是十分重要的。我们应当学会做心境的主人,使自己经常保持良好的心境,健康发展。

(二)激情

激情是一种强烈的、爆发性的、为时短促的情绪状态。

如在突如其来的外在刺激作用下,人会产生勃然大怒、暴跳如雷、欣喜若狂等情绪反应。在这样的激情状态下,人的外部行为表现比较明显,生理的唤醒程度也较高,因而很容易失去理智,甚至做出不顾一切的鲁莽行为。因此,在激情状态下,要注意调控自己的情绪,以避免冲动性行为。

这种情绪状态通常是由对个人生活有重大意义的事件所引起的。重大成功之后的狂喜,惨遭失败时的绝望,亲人突然死去引起极度悲痛,突如其来的危险所带来的异常恐惧等,都是激情状态。

(三)应激

应激是指由于出乎意料的紧急情况引起的情绪状态。

实际上是人对某种意外的环境刺激做出的适应性反应。当人面临危险或突发事件时,人的心身会处于高度紧张状态,并引发一系列生理反应,如肌肉紧张、心率加快、呼吸变快、血压升高、血糖增高等。人在应激状态下,会有两个极端的表现:一是整个身体处于良好的机能状态,思维敏捷、动作加快,化险为夷;二是出现相反的表现,如思维混乱,分析、判断能力下降,注意的分配和转移困难,感知、记忆发生错误,行为紊乱等。但无论哪种表现,应激都会破坏机体的生化保护机制,使抵抗力下降而得病,内分泌亢奋而使内脏受损。

例如,司机在驾驶过程中突然出现危险情景的时刻,人们在遇到巨大的自然灾害或地震发生的时刻,这时需要人迅速地判断情况,在一瞬间就做出决定。同时紧急的情况惊动了整个机体,它能很快地改变有机体的激活水平,使心率、血压、肌肉紧张度发生显著的变化,引起情绪的高度应激化和行动的积极化。

人如果相当长时间地处于应激状态,对健康是很不利的,有时甚至是很危险的。

六、情绪情感与疾病、健康的关系

人的情绪活动大致可分为积极的和消极的两大类。当客观事物符合人的需要和愿望时,就能引起积极的、肯定的情绪情感反应。当客观事物不符合人的需要和愿望时,就会产生消极的、否定的情绪情感反应。

一般而言,开朗、乐观、舒畅等积极情绪能提高大脑及整个神经系统的活力,对人体的健康有益,有助于充分发挥整个机体的潜能;而焦虑、抑郁、愤怒等消极情绪反应活动往往会以强烈的激情状态表现出来,所以它伴随的反应也比较剧烈。如果负面情绪持续作用,可造成个体长期或过度的精神紧张,机体功能紊乱,如自主神经系统功能失调、内分泌功能失调、免疫功能改变等,甚至导致心身病的发生。

1.持续的应激状态可引起许多慢性疾患

例如,肌肉紧张可引起多种疼痛症,经久的忧愁、焦虑、烦恼或渴望等不愉快情绪的紧张维度很高,这会使肌肉增加紧张而导致诸如肩部或颈部肌肉发生所谓风湿痛或纤维组织炎症,又如,肌肉痉挛也会发生在血管内。颅内中型血管对情绪刺激有高度敏感性,这些部位的血管收缩会引起头痛,这就是偏头痛症。微细血管在皮肤表皮下常因收缩而有少量血清从血管薄壁中挤出,久而久之,血清积累在表皮组织中,会引起皮肤呈现红肿和硬块,并有液体渗出,脱落鳞屑和结痂,这就是神经性皮炎。

再如,经常性应激还会引起消化系统正常运动的障碍,胃酶分泌减少,胃酸在胃里停留过久而导致胃壁局部溃疡,同时由于胃壁平滑肌收缩,还能感到胃里似有硬块,并发生剧烈疼痛。

长期的心理应激还能使某些器官发生物理性变化。例如胸腺退化致使有机体免疫系统功能下降,这是导致身体任何部位细胞组织异常增生而发生癌变的原因之一。

并不是每个心理应激的人都会发生上述病症,任何疾病均有它发生的病理和健康原因,问题是心理应激经常是在有机体某些薄弱环节上起诱导和助长作用,这就不能不让人认为心理应激是一种致病因素。

2.人的精神状态好与坏和皮肤休戚相关

皮肤的色泽,取决于表皮内黑色素的含量、分布位置以及皮下积压管收缩与扩张的程度,而这些因素无不受控于神经-体液-内分泌系统的调节,其中情绪则起着"总导演"作用。

人的情绪、行为有激素的分泌,受下丘脑管辖。下丘脑上通大脑皮质,下通脑垂体和其他神经组织,是调控神经-体液-内分泌中枢。

当人遇到高兴的事,心情愉快,大脑内神经调节物质乙酰胆碱分泌增多,血流通畅,皮下血管扩张,血流通向皮肤,面色绯红、容光焕发,给人一种精神抖擞、神采奕奕、充满自信的感觉。

如果一个人长期忧郁寡欢,焦虑愁闷,会使神经内分泌功能失调,使上皮细胞合成过多的黑色素堆积于皮肤细胞中,使皮肤变得灰暗无光。忧愁苦闷还可导致神经衰弱、失眠,也会影响到皮肤血液供应,导致面容黯失光泽,眼圈发黑。

总之,情绪情感与疾病、健康的关系密切,医学上常见的疾病都与情绪有关,情绪上长期紧张、焦虑,可导致人体免疫力低下,引起多种疾病。

3.不良情绪导致的疾病

最早发现的7种心身疾病,都与情绪密切相关:溃疡病、溃疡性结肠炎、甲状腺功能亢进、局限性肠炎、类风湿性关节炎、原发性高血压病、支气管哮喘。

不良的情绪如果长期得不到调节,就可能诱发生理疾病,使人致病。科学告诉我们,许多疾病都与人的情绪有关:长期压抑情绪或情绪低落者很容易患癌症;长期情绪紧张易引起高血压、心脏病等。

负面情绪十分强而有力,它们会危及你的身心健康,甚至会影响到你的细胞,造成疾病和过早老化。事实上,愤怒、憎恨或怨恨的状态会引你走向死亡。如果你始终屈服于负面情绪,就会心碎而死,或是由于非常愤怒或苦恼而导致致命的心脏病发作。证据显示,乐观、快乐的人寿命较长,健康问题较少。

负面情绪会转变你看待自己和人生的方式。你甚至会说服自己,没有任何改变的希望。破坏性的情绪会让你看不到自己的天赋、福气和资源,也看不到你能够利用的可能性和机会。

正向的情绪十分强有力,会让生病的人向痊愈挑战,再度恢复健康,甚至超过任何人看着病历表所预估的寿命。

七、自我调节情绪八法

(一)自我控制

锻炼坚强的意志,能够在一定程度上直接控制自己情绪,克服不良情绪的影响。平时要特别注意培养自己的自制力,针对自己的实际情况采取一些有效方法来克制自己的情绪。比如,当你因某人某事感到气愤难消时,就在心中暗诵英文 26 个字母以制怒;著名作家巴波与人吵嘴时,就把舌尖放在嘴里转 10 圈,以使心情平静下来。

自我控制情绪的方法很多,首先,我们做一个小实验:你静下心来,在心中默念"喜笑颜开""开怀大笑",并且想象这些情景,你会产生什么感觉呢?你也许会产生一种真的很高兴的感觉。这个实验,说明了语言能对人的情绪产生暗示作用。

当你发怒时,可以反复地暗示自己"不要发怒,别做蠢事,发怒是无能的表现,发怒有害无益";当你陷入忧愁时,可以暗示自己"忧愁没有用,无济于事,还是振作起来吧"。

这种缓解情绪的方法称为自我暗示法。

1.自我暗示法

一个人在消极的情绪中,通过名人名言、警句或英雄人物来进行自我激励,能够有效地调控情绪。

2.深呼吸法

通过慢而深的呼吸方式,来消除紧张、降低兴奋性水平,使人的波动情绪逐渐稳定下来的方法。步骤:

(1)站直或坐直,微闭双眼,排除杂念,尽力用鼻子吸气。

(2)轻轻屏住呼吸,慢数一、二、三。

(3)缓慢地用口呼气,同时数一、二、三,把气吐尽为止。

(4)再重复三次以上。

(二)自我转化

有时,一度产生的不良情绪是不易控制的。这时,必须采取迂回的办法,把自己的情感和精力转移到其他事情或活动中去,使自己没有时间和可能沉浸在这种情绪之中,从而将情绪转化。著名学者赵刚结婚不到两年,爱妻不幸死去,他痛苦得近于发疯。后来赵刚先生忘我地投入工作,在工作中摆脱了痛苦情绪的纠缠。他每天只睡三四个小时,一年之内就写出了一部 1200 页的巨著。

(三)自我发泄

消除不良情绪,最好的方法莫过于"宣泄"。切忌把不良情绪埋于心里,"隐藏的忧伤如熄火之炉,能使心烧成灰烬"。如果你到悲痛欲绝或委屈之极时,可以向至亲好友倾诉,求得安慰和同情,心也会好过点儿。比如,有些同学善于提笔发泄,将自己悲痛或苦恼的心情宣泄在日记里,直至心里感到轻松、舒畅为止。

(四)自我安慰

没有一种惩罚比自我责备、自我懊悔更为痛苦的了。过去的事情就让它过去好了,对往事耿耿于怀是毫无作用的,因为你无力改变过去,重要的是吸取教训。如果你遇到不幸或挫折,你不应该灰心丧气,你应当高兴地想到事情原本可能更糟呢。这样一来,你会找到一种心理上的平衡。

(五)暂时避开

当情绪不佳时,你暂时避开一下,去看看电影,打打乒乓球,或者漫步于林荫小径,或者游泳、划船等。改变一下环境,离开使你心情不快的地方,能改善你的自我感觉,使得到松弛的你能够重新整理一下思想情绪,消除不良的因素,从而解脱了自己。

(六)幽默疗法

幽默与欢笑是情绪的调节剂。它能给极度恶劣的情绪一个缓冲。幽默给人以快乐,使人发笑,而笑可以驱散心中的积郁,也是衡量一个人能否对周围环境适应的尺度。假如你与父母兄妹有烦恼,可以讲讲幽默的笑话,讲讲在你们心中记忆犹新且开心的往事。这种方法可以消除你们之间的烦恼。

(七)广交朋友

天下最愉快的事莫过于互亲互爱,互相扶助。我们每个人都应该积极做人,广交朋友,特别是与心胸宽阔,性格开朗的人交朋友。这样能使你度过快乐的时光。

(八)热爱学习和工作

无聊多愁,工作和学习则能给人以欢乐。有关专家经过研究发现,大部分人在身闲无聊的时候最容易受到烦恼和不快的侵袭,而忙碌的人,则往往是最快活的人。一些在事业上有卓著成就的人在回忆一生的经历时,常常觉得最快活的时光是在艰苦工作和学习的时候。

资料卡

学会控制自己的情绪

心理学家通过大量观察,已经证实精神情绪对健康长寿有显著的影响,生理学家的观察也表明精神情绪对人的衰老起着重要作用。长寿学者胡夫兰指出:一切对人不利的影响中,最能使人短命夭亡的要算不愉快的情绪和恶劣的心情了。祖国医学《内经》中指出:七情即喜、怒、忧、思、悲、恐、惊,是身体内伤的重要因素。情绪一般可分为两大类,一类是不愉快的情绪,如愤怒、焦虑、害怕、沮丧、悲伤、不满、烦恼等,这类属于负性情绪,可刺激人体的器官、肌肉或内分泌腺,不利于健康和长寿。另一类是愉快的情绪,如快乐、舒畅、开朗、恬静、和悦、好感、豪爽等,这类属于正性情绪,给人体以适度的良性心理按摩,有利于健康和长寿。

不愉快的情绪可引起人体许多生理变化,主要有:

1.情绪波动可使心跳显著加速,血压上升,血黏度增高。有的中老年人在盛怒下可发生脑血管破裂或致命性的心肌梗死。值得注意的是情绪波动导致疾病,多半不是由于情绪的一次大爆发而引起,通常都是一些似乎无关紧要的情绪波动,如日常生活工作中的烦恼、忧虑、失望、不安、渴望等日积月累造成的结果。

2.发怒时可使胃出口处的肌肉骤然紧缩,消化道痉挛。有人胃肌紧缩时会感到腹部有一块"石头",甚至误认为是阑尾炎或胆囊炎。情绪激动还可引起结肠痉挛和结肠过敏,有人称为"情绪结肠症"。

3.不愉快情绪可影响免疫功能,削弱人体的"免疫监视作用",容易引起癌症或其他疾病,焦虑及紧张还会使癌症扩散。

我们遭遇的每一件事，无非是帮助我们学习，而最能帮助我们学习的就是死亡。

——《心灵对话》

症状能告诉我们，在通往完好的路上我们还缺少什么，但前提是我们必须懂得症状的语言。

——《疾病的希望》

"德润身""仁者寿"。

——孔子

第三章 心理卫生保健

心理卫生又称精神卫生，是与生理卫生相对而言的。祖国医学自古以来就注重修身养性，还具有独特的修养方法。

10月10日是世界精神卫生日，又可译为世界心理健康日。全世界有超过4.5亿人患有精神疾患。世界精神卫生日旨在提高公众对精神卫生问题的认识，促进对精神疾患问题更加公开地进行讨论，并促成在预防、促进和治疗服务方面的投资。资源匮乏国家在精神、神经疾患和药物使用的治疗方面存在的差距尤甚。

什么是精神卫生？精神卫生不仅仅是无精神障碍。精神卫生的概念是指一种健康状态，在这种状态中，每个人能够实现自己的能力，能够应付正常的生活压力，能够有成效地从事工作，并能够对社会做出贡献。从积极意义上来说，精神卫生是个人保持健康和社会有效运作的基础。

中医心理卫生，强调卫身先卫心，护形先护神的原则。其基本内容包括：清静养神、适度用神、动形怡神、节欲守神、怡情畅神、顺时调神等，同时对小儿、妇人、老人等不同人群的心理调摄、心理保健也有具体要求。

第一节 心理健康及其水平

一、健康的含义

健康，不仅仅是没有疾病和身体的虚弱现象，而是一种在身体上、心理上和社会上的完满状态。

人体健康应包括生理健康和心理健康，心理健康是身体健康的重要组成部分，联合国世界卫生组织具体地提出健康的标准：一是有充沛的精力，能从容不迫地应付日常生活和工作的压力，而不感到过分紧张；二是态度积极，乐于承担责任，不论事情大小都不挑剔；三是善于休息,睡眠良好;四是能适应外界环境的各种变化,应变能力强。

现代一般认为,健康的含义包括以下几个方面:

(1)身体各部分发育正常,功能健康,没有疾病。

(2)体质强壮,对疾病有高度的抵抗性,并能刻苦耐劳,负担各种艰巨繁重的任务,经受各种自然环境的考验。

(3)精力充沛,能经常保持清醒的头脑,全神贯注,思想集中,对工作、学习能保持有较高的效率。

(4)意志坚定,情绪正常,精神愉快。

(5)能够抵抗一般性的感冒和传染病。

(6)体重得当,身材均匀,站立时头、身、臂的位置协调。

(7)反应敏锐,眼睛明亮,眼睑不发炎。

(8)牙齿清洁,无空洞,无痛感,无出血现象,齿龈颜色正常。

(9)头发有光泽,无头屑。

(10)肌肉和皮肤有弹性,走路轻松匀称。

在这10项标准中,第2、3、4、5都是侧重于对心理方面提出的要求,第1是对心理、生理两方面提出的综合要求。这10项具体的标准从整体上诠释了现代人对健康的理解,同时也明确提出了健康在心理方面的要求。以上对健康的论述,都表明心理健康是人体健康的不可分割的重要组成部分,健康是包括生理健康与心理健康的统一体。一个人生理、心理和社会适应都处于完满状态,才算是真正的健康。

二、心理健康的基本标准

心理卫生的工作目标,狭义是指预防和矫治各种心理障碍与心理疾病,广义是指维护和促进心理健康,以提高人类对社会生活的适应与改造能力。

(一)我国学者王登峰、张伯源提出的心理健康标准

1.了解自我、悦纳自我

一个心理健康的人能体验到自己的存在价值,既能了解自己,又能接受自己,有自知之明,对自己的能力、性格和长短处都能做出恰当的、客观的评价;对自己不会提出苛刻的、非分的期望与要求;对自己的生活目标和理想也能定得切合实际,因而对自己总是满意的;努力发展自身的潜能,即使对自己无法补救的缺陷,也能泰然处之。

一个心理不健康的人则缺乏自知之明,并且总是对自己不满意;由于所定的目标和理想不切实际,主观和客观的距离相差太远而总是自责、自怨、自卑;由于总是要求自己十全十美,而自己却又总是无法做到完美无缺,于是总跟自己过不去,结果心理状态永远无法平衡,无法摆脱自己感到将要面临的心理危机。

2.接受他人,善与人处

心理健康的人乐于与人交往,不仅能接受自我,也能接受他人,悦纳他人。能认可别人存在的重要性和作用,同时也能为他人和集体所理解、所接受,能与他人相互沟通和交往,人际关系协调和谐;在生活的集体中能融为一体,既能与挚友相聚时共享欢乐,也能在独处沉思时无孤独感;在与人相处时,积极的态度(如同情、友善、信任、尊敬等)总是多于消极的态度(如猜疑、嫉妒、畏惧、敌视等),因而在社会生活中有较强的适应能力和较充足的安全感。

而心理不健康的人可能常常置身于集体之外,与周围的人格格不入。

3.正视现实,接受现实

心理健康的人能够面对现实,接受现实,能主动地适应现实,进一步改造现实,而不是逃避现实;对周围事物和环境能做出客观的认识和评价,并能与现实环境保持良好的接触;既有高于现实的理想,又不会沉湎于不切实际的幻想与奢望;对自己的力量有充分的信心,对生活、学习和工作中的各种困难和挑战都能妥善处理。

心理不健康的人往往以幻想代替现实,而不敢面对现实,没有足够的勇气去接受现实的挑战;总是抱怨自己"生不逢时"或责备社会环境对自己不公而怨天尤人,因而无法适应现实环境。

4.热爱生活,乐于工作

心理健康的人能珍惜和热爱生活,积极投身于生活,并在生活中尽情享受人生的乐趣,而不会认为生活是重负;他们在工作中尽可能地发挥自己的个性和聪明才智,并从工作成果中获得满足和激励,把工作看作乐趣而不是负担;他们能把工作中积累的各种有用的信息、知识和技能存储起来,随时提取使用,以解决可能遇到的新问题,使自己的工作行为更有效。

5.能协调与控制情绪,心境良好

心理健康的人愉快、乐观、开朗、满意等积极情绪总是占优势,当然也会有悲、忧、愁、怒等消极情绪体验,但一般不会长久;他们能适度地表达和控制自己的情绪,喜不狂、忧不伤、胜不骄、败不馁,谦而不卑,自尊自重,既不妄自尊大,也不退缩畏惧;对于无法得到的东西不过分追求,争取在社会允许范围内满足自己的各种需要;对于自己所能得到的一切都感到满意。

6.人格完整和谐

心理健康的人,气质、能力、性格和理想、信念、动机、兴趣、人生观等各方面平衡发展,人格作为人的整体的精神面貌能够完整、协调、和谐地表现出来;他们思考问题的方式是适中和合理的,待人接物能采取恰当灵活的态度,对外界刺激不会有偏颇的情绪和行为反应;他们能够与社会的步调合拍,也能和集体融为一体。

7.智力正常,智商在80分以上

智力正常是人们正常生活工作和学习的基本心理条件,是心理健康的重要标准。一般智商低于70分者为智力落后,而智力落后是很难称为心理健康的。

(二)美国心理学家马斯洛等提出的心理健康标准

(1)有充分的安全感。

(2)充分了解自己,并对自己的能力有适当的估价。

(3)生活的目标能切合实际。

(4)与现实环境能保持接触。

(5)能保持人格的完整与和谐。

(6)具有从经验中学习的能力。

(7)能保持良好的人际关系。

(8)能适度地控制和表达情绪。

(9)在不违背团体要求的情况下,能适度地发挥个性。

(10)在不违背社会规范的前提下,能适当地满足个人的基本需求。

三、心理健康水平的3个等级

(1)一般常态心理者。这部分人表现为心情经常处于愉快的状态,适应能力强,善于自我调节,能较好地完成同龄人发展水平应做的活动。

(2)轻度失调心理者。这部分人在他们遇到学习、生活中的烦恼时,容易产生抑郁、压抑等消极的情绪状态,人际交往中略感困难,自我调节能力弱,若通过心理教师或专业人员的帮助,可维持心理健康。

(3)严重病态心理者。这部分人表现为严重的适应失调,已影响正常的生活和学习,若不及时进行心理咨询和治疗,就会加重病情,以致难以维持正常的学习和工作。

心理健康水平虽然分为不同等级,但心理健康与病态之间的界限难以界定,只是程度不同而已。心理健康状态是动态的,判断其是否健康,主要指近一段时间,既不代表过去,也不代表未来,但与过去、将来有一定联系。

四、人生不同年龄阶段的心理健康

(一)儿童心理卫生

1.孕期心理卫生

儿童期的心理卫生应该从胎儿期就开始注意。胎儿期,指由受孕成胎至出生的这一时期,这里主要指孕妇所需要注意的问题,即:

(1)孕妇的情绪在孕期中具有十分重要的意义。

(2)孕妇用药须谨慎。

(3)胎教。

2.乳儿期的心理卫生

从出生到1岁的孩子心理学上称为乳儿期。孩子对情感的需要与吃奶同等重要。因为乳儿正是情绪急剧分化、丰富、发展的重要时期,这时如果能多加关照,对培养健康的情绪具有重要的意义。对乳儿进行感官、动作、言语三大训练,对促进其生理功能迅速提高和心理活动健康发展都大有益处。

3.婴儿期的心理卫生

心理学上把1~3岁的孩子叫作婴儿。婴儿开始懂事了,自我意识也开始发展了,心理卫生的问题也就更复杂,更多了,值得高度重视的有如下几点:

(1)断奶。

(2)大小便训练。

(3)不要吓唬孩子。

4.幼儿期的心理卫生

3~6岁或7岁的孩子处于幼儿期,也叫学龄前期。在此阶段对幼儿的独立愿望因势利导、玩耍与游戏、正确对待孩子的无理取闹和过失、父母言谈举止的表率作用,有助于维护幼儿心理健康。

(1)要让孩子摆正在家庭中的位置。

(2)让孩子多多感受和睦家庭的温暖。

(3)正确对待孩子的过失和过错。

(4)支持孩子多做游戏。

(5)父母的身教作用。

(6)重视非智力因素的培养。

(7)正确对待和处理幼儿的口吃和遗尿等问题。

"一、认可孩子的感觉。二、弄清楚孩子为什么这样。三、启发孩子自己解决问题。四、帮助孩子心情好起来。"这是美国加州大学所属幼儿园教室里挂着一块书写板上的四条箴言。我想这不仅对幼儿教师,对父母同样适用。面对孩子的问题,从无条件接纳孩子的情绪开始,界定问题,启发孩子自己解决,情感认同。

5.童年期的心理卫生

6岁、7~11岁、12岁的孩子称为童年期儿童,亦称学龄初期儿童。在这个阶段,他们由游戏为主导活动转变为以学习为主导活动。此时应注意以下问题:

(1)做好孩子从幼儿园进入小学的衔接工作。

(2)不要培养标准儿童(normal child)。

(3)不要给孩子"加码"。

(4)正确处理孩子逃学问题。

(二)少年期的心理卫生

少年期是指11岁、12~14岁、15岁这个年龄阶段,是从童年期向青年转化的过渡时期,即青春发育期。在这个阶段的少年生理、心理将发生巨大变化,他们既不同于小学儿童,也不同于青年或成年,是半幼稚、半成熟、似懂事又不懂事的时期。其中在内分泌激素的作用下,第二性征相继出现,男性出现遗精,女性出现月经来潮。这时脑和神经系统发育基本完成,第二信号系统作用显著提高。

本阶段注意发展良好的自我意识、引导性意识健康发展、消除心理代沟,维护心理健康。这一阶段需要注意下列心理卫生问题:

(1)发展良好的自我意识。

(2)引导性意识健康发展。

(三)青年期心理卫生

1.青年期心理特征分析

(1)认知功能全面和均衡发展。

(2)情绪强烈、情感丰富。

(3)意志增强。

(4)自我意识的建立。

2.青年期心理发展的主要矛盾

(1)性生理成熟与性心理成熟相对滞后的矛盾。

(2)独立性与依赖性的矛盾。

(3)情感激荡要求释放与外部表露趋向内隐的矛盾。

(4)求知欲强而识别力低的矛盾。

(5)情绪与理智的矛盾。

(6)幻想与现实的矛盾。

3.青年期常见的心理卫生问题

(1)自我拒绝:自我拒绝是自我意识畸形发展的产物。

(2)社交障碍。

(3)恋爱和性的问题。

(4)学习问题。

4.青春期的心理健康教育应该注意从几个方面入手

(1)性教育:通过"青春期教育"课等讲解青春期男女性器官发育的特点、性心理和性道德知识,帮助他们发展健康的性心理。

(2)发展成熟的自我意识:少年的成人感和独立性是少年自我认知的突出特点。应该尊重他们的地位和权利,对他们的评价要恰如其分。

(3)教会他们处理人际关系:辅导学生发展健康的人际关系,善于处理各种人际矛盾,保持心理健康。

(4)社会适应问题的对策:正确地认识自己、树立适当的奋斗目标、了解相互交往的重要性。

(5)情绪情感问题调节的对策:期望值适当、增加愉快生活的体验、使情绪获得适当表现的机会和行动转移法。

(6)性的困惑问题的对策:对性有科学的认识、正确理解性意识与性冲动、增进男女正常的交往。

(四)中年期心理卫生

中年期大致从 30~55 岁或 30~60 岁,这是处于从青年到老年的过渡期,是躯体和心理从成熟到衰老的变化阶段,是个体一生中发展最成熟,精力最充沛,工作能力最强,社会负担最重,心理压力最大的年龄阶段。

1.中年期的心理特点

(1)心理状况相对稳定、平衡。

(2)中年具有紧张性的特点。

(3)智力发展达到最佳状态。

2.中年期心理卫生

(1)情绪的调试

(2)人际关系问题的解决。

(3)家庭问题的妥善处理。

(4)智力和体力的协调。

(5)正确对待反应速度和能力的下降。

3.更年期心理卫生

更年期标志着中年向老年过渡。这是衰老过程的一个转折点,是人的一生中生理上和心理上变化比较剧烈的又一时期,女性一般在 47~52 岁开始,男性比女性大约晚 10 年。

(1)正确认识更年期的心身反应。

(2)提高自我调节和控制能力。

(3)社会与家庭正确对待更年期的个体。

(4)心理压力超负荷的对策：量力而行、淡泊名利、学会放松。

(5)人际关系错综复杂的对策：调整认知结构、改善个性品质、学会交往技能。

(6)家庭与婚姻矛盾的策略：增进夫妻间的"沟通交流"、培养良好的子女养育方式。

（五）老年期心理卫生

一般都将60岁以上的个体称为老年人。身体各系统、各器官发生程度不一的器质性或功能性改变；因大脑中枢和周围神经系统发生变化，脑功能下降，可以发生一系列心理改变。对外界事物的感觉能力逐渐衰退，学习新事物较慢，但是老年人丰富的阅历和人生经验在一定程度上能弥补心理机能上的不足。注意力转移缓慢、分配困难。死记硬背比年轻时差了，但理解之后的记忆能力并没有明显退化。想象力受到经验的限制，很难活跃，爱唠叨。消极、抑郁，容易烦躁、悲伤、害怕、不满等，情感脆弱，生活、社交圈子变小，表现出对新的、自己不熟悉的事物、领域的畏难、畏惧、担忧，甚至拒绝等表现。

(1)要充分认识到生老病死是自然现象。

(2)正确对待"离退休"。

(3)要有和睦的家庭。

(4)克服老年孤独心理的对策：认识孤独带来的危害，加强人际交往。

(5)权威心理的对策：善于急流勇退，找回兴趣与爱好，坚持用脑。

(6)恐惧心理的对策：确立生存意义，适当的性生活，家庭与婚姻的和睦。

第二节　中医心理卫生健康

卫生保健，属于中医养生的范畴。养生，又称为"摄生""道生""保生"，即保养生命的意思。

中医的养生学说是在中医理论指导之下，研究中国传统颐养身心、增强体质、预防疾病、延缓衰老的理论和方法的学说。其中，特别强调调摄精神的重要意义，并且在整体观念的基础上突出人与自然界的关系、形与神的关系、情志与神气的关系等。

中医养生是中国传统文化的一个分支，它与其他文化源流之间既有共同的渊源，又有密切的联系，都反映了中华民族文化的特色。

养生是以培养生机、预防疾病、争取健康长寿为目的。中医养生有食养、药养、针灸、按摩、气功、武术等丰富的养生技术。而在众多的养生技术之中，古人认为养生之法莫如养性，养性之法莫如养精；精充可以化气，气盛可以全神；神全则阴阳平和，脏腑协调，气血畅达，从而保证身体的健康和强壮。所以，精、气、神的保养是最重要的内容，为人体养生之根本。

一、养生的概念与原则

简言之，养生就是顺应自然，系统安排人们的生活方式。在中医学的理论指导下，运用恰当的手段(包括药物治疗等)，适应自然规律维系人体生命活动的方式，就叫中医养生。其目的是达到"阴平阳秘，精神乃治""恬淡虚无，真气从之"，其关键是强壮脏腑，扶正固本，保养真气，起到保健强身、防病抗衰的作用。

1.法于自然

中医养生学说来源于中国古代道家的哲学思想——法于自然,返璞归真。

道教鼻祖老子所言"人法地,地法天,天法道,道法自然"中之道,乃老子思想体系的核心。

最早的中医典籍《黄帝内经》记载:"上古之人,其知道者,法于阴阳,和于术数,食饮有节,起居有常,不妄作劳,故能形与神俱,而尽终其天年,度百岁乃去。"这就是古人的养生法则。

2.修养道德

我国古代著名的思想家、教育家孔子养生有道,"德润身,仁者寿""大德必得其寿"独具特色的养生观,仍激励今人效法。所言仁者即品德高尚、德高望重的人。良好的人际关系是"仁"的核心,仁者爱人是也!

"养生重养德,德高寿自长"的理论已被医学实践所证实。养德就是注重人体精神的健康状态——精神卫生。德高者具有以下三大特征:

第一,具有良好的人际关系,这是身心健康的重要标志之一;

第二,具有善良的个性人格,为人正直,胸怀坦荡,情绪乐观,意志坚实,感情丰富;

第三,具有良好的处世能力,能正确认识自我和适应复杂的社会环境。

3.养生与排毒解毒

现代毒物学认为,凡是少量物质进入人体后,能与机体组织发生化学和物理化学作用,破坏正常生理功能,引起机体暂时的或永久的病理状态,该物质被称为毒物。它包括外来之毒和内生之毒。外来之毒如细菌、病毒、农药、化肥、药物、大气污染、水源污染、重金属污染、电磁波污染、噪音污染等。内生之毒系指机体在其代谢过程中,产生的废物堆积、停滞而再生之毒。

我国晋代医学家葛洪所言:"若要长生,肠中要清;若要不死,肠中无屎。"说明从大便排毒,即可长寿。中医学认为,"毒"侵害人体,可阻滞气机,耗伤气血,破坏脏腑、经络、气血、营卫之间的正常运行,从而发生疾病与衰老。

现代医学研究表明,"毒"长期积存体内,必然导致多种组织细胞的功能障碍,对人体产生众多的危害。它可使人发生各种疾病,诸如癌症、心脑血管疾病、消化系、泌尿系统疾病等,并损害免疫系统,严重威胁人类健康。

为了达到祛病强身、养生保健,就必须采取排毒解毒的手段,最大限度地避免"毒"对机体的危害。所谓排毒就是排泄毒素的过程,保持排毒管道通畅及排毒途径无障碍。尤其是保持消化管道畅通,大便通畅与否是消化管道及排毒途径是否有障碍的重要标志。因为从医学角度讲,通过大小便排毒是最简捷最有效的途径。

宋美龄生于1897年逝于2003年,享年106岁。在她晚年的生活中,依然头脑清晰,容颜不衰,耳不聋,眼不花。因此她的养生之道非常值得借鉴。就是她,每天坚持灌肠。宋美龄没有便秘的毛病,但每天临睡之前都要灌肠。宋美龄几十年如一日坚持灌肠,目的是要将毒素清洗出来,达到排毒的作用。这在一般人认为是件既麻烦又痛苦的事,可是她却把这当作一件愉快的事来做。"每天痛痛快快地灌一次肠,再痛痛快快地洗一次澡,我觉得自己是完成了一件了不起的新陈代谢的大工程,小小的麻烦能换来痛痛快快地睡一觉,何乐而不为呢?"宋美龄就这样倒头就睡,一夜到天亮。

二、养生要保持人与环境的统一性

人类心理与行为是在与其生活环境的相互作用过程中,经过长期历史发展形成的。它必然受到社会结构、社会类型及其变动的影响,并随之发生变化。

每个人都在这个"生物—心理—环境"的复杂大环境里动态地发挥作用,处理所遇到的各种困难、挫折和应激,以达到生存、适应和发展的目的。

研究环境因素对人类心理及其健康的影响,探明环境与健康和疾病的关系及其原理,对于维护和促进人类心理健康,具有十分重要的意义。中医的整体观念思想,集中地体现了这一精神。

(一)人与自然环境的协调

人与自然环境的协调关系,中医称为"天人相应""天人合一"等。

天人相应,就是指人体的阴阳与自然界的阴阳相呼应,自然界的阴阳无时无刻地影响着人体,人体的阴阳必须适应自然界,才能保证心理、生理健康。

《内经》提出的"天人相应"学说,是专门研究人与自然的关系,指出自然界存在着人类赖以生存的必要条件。人离不开自然,要维持正常生命活动,就必须与四时相适应。

祖国传统医学的五行所谓"金木水火土",是构成世界最基本的物质,它所相对应的则是自然界中的"春夏秋冬",而对于人体来说则是"肝心脾肺肾",我们应采取相应的措施即春清、夏调、秋补、冬防,以维持人体、生态、自然的平衡。

1.春清

春季大地生机勃勃,人体气血流畅,全身脏器组织功能易于恢复,宜用扶助人体正气之品,清除一冬所纳入的多余物质。春季易受风邪,五行属木,迎风流泪,伤目,口味发酸,易怒伤肝胆,因此在春季宜用清理肝胆火旺之保健品。以养肝调肝清除肝火为主;辅以增加营养,以养肝调肝清除肝火为主;辅以增加营养。

2.夏调

夏季温热易受暑邪,五行属火,耗伤津液,常发汗影响小肠吸收,易使心火上炎,面红耳赤,口舌生疮,因此宜降心火,调理心志,夏中时节,气候炎热,人体出汗较多,食欲不佳,易伤心脾,一般不宜大补,而宜调节元气,调理脾胃,气血运行通畅,脾胃之气充足,因此神清气爽。

3.秋补

秋季气候渐趋凉爽,燥气当令,人多口干咽燥,咳嗽少痰,易伤肺津宜滋阴润肺,如果经春清夏调之后,身体运行正常,这时需要补充适当的营养,使气血充盈、阳生阴长、形体壮实,而许多的补养食物中含有过多的糖、脂类、蛋白、激素等,因此选择上要有尺度,在合理饮食后加服保健食品。

4.冬防

冬季气候寒冷,体虚不御寒而伤肾,活动量减少,食入量增多,体内容易积存过多脂类物质,而气血运行缓慢,心脑血管疾病易发生。而此时经过春清夏调秋补之后,机体就可正常运行,但也不可掉以轻心,对于疾病要采取预防的态度,如此才能保持健康的身体而不受外邪侵害。

总之,"清调补防"是一个健康体魄的养生之道,清除体内多余的物质、调节机体心态的平衡、补充均衡适宜的营养,从而达到预防保健、强身健体、延年益寿目的,这就是祖国传统养生之道的奥秘所在。

(二)人与社会环境的协调

人既有自然属性,又有社会属性。人类生活于自然界,其生命活动必然受到自然环境和社会环境的影响。人是社会的组成部分,人能影响社会,社会环境的变动也无时无刻地影响着人。其中,社会的进步,社会的治与乱,以及人的社会地位变化,对人体的影响更大。

在社会结构框架下,人们扮演着不同的角色。而角色有与其社会位置相关联的行为模式或规范、义务和权利;同时制约了个体对人对自己的认知、情感、态度和价值观等的心理成分。

人是社会的人,人的社会性决定了人必须生活于广泛的人际关系网中,从而获得物质需要和精神需要。人际关系的广泛性和复杂性,对人的心理健康产生深刻而持久的影响。

人际关系是由人际交往而产生的人与人之间的心理关系。其重要特点是情绪性,情绪是以满足的程度为基础的。人与人之间的交往是建立人际关系的基础。这种人与人之间的交往具有多种功能,它是人生活动得以实现的手段,是人的社会化以及人格健全发展的必经之路,是心理健康的重要条件。

从心理卫生学的角度看,良好的人际关系可以满足人们的下列心理需要:①获得安全感;②满足归属感;③提高自尊心;④增强力量感;⑤获得友谊和帮助。良好的人际关系可以减少孤独、寂寞、空虚、恐惧、痛苦,可以宣泄愤怒及压抑。因此,人际交往对于心理健康具有重要意义。

人际关系失调之所以影响心理健康,是因为它使人的基本需要得不到满足,构成了一种挫折源,进而产生了不良的情绪反应,诸如焦虑、不安、恐惧、孤独、愤怒、敌对等。而不良的情绪又会作用于心理活动,从而对人的心理健康产生不良影响。同时还应该看到,人际关系不良会影响心理健康水平,同时心理状态不佳,有心理障碍的人也往往容易引起人际失调。两者有时互为因果,容易导致恶性循环。

《素问·上古天真论》云:"高下不相慕,其民故曰朴""适嗜欲于世俗之间,无恚嗔之心,行不欲离于世,披服章,举不欲观于俗,外不劳形于事,内无思想之患,以恬愉为务,以自得为功,形体不敝,精神不散,亦可以百数",提示社会地位高低不同的人们,都要扮演好自己的角色,不要相互倾慕,这样的人才可以称为质朴。另外,要使自己的嗜好欲望与世俗相适应,没有恼怒怨恨之心,行为举止不高于世俗习惯,不炫耀于世俗之上,外不为世事所烦劳,内没有思虑所恼恨,以恬静愉快为自身追求的,以悠然自得为满足,所以形体不会衰败,精神不会涣散,寿命就会活到 100 岁。

如果人们不认可自己所扮演的角色,而产生心理上的不平衡,就会形成各种身心疾病。在《素问·疏五过论》中明确指出:"凡未诊病者,必问尝贵后贱,虽不中邪,病从内生,名曰脱营。尝富后贫,名曰失精。"

中医养生的目的,就是要通过多种方法,促成并保持人体自身的体质、功能和心态的整体协调以及人与社会、人与自然的和谐统一。

三、养生也要保持形与神的统一性

《素问·上古天真论》:"故能形与神俱,而尽终其天年,度百岁乃去。"形与神的关系,从某个角度讲,就是生理与心理的关系,即心身健康的统一问题。

人体就是一个心理和生理的统一体。人的形体和精神是相互依存的，没有无形体的精神，也没有无精神的形体。生理反应都会伴随不同程度的心理反应，而心理反应也都会产生或多或少的生理反应。

健全的心理寓于健康的身体，健康的身体亦寓于健全的心理。在人体发生某些疾病或异常时，会明显地引起心理行为的异常。人在患病的时候常常会出现情绪稳定性差，行为的控制力降低，对外界缺乏兴趣，变得敏感多疑等。人在处于疲倦的时候，就更容易生气、烦躁、易怒。

心理对生理的影响是多方面的。心理因素不但可以引起心身疾病，还可以引起生理器官病变或功能失调。中医非常强调情志致病，七情可以导致各脏腑功能失调，而形成多种疾病。

现介绍孙思邈养生妙法：养生者，发宜常梳，面宜常擦，目宜常运，耳宜常搓，舌宜抵腭，齿宜常叩，津宜常咽，背宜常暖，胸宜常护，腹宜常摩，谷道宜常摄，足宜常搓涌泉，一身皮肤宜常干浴。

1.目常运

合眼，然后用力睁开眼，眼珠打圈，望向左、上、右、下四方；再合眼，用力睁开眼，眼珠打圈，望向右、上、左、下四方。重复3次，有助于眼睛保健，纠正近视。

2.齿常叩

口微微合上，上下排牙齿互叩，无须太用力，但牙齿互叩时须发出声响，做36下。可以通上下颚经络，保持头脑清醒，加强肠胃吸收，防止蛀牙和牙骨退化。

3.漱玉津

口微微合上，将舌头伸出牙齿外，由上面开始，向左慢慢转动，一共12圈，然后将口水吞下去。之后再由上面开始，反方向做12圈。

口微微合上，这次舌头不在牙齿外边，而在口腔里，围绕上下颚转动。左转12圈后吞口水，然后再反方向做一次。吞口水时尽量想象将口水带到下丹田。

从现代科学角度分析，唾液含有大量酶素，能调和激素分泌，因此可以强健肠胃。

4.耳常鼓

手掌掩双耳，用力向内压，放手，应该有"噗"的一声，重复做10下；双手掩耳，将耳朵反折，双手示指扣住中指，以食指用力弹后脑风池穴10下。每天临睡前后做，可以增强记忆和听觉。

5.面常洗

搓手36下，暖手以后上下扫面。暖手后双手同时向外圈。常做可令脸色红润光泽，同时不生皱纹。

6.头常摇

双手叉腰，闭目，垂下头，缓缓向右扭动，直至复原位为1次，共做6次。反方向重复。常做可令头脑灵活，注意要慢慢做，否则会头晕。

7.腰常摆

身体和双手有韵律地摆动。当身体扭向左时，右手在前，左手在后，在前的右手轻轻拍打小腹，在后的左手轻轻拍打"命门"穴位，反方向重复。最少做50下，做够100下更好。可以强化肠胃、固肾气、防止消化不良、胃痛、腰痛。

8.腹常揉

搓手 36 下,手暖后两手交叉,围绕肚脐顺时针方向揉。揉的范围由小到大,做 36 下。可助消化、吸收、消除腹部鼓胀。

9.摄谷道(即提肛)

吸气时,将肛门的肌肉收紧。闭气,维持数秒,直至不能忍受,然后呼气放松。无论何时都可练习。最好是每天早晚各做 20~30 次。相传该动作是乾隆最得意的养生功法。

10.膝常扭

双脚并排,膝部紧贴,人微微下蹲,双手按膝,向左右扭动,各 20 下。可强化膝关节,"人老腿先老、肾亏膝先软",欲延年益寿应从双腿起。

11.常散步

挺直胸膛,轻松地散步。最好心无杂念,尽情欣赏沿途景色。"饭后走一走,活到九十九"。虽夸张,但散步确是有益的运动。

12.脚常搓

右手搓左脚,左手搓右脚。由脚跟向上至脚趾,再向下搓回脚跟为一下,共做 36 下;两手大拇指轮流搓足掌涌泉穴,共做 100 下。足底集中了全身器官的反射区,常搓可强化各器官,治失眠,降血压,除头痛。

第三节　中医心身疾病的治疗原则

中医在对疾病的诊断、治疗过程中普遍通用"辨证施治"的原则大法,这一法则的最大特点(也是优点)就是有利于制订针对具体患者的个体化治疗方案。根据具体患者的体质状况、证候的发展演变进程,以至于患者所处的社会、地理环境、节令气候等因素,确定尽最大可能地适合这个患者的治疗原则并选用恰当的方药, 这种综合考虑各方面影响因素而制定的治疗原则和具体方法,会得到更好的疗效。

一、辨证论治是治疗中医心身疾病的基本法则

辨证论治是中医治疗学的精髓,在中医心身疾病的治疗中,应强调因人、因时、因地制宜,在这 3 个制宜中,因人制宜是问题的中心。

二、对立统一平衡观是治疗中医心身疾病的核心

"先医其心后医其身"和"心病须用心药医"的治疗法则无一不受到中医理论中整体现、恒动观、平衡观和对立统一观的影响。其治疗思想的内容主要包括整体治疗思想、辨证治疗思想、动态治疗思想、调平治疗思想。具中,调平治疗思想又是核心。事实上,中医心身疾病常用的心理治疗、导引吐纳、音乐疗法以及针灸、方药等各种治疗方法和手段,在认识论和方法论上,都是将患者视为一个整体,从动态的观点出发,通过抑盛扶衰,扶正祛邪,从而使机体达到"阴平阳秘"。重新处于一种动态平衡之中。

三、心身并治的原则

中医学历来重视心理因素在治疗中的作用,《素问·汤液醪醴论》指出:"精神不进,志意不治,故病不可愈。"在中医治疗手段中,心理治疗与针药对躯体治疗的关系极为密切,甚至是难以分开的。通过调理生理机制而达到调理心理的目的,或通过调理心理而收治身之效。

《素问·宝命全形论》曾明确指出这种心理治疗的方法与药物、针灸等具有同样重要的意义:"一曰治神,二曰知养身,三曰知毒药为真,四曰制砭石大小,五曰知府脏血气之诊。五法俱立,各有所先。"

因为正常的脏腑生理可产生正常的生理活动,而良好的心理活动对人体脏腑生理产生有益的影响。由于心身之间的密切关系,同时心理治疗会产生生理效应,反过来有时调整心理障碍也可借助于生理功能的调整。

中医心理疗法主张"心身并治",在治疗方法上可以"治神"(使用心理学方法)与"治身"(使用针药等躯体疾病的治疗方法)并用;在治疗效果上追求"心""身"并调。湖南名医刘炳凡常言:"语言、药石、刀圭是医生的三件法宝,解除患者的精神压抑,是治疗疾病的第一关。"

四、未病先防 防重于治

现代医学发展到 20 世纪的时候,出现了专门的预防医学体系。传统中医学则在其本身的医学体系之内就包括了预防医学的思想和方法,而且从指导思想上更强调预防的重要性,认为防患于未然才是最明智的。从社会学和经济学的角度来说,未病先防的策略也应该是更胜一筹的,与患病(尤其是重病)之后再予治疗的方法相比,给患者造成的身心痛苦、经济负担以及给社会、政府造成的压力应该都会小许多。

《素问·四气调神大论》:"是故圣人不治已病治未病,不治已乱治未乱,此之谓也。夫病已成而后药之,乱已成而后治之,譬犹渴而穿井,斗而铸锥(兵),不亦晚乎!"

{资料卡}

调节心理健康的十个处方

一乐 乐观是一种良好的心理特征,能排遣和挫败一切痛苦与烦恼,给人生活的勇气、信心和力量。

二笑 笑是一剂治疗心理疾患的良方,笑不仅有促进呼吸、循环功能的作用,而且能有效缓解心情抑郁、紧张焦虑,祛除烦恼等。

三松 试着做一些放松训练,缓和一下情绪,调节一下心态,听听舒缓、优美的轻音乐,外出散散步等都是一种很好的放松。

四顺 "顺其自然,为所当为"。

五泄 宣泄是一种以爆发式的方法来发泄自己的不良情绪。尽情地大吼或者痛痛快快地大哭,把内心的烦恼倾泻出来。

六诉 把自己的烦恼倾诉给自己的老师、同学、父母、朋友等,让他们来为你分担。

七移 试着做一些活动,转移和分散自己的注意力,让自己忙起来,充实起来。

八记 把每天的烦恼和忧愁写在日记里。

九做 每天为别人做一件事情、为自己做一件事情,进行一点儿体育活动和脑力劳动。

十忘 忘记生活曾给自己造成的不幸和痛苦。

"人之情,莫不恶死而乐生,告之以其败,语之以其善,导之以其所便,开之以其所苦,虽有无道之人,恶有不听者乎!"

——《灵枢·师传》

他救赎你的命脱离死亡,以仁爱和慈悲为你的冠冕。 ——《圣经》

治疗一个受苦的人最好的方法,并不是设法消除痛苦,而是怀着愿意分享的心坐在他的身旁。

——派克

第四章 心身疾病的心理诊断与治疗

心理诊断是以心理学的方法和工具为主,对个体或群体的心理状态、行为偏移或障碍进行描述、分类、鉴别与评估的过程。心身疾病的治疗与一般医学临床的疾病治疗有所不同,需要同时兼顾到躯体治疗和心理治疗。心理治疗也称"精神治疗",指应用心理学理论、技术、方法,通过语音、表情、举止行为或结合其他特殊的手段,改变患者不正确的认知、情绪和异常行为,消除心理问题的治疗方法。

第一节 心理的诊断

一、心理诊断的概念

心理诊断是以心理学的方法和工具为主,对个体或群体的心理状态、行为偏移或障碍进行描述、分类、鉴别与评估的过程。在对存在心理问题的人进行干预时,心理诊断也被当作心理问题评估,指的是干预者通过访谈、测验、观察、个案、问卷等方法来收集当事人的信息,并运用分析、推论、假设等手段对其心理问题的基本性质加以判定的过程。一般而言,充分地收集信息并有效地加以分类,进而确定影响求助者心理健康的若干重要变量,是评估问题的主要目的。所以,评估问题既影响着心理干预目标的最终确立,也影响着干预策略的选择与实施。

二、心理诊断的方法

从心理诊断的具体操作实施来看,主要可分为收集资料、分析资料、对问题做出诊断、确定咨询目标几个阶段。

(一)收集资料

在信息的收集阶段,主要任务就是深入收集与来访者及其问题有关的资料。信息的收集是在治疗的最初阶段进行的,是心理诊断和心理治疗最重要的一步,而且往往要综合心理咨询的各种技术进行访谈和收集资料。丰富的个案资料,对于咨询者的心理诊断以及治疗是相当有利的。所以,咨询者必须要在有限的时间内,充分利用各种资源,最大化地扩充与来访者有关的资料信息。咨询者可以收集来访者的以下资料。

(1)基本情况,包括姓名、性别、年龄、学习成绩、健康史等。

(2)家庭情况,包括成员结构、家庭中的人际关系、教育方式和态度、经济状况、生活方式、父母的文化程度等。

(3)社会关系情况,包括学校、工作与生活中的人际关系情况。

对于来访者的姓名,如果来访者实在不愿透露,咨询人员也不必追问,这样可使来访者彻底打消顾虑。来访者的健康史主要是指来访者从小到大的生理健康与心理健康史,包括生过什么病、是否住院、是否手术、有无遭受过意外或创伤等,以及过去接受过精神医疗或心理治疗的情形。对于青少年,还应重点询问其儿童期的情况,如饮食、睡眠习惯的形成,与人的一般接触和行为特点,情绪是否稳定,有无害羞、恐惧等表现以及青春期发育过程。如有必要,咨询者还需了解来访者家庭成员是否有精神病史,以了解来访者是否受遗传因素的影响。

家庭情况在询问本人无法获得所需信息的情况下,可以询问其家庭成员,内容包括来访者的排行,家人的关系和感情如何,亲子关系如何,父母以何种教养方式对待孩子,有无重大家庭事件发生等。对于学生来访者可以更多了解学校方面的资料,如来访者在学校的同伴关系以及同伴地位如何,是否遭遇过校园暴力,与教师的关系情况,学习情况等;对于成人来访者,可以多了解来访者的婚姻与工作情况,以及来访者的人际关系与情感生活,是否有对来访者影响重大的人物等。

这些信息资料包括了来访者的过去经历以及现状。对于来访者过去经历的了解,可以使咨询者知道来访者的童年是否有过创伤经历,成长环境是否健康;对于来访者现状的了解,有助于咨询者获得来访者对自己和自身问题的理解及看法等有关信息。

(二)分析资料

对收集到的信息资料进行分析,是心理诊断很重要的环节。信息的获得可能来源于很多方面,如之前提过的,信息资料的来源一般可以从会谈、行为观察以及各种量表来获得、而如何对这些不同来源的资料进行充分的利用,就需要咨询者对其进行有机的整合和分析。有时会遇到这样的情况,当咨询者询问来访者:"当你拿到又不及格的试卷时,你的感受怎么样?"来访者可能会笑着回答:"没什么啊,不及格就下次努力,成绩并不代表着能力……"但是,细心的咨询者这个时候可以观察到,来访者几次用手托了托眼镜,并且眼神显得有些游离。量表的测试结果显示,该学生的考试焦虑得分处于一般程度,并不显著突出。那么这个时候咨询者应该对来访者的问题做出一个什么样的诊断呢?是根据来访者的表面言语和量表的结果诊断学生并无考试焦虑还是根据咨询者的行为观察做出另外一种诊断?这就需要咨询者充分利用其他可利用的信息资料,对所有信息进行综合,才能做出正确的诊断。所以,分析资料在整个心理诊断过程中是一个举足轻重的环节,必须予以高度重视。

(三)对问题做出诊断

正如上面提到的例子一样,在诊断过程中,通过资料收集和观察所获得的信息总有一些模糊的或者不全面的地方,有的地方甚至可能是矛盾的。对于这些问题,必须经过更详尽的分析与综合才能获得较明确的答案。所以,在这个阶段,咨询者要对有疑问的地方进行取证以及论证,对来访者的问题及原因进行分析和确认。此外,是否接受来访者并进行心理咨询,亦是咨询者要确定的工作之一。

(四)确定咨询目标

咨询者要在心理诊断的基础上与来访者共同制定咨询目标。经过心理诊断之后,咨询者与来访者对问题的认识基本比较明确。这个时候,可以这样问来访者"通过咨询,你希望解决什么问题,有什么改变,达到什么程度"等。通过与来访者的讨论,确定进行咨询的目标,以便接下来的工作更加有效、有针对性地进行。

三、常用的心理测验方法

(一)人格测验方法

1.卡特尔16种个性问卷(Cattell 16 Personality Factors Lnventory,16PF)

它是美国人格心理学家卡特尔经过数年观察和实验编制完成的,目前在心理学界得到广泛应用。卡特尔的人格理论是特质论,他将特质看作建造人格的砖块,并认为根源特质乃是人格的元素,经过多年研究确定了16种人格特征(表4-1)。通过16种因素就可以了解人的人格。他将16种因素在某些情况下可能产生的表现编成16个组,每组问卷包括十几个问题,每个问题有三种答案供选择。测验后根据统计处理、因素分析,得出被试者的人格特征。人格特质理论认为,特质的多少与组合的不同,形成了个体人格之间的千差万别。

表4-1　16种人格因素的名称与特征

因素	名称	低分者特征	高分者特征
A	乐群型	缄默、孤独、冷淡	乐群、外向、热情
B	聪慧型	迟钝、浅薄、抽象思考能力弱	聪慧、富有才识、善于抽象思考
C	稳定型	情绪激动、易烦恼	情绪稳定、成熟、能面对现实
E	特强型	谦虚、顺从、通融、恭顺	好强、固执、独立
F	兴奋型	严肃审慎、冷静寡言	轻松兴奋、随遇而安
G	有恒型	权宜敷衍、缺乏奉公守法精神	有恒负责、做事尽职
H	敢为型	畏缩退却、缺乏自信	冒险敢为、少有顾虑
I	敏感型	理智、着重实际、自恃其力	敏感、感情用事
L	怀疑型	信赖随和、易与人相处	怀疑、刚愎、固执己见
M	幻想型	现实、合乎成规、力求妥善合理	幻想、狂放不羁
N	世故型	坦率、直率、天真	精明能干、世故
O	忧患型	安详沉着、有自信心	忧虑抑郁、烦恼多端
Q1	实验型	保守、服从传统	自由、批评激进、不拘泥于成规
Q2	独立型	依赖、随群附众	自主、自强、当机立断
Q3	自律型	矛盾冲突、不明大体	知己知彼、自律严谨
Q4	紧张型	心平气和	紧张困扰、激动挣扎

2.艾森克人格问卷(eysenck personality questionaire,EPQ)

它是英国伦敦大学心理系和精神病研究所教授艾森克(Eysenck)于1952年编制的,目前是国际上广泛采用的个性量表之一。此问卷分儿童和成人两种。儿童问卷适用于7~15岁的少年儿童,问卷中共有81题;成人问卷适用于16岁以上的成年人,问卷中有90题。

我国修订的成人问卷有龚耀先教授和陈仲庚教授修订的两种。EPQ是一种自我测验,即在测验时让被试者根据自己的情况来回答问卷中的试题。然后分别纳入4个量表(即E、N、P、L)统计得分。这4个量表的名称如下:

(1)E量表:测内外向。高分者人格外倾、好交际、易冲动、渴望刺激和冒险。低分者人格内倾、好静、喜内省、不喜欢刺激、交际,生活有序。

(2)N量表:测情绪稳定性或神经质。高分者情绪不稳定、神经过敏、常焦虑、抑郁、情绪多变而反应强烈。低分者情绪稳定,反应缓慢、情绪调控力强、稳重、和善。

(3)P量表:测精神质。高分者孤独、不关心他人、缺乏同情心、易寻衅,有可能发展至精神病。

(4)L量表:效度量表。测量被试者的自我掩饰、假托或隐蔽,或测定其社会朴实幼稚的水平。

EPQ(成人)条目举例:

[1]你是否有许多不同的业余爱好? ……是,否

[3]你的心境是否常有起伏? ……是,否

[24]你常有厌倦之感吗? ……是,否

[78]你能克制自己不对他人无礼吗? ……是,否

[98]你是否对某些事物容易冒火? ……是,否

艾森克认为,内外倾向、情绪性和心理变态倾向是决定人格的3个基本要素。人们在这3个维度的不同倾向和表现程度便构成了彼此各异的人格特征。

3.明尼苏达多相人格调查(minnesota multiphase personality inventory,MMPI)

明尼苏达多相人格调查是由美国明尼苏达大学的心理学家哈撕伟和精神科医生麦肯利根据临床需要于1943年编制而成的,其目的是为了判别精神病患者和正常者。在明尼苏达多相人格调查(MMPI)中,以各种精神疾病的人群作为效标组,如癔症、精神分裂症、抑郁、同性恋、偏执等,还以普通正常人作为对照。MMPI是世界上广泛应用的人格量表之一,我国修订后的明尼苏达多项人格调查表包括了556个自我成熟式题目,涉及四大方面的26个问题。

(二)情绪评定

1.抑郁自评量表(self-rating depression scale,SDS)

它是根据Zung抑郁量表演变而来的20个项目的4级评分的自量表。主要评定症状出现的频度,其标准为:

(1)没有或很少时间。

(2)小部分时间。

(3)相当多时间。

(4)绝大部分时间。

20个项目中,2、5、6、11、12、14、16、17、18、20项是反向计算。结果分析:20项得分相加为粗分(X);标准分(Y)=1.25X(取正数)。

2.焦虑自评量表(self-rating anxiety scale,SAS)

它是根据Zung抑郁量表演变而来的20个项目的4级评分的自量表,主要评定焦虑的症状出现的频度。其评分标准,结果分析均与SDS相仿。

3.症状自评量表(SCL-90)

症状自评量表(SCL-90)也称为综合情绪自评量表(self-report symptom inventory)或90项症状清单(Symptoms checklist-90)。主要适用于精神或非精神科的成年门诊患者,对各种心理咨询和心理健康调查也有较好的自评效果。SCL-90能较好地反应患者病情的严重程度及其变化,准确显示出患者的自觉症状。该量表共有90个项目,内容分为9个方面(因子),即躯体化、强迫症状、人际敏感性、抑郁、焦虑、敌对、恐怖性焦虑、偏执、精神病性。每个方面包括6~13个项目,每个因子反应被试者的某一方面的情况,按5级评分。

(1)无:自觉无该项症状。

(2)轻度:自觉有该项症状,但发生得并不频繁、严重。

(3)中等:自觉有该项症状,其严重度为轻到中等。

(4)偏重:自觉有该项症状,其程度为中到严重。

(5)严重:自觉该症状的频度和强度都十分严重。

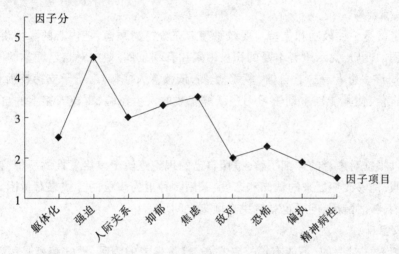

图4-1　9个因子种类与因子分所组成的轮廓图

总分的统计分析为:实际总分=原始总分-90。这是当某被试者对90个症状项目均无任何不适的主观感受,其总分为90分。总均分=总分÷90。它表示从总体水平看被试者自我感觉介于1~5级的哪个范围内。因子分的统计分析是将90个项目按症状分布特点分为9类,每一类着重反映某一方面的情况和演变过程,以轮廓图分析(图6-1)。因子分=组成某一因子的各项目总分/组成某一因子的项目数。

第二节　心理的治疗

一、心理治疗的概述

(一)心理治疗的概念

心理治疗是利用医患的特殊人际关系,应用心理学的原理,通过疏导、支持、解释、启发、教育、训练、药物等多种方法，解决学习工作生活中的心理问题、心理障碍，减轻、消除内感不适、抑郁、强迫、恐怖等精神症状，改善认知水平，消除不良行为，提高应对能力和水平，改善人际关系，回归社会，提高社会功能和社会适应能力，促进人格成熟，纠正与正常人之间过度的心理偏差。心理治疗的过程，是帮助人们恢复心理健康的过程。

(二)心理治疗的目的

各种类型的疗法的目的在于增强个人的自我存在意识，使个体感到足够的自信，克服那些不正常的应对方式(神经质性、过度自我关注式、过度人际关注等)。

(三)心理治疗的基本原则

1.倾诉倾听原则

让患者尽情倾吐内心的痛苦，医生以同情理解的态度倾听对方的诉说，一方面有助于医生彻底了解事实真相，另一方面有助于患者减轻痛苦，缓减不良情绪，具有一定的治疗作用。在倾听时不要随意打断患者的谈话，必要时可加以诱导。

2.支持鼓励原则

倾听本身就是一种鼓励和支持。要鼓励患者充分打消顾虑，把内心的隐情讲出来，然后充分说明问题的性质，揭示患者本身的积极因素和有利条件，使之对自己面临的问题看到希望，树立信心。许多患者有缺乏自信、多疑、脆弱、依赖等人格特点，给予支持鼓励对激发患者解决问题的自信，使其能够主动学习一些新鲜有效的人生经验，重建人格上的自立、自强是十分重要的。

3.引导启发原则

医生可以根据对患者的详细了解，按照自己的理论逻辑予以启发性的解释，促使患者自省、理解、信服，能够改变原来的认知和态度，采用一种更为积极的方式来对付困难。有时患者会豁然开朗，顿时醒悟，问题也就解决在顷刻之间。

4.保证保密原则

会谈一般是一对一的，不能有第三者在场，尊重患者的隐私，严守秘密是医生起码的职业道德。有时，患者不愿意讲出自己的名字、住址、单位，或者报假名，有的人不同意记录、录音、录像等，这都是许可的。

二、心理治疗具体方法

(一)行为疗法

行为疗法是基于现代行为科学的一种非常通用的新型心理治疗方法，是根据学习心理学的理论和心理学实验方法确立的原则，对个体反复训练，达到矫正其适应不良行为的一类心理治疗方法。其主要思想是：如果某一行为导致奖励，那么该行为在以后出现的频率将增加；如果一个行为导致惩罚，则该行为出现的频率会降低。人类正常和不正常行为的习得，都可以用这个理论来解释，这也是多种行为治疗法的理论基础。也就是说，通过改变外部环境条件，可以塑造正常行为，也可以消除习得的异常行为，这是行为治疗的过程，也是一个学习的过程。

这种方法结构严密，逻辑性强，操作简单，需时间较短，效果也比较明确，是一般人容易了解和初步掌握的心理治疗方法。其适应证是：各种神经性障碍，如焦虑症、恐惧症、强迫症等；人格障碍，如恋物癖、异装癖、易性癖等；药物依赖，如嗜食性肥胖症、神经性厌食等。

行为疗法的主要方法有系统脱敏法、厌恶疗法、行为塑造法、代币治疗法、暴露疗法、松弛训练、生物反馈法。

1. **系统脱敏法**

系统脱敏法由精神病学家沃尔帕于20世纪50年代所创，沃尔帕在动物实验中应用了此法。他把一只猫置于笼内，每当食物出现引起猫的进食反应时，即予以强烈电击。多次重复后，猫产生了强烈的恐惧反应，拒绝进食。最后发展到对笼子和实验室内的整个环境都产生恐惧的泛化现象，形成了所谓"实验性恐惧症"。然后，沃尔帕应用系统脱敏法对猫进行矫治，猫逐渐地消除了恐惧，只要不再有电击，最终猫不再产生恐惧，并敢于在笼中就食。脱敏治疗的基本方法是，首先将诱导焦虑反应的刺激物按照引发焦虑程度的弱强次序进行排列。然后教会患者与焦虑、恐惧情绪抗衡的放松方法，使松弛反应技术逐步地、有系统地与那些由弱到强层次化排列的焦虑反应形成交互抑制，使引发焦虑刺激的条件反射一个一个地消退，最后去除强烈的焦虑反应。

2. **厌恶疗法**

将所要戒除的靶行为(或症状)同某种使人厌恶的或惩罚性的刺激结合起来，通过厌恶性条件作用，从而达到戒除或减少靶行为出现的目的。这一疗法也是行为治疗中最早和最广泛地被应用的方法之一。在临床可用于戒烟、脱毒瘾、戒酒、各种性行为异常和某些适应不良性行为，也可治疗某些强迫症。

厌恶刺激能否对于个体构成厌恶刺激，要考虑到个体差异的存在，对一个人构成厌恶刺激，但是并非意味对另一个人同样具有厌恶的效果，所以确立对个体的厌恶刺激物是最重要的。通常的刺激物可以是作用在特殊感觉器官的刺激物，如听觉的噪音，视觉的强光刺激，味觉的异味，嗅觉的恶臭气味等；也可以是作用在本体感受器上的疼痛刺激，如橡皮圈弹痛刺激和电刺激；更可能是作用在内脏感受器上的刺激，如催吐剂阿扑吗啡、导泻剂硫酸镁等；除以上的感觉厌恶刺激外，也可以采取本能需求剥夺(食物、性)或社会需求剥夺等刺激。厌恶治疗主要应用在戒除酗酒、吸烟和赌博等不良行为等。

3. **行为塑造法**

这是根据斯金纳的操作条件反射原理设计出来的，目的在于通过强化(即奖励)而造成某种良好行为出现的方法。一般采用逐步晋级的作业，并在完成作业时按情况给予奖励(即强化)，以促使增加出现期望获得的良好行为的次数。有人认为最有效的强化因子(即奖励方法)是行为记录表，即要求患者把自己每小时所取得的进展正确记录下来，并画成图表。这样做就是对行为改善的一种推动。根据图表所示的进展，治疗者还可应用其他强化因子，当作业成绩超过一定的指标时即给予表扬或奖励。此外，还可采用让患者得到喜爱的食物或娱乐等办法，通过这种方式来塑造新行为，以取代旧的和异常的行为。

许多人都从电视上或亲眼观看过动物表演，许多动物的表演令人惊叹不已。如海豚钻火圈，鸽子啄击文字亮片，黑猩猩回答面板上提出的简单问题等。这些复杂的行为反应是在特殊环境中经过人的精心训练而学习得来的。训练这些动物所采用的基本方法便是行为塑造法，或称作"连续逼近法"。

4. **代币治疗法**

代币治疗法是通过大脑的奖励系统完成的，当个体做出预期的良好行为表现时，马上就能获得奖励,即可得到强化,从而使个体所表现的良好的行为得以形成和巩固,相反对不良行为不予以奖赏的结果是行为的消退。代币作为阳性强化物,可以用不同的形式表示,如用记分卡、筹码和证券等象征性的方式。代币应该具有现实生活中"钱币"那样的功能,即可换取多种多样的奖励物品或患者所感兴趣的活动,从而获得价值。代币作为强化物的优点在于不受时间和空间的限制,使用起来极为便利,可进行连续的强化和需要时的自我再次强化;只要患者出现预期行为,强化就马上能实现;代币还可以满足受奖者的偏好,可避免对实物本身作为强化物的那种满足感,而不致降低追求强化动机。短期快速的、经常性的代币是促进个体行为改变的非常好的方法,国外的日薪、隔日薪、周薪制度都是很好的职业代币训练方法。

5.暴露疗法

暴露疗法又称冲击疗法,主要用于治疗恐惧症。它是让患者较长时间地想象恐怖或置身于严重恐怖环境,从而达到消退恐惧的目的。

暴露疗法在以下情况下慎用:循环系统疾病(中重度高血压,冠心病,先天性心脏病等);呼吸系统疾病(哮喘);骨折患者;消化系统疾病(消化道出血)等;其他各种原因引起的躯体衰弱的患者。

暴露的结果是交感神经系统的高度兴奋。患者交感神经超强烈的反应,往往是超出正常人想象的兴奋程度,所以实施时,必须在安全的环境下进行,并且最好有助手和陪同者在场,避免突如其来的恐惧紧张逃逸行为导致意外事件的发生。

6.松弛训练

通过自我调整训练,由身体放松进而导致整个身心放松,以对抗由于心理应激而引起交感神经兴奋的紧张反应,从而达到消除紧张和强身目的。我国的气功、印度的瑜伽、日本的坐禅和西方的超觉静坐等都是放松技术。松弛技术的生理学原理在于焦点注意的大脑皮层过度兴奋,而兴奋点以外的大脑皮层出现超反常抑制所致。

松弛反应4个要求:①安静的环境;②舒适的姿势;③平静的心情,肌肉放松;④心理活动的一点高度关注,超反常抑制状态。焦点关注可以是视觉的,如看一个点;听觉的,如听一种声音;本体感觉的,如感受连根手指之间的体温变化等。

国内外研究证实,松弛训练能使个体产生如下生理反应:如交感神经系统活动降低,耗氧量降低,心率和呼吸率减慢,收缩压下降,脑电波慢化等。松弛技术是一种副交感神经占主导地位的神经调节状态,因此它对抗了交感神经占优势的紧张和焦虑状态。

7.生物反馈法

生物反馈技术由美国心理学家米勒根据操作式条件反射原理,于1967年首次获得成功。它是一种借助于电子仪器,通过生物反馈治疗有助于患者调整和控制自己的心率、血压、胃肠蠕动、肌紧张程度、汗腺活动和脑电波等几乎包括所有的身体机能的活动的治疗方法,通过降低交感神经的兴奋性,改善机体内部各个器官系统的功能状态,矫正对应激的不适宜反应,达到防治疾病的目的。传统观念认为,骨骼肌是人能够随意控制的,而内脏和腺体等平滑肌则受自主神经支配,是不能随意控制的,米勒运用科学事实,通过特殊的学习和训练,得知控制自己的心脏、血管、胃肠、肾脏和各种腺体等内脏器官的活动也是可能的,只是控制的幅度不如随意运动那样显著而已,只能在一定的生理范围之内对于平滑肌和腺体功能进行调节,如永远不能使心率调节到"零次/分钟"。

(二)认知疗法

认知疗法于 20 世纪 60~70 年代在美国产生,是根据人的认知过程,影响其情绪和行为的理论假设,通过认知和行为技术来改变求治者的不良认知,从而矫正不良行为的心理治疗方法。

认知疗法的策略在于认知结构重建,重新评价自己,自信心重建,更改认为自己"不好"的认知。认知理论认为人的情绪来自人对所遭遇的事情的信念、评价、解释或哲学观点,治疗的目标不仅仅是针对行为、情绪这样的表象,而且应该分析患者的思维活动和应付现实的策略,找出认知错误的原因,纠正其认知的误区。

认知疗法的适应证:如神经症、抑郁症、神经性厌食、性功能障碍、焦虑障碍、社交恐怖、偏头痛、考试前紧张焦虑、情绪激怒等。

常用的几种认知疗法有艾利斯合理情绪疗法、认知领悟疗法等。

1.艾利斯合理情绪疗法

其基本理论主要是 ABCDE 理论,用来纠正歪曲的认知模式下的心理问题。

A 代表诱发事件(Activating events);

B 代表信念(Beliefs),是指人对 A 的信念、认知、评价或看法;

C 代表结果即症状(Consequences);

D 代表治疗(Disputing);

E 代表效果(Effects);

艾利斯认为并非诱发事件 A 直接引起症状 C,A 与 C 之间还有中介因素在起作用,这个中介因素是人对 A 的信念、认知、评价或看法,即信念 B,艾利斯认为人极少能够纯粹客观地知觉经验 A,总是带着或根据大量的已有信念、期待、价值观、意愿、欲求、动机、偏好等来经验 A。因此,对 A 的经验总是主观的,因人而异的,同样的 A 在不同的人会引起不同的 C,主要是因为他们的信念有差别即 B 不同。换言之,事件本身的刺激情境并非引起情绪反应的直接原因。个人对刺激情境的认知解释和评价才是引起情绪反应的直接原因。通过 D 来影响 B,认识偏差纠正了,情绪和行为困扰就会在很大程度上解除或减轻,最后达到效果 E,负性情绪得到纠正。

艾利斯认为,经历某一事件的个体对此事件的解释与评价、认知与信念,是其产生情绪和行为的根源。因此,不合理的认知和信念引起不良的情绪和行为反应,只有通过疏导、辩论来改变和重建不合理的认知与信念,才能达到治疗目的。

艾利斯将人类常见的非理性信念归纳为以下几种:①倾向于进行畸形的思维(如强迫思维);②倾向过于易受暗示影响;③倾向于过度概括化,以偏概全;④倾向于要求尽善尽美,认为不是完美的就是无用的;⑤倾向于对他人的过分要求;⑥倾向于追求绝对化,肯定化,不能忍受不确定性;⑦倾向于夸大负性事件的危害性;⑧倾向于自暴自弃;⑨倾向于自我贬低;⑩倾向于过分关注自身的机体变化。

2.认知领悟疗法

认知领悟疗法治疗原理是把无意识的心理活动变成有意识的,使求治者真正认识到症状的意义,以得到领悟,症状即可消失。这也是心理分析和心理动力学疗法的治疗原理。

治疗的目的是要消除求治者的症状,而症状的消除就需要求治者对施治者解释的领悟。求治者的领悟是在施治者引导下达到的,因此疗效的取得不在于揭示了幼年的创伤,而在于求治者对施治者解释的信任,这就是领悟的本质。领悟的内容是施治者灌输给求治者的,当求治者自感以前的想法及行为可笑时,自己也就抛弃了原有的态度、行为,使症状得以消除。因此,治疗的过程不仅是一个施治者与求术者交互作用的过程,也是急需求术者主观努力的过程。

认知领悟疗法适应证有露阴癖、恋物癖、窥淫癖等性变态,强迫症和对人恐惧症等。

认知领悟疗法的具体运用:

(1)治疗方法,采取直接会面交谈的方式。在患者的同意下,可让有关的家属(1人)参加,每次会见的时间为60~90分钟。疗程和间隔时间可固定也可不固定,具体由患者自己决定或患者与医生协商决定。间隔时间从几天到几个月不等。每次会见后都要求患者写出对医生解释的意见以及对自己病情的体会,并提出问题。

(2)谈话内容,让患者及家属全面叙述症状产生和发展的历史及其具体表现。尽可能在1小时内说完。同时进行精神检查和必要的躯体检查,以确定诊断,如为适应证,则进行初步的解释,讲明所患疾病是可治的,但患者不是被动地接受治疗,要与心理医生合作。对心理医生的提示、解释,患者要认真考虑,采取主动态度。疗效的好坏,与患者的自我努力有很大的关系。心理医生只起向导的作用,具体的路要靠患者自己去走。

(3)了解患者经历。在掌握了患者病情后的会见中,心理医生要主动询问患者的生活史和容易回忆起的有关经验。对于患者谈到的梦,不要做过多的分析,偶尔可谈及。

(4)和患者一起分析症状。心理医生要注意掌握时机,分析症状不符合成年人逻辑规律的感情或行为。

(5)挖掘心理疾病根源。当患者对上述的解释和分析有了初步认识和体会以后,心理医生即向患者进一步解释病的根源在过去,甚至在幼年期。对于强迫症和恐惧症患者,要指出其根源在于幼年期的精神创伤。这些创伤引起的恐惧情绪在脑内留下痕迹,在成年期遇到挫折时会再现出来影响人的心理,以致用儿童的态度对待成年人看来不值得恐怖的事物,现在已是成年人,不应当像小孩子那样认识问题、并恐惧了。对于性变态的患者,要结合回忆儿童时期的性游戏行为,讲明他的表现是用幼年方式来对待成年人的性欲或心理困难,是幼稚和愚蠢可笑的。

(6)正确回答患者疑问。患者可能会提出许多不理解的问题,心理医生可在与患者会见中共同讨论和解答,直到他完全理解、有了新认识为止。这种认识上的提高,应是心理和感情上的转变,而不仅仅是知识上的丰富。

(三)思维阻断疗法

思维阻断疗法又称为思维停止法。它是一种治疗强迫性思维等症状的技术,是在求治者想象其强迫症状的思维过程中,通过外部控制的手段,人为地抑制中断其思维,经过多次重复促使不良症状消失的一种心理治疗方法。思维阻断疗法的理论假设是:如果人的外在行为能通过抑制来加以阻止,那么,内隐的行为也能通过抑制来阻止直至消失。其适应证:强迫症、抽动秽语综合征等。

思维阻断疗法的4个阶段:

1.第一阶段

(1)指导求治者进入放松状态。

(2)让求治者关注那些使自己烦恼的想法、念头或思维活动。

(3)告诉求治者,当施治者让他"停止"时,求治者也同时大声命令自己"停止",并停止想那些东西。

(4)让求治者在自己有清楚的想象活动时就竖起食指示意。

(5)在求治者竖起食指时,施治者大喝"停止",求治者也随同施治者大声命令自己"停止"。在进行这一步时,可使用一些辅助手段,如用一块木头敲击一下桌子,发出强烈的响声等。这种意外的刺激能将求治者从自己的强迫性思维观念中拖回来。

(6)重复上述步骤。在第一阶段中,治疗的进展可根据求治者进入想象潜伏期的延长来评定。所谓想象潜伏期,是指从让患者开始想象那些东西到他竖起食指示意所经过的时间。如果治疗有效,潜伏期应该延长第一阶段的"阻断"次数,应根据这种潜伏期的变化来确定。在施治者发现潜伏期变长了,且患者觉得想起那些东西没有困难时,即可进入第二阶段。

2.第二阶段

治疗程序与第一阶段的程序大体相同,只是在第5步中,施治者不要使用任何辅助手段,仅是大喝一声"停止"。如果这一阶段的治疗也有了效果,治疗可进入第三阶段。

3.第三阶段

施治者不再大喝一声"停止",而是由求治者大声命令自己"停止"。

4.第四阶段

施治者让求治者改用小声命令自己"停止";在最后的第五阶段中,当思维意象清楚时,求治者在心里对自己下命令"停止"。在上述每一阶段中,最好进行20次阻断,从而保证治疗产生效果。

(四)心理分析疗法

又称精神分析法,精神分析的启蒙者是催眠术的先驱者麦斯麦,在此基础上弗洛伊德创立并发展和完善了精神分析学说。精神分析的目的和价值,在于它能够挖掘出深藏在潜意识中的各种关系(尤其是童年的精神创伤和痛苦经历),使之被召回到意识中来。患者借助于医生的分析、解释、理解这些关系,彻底顿悟和认识自己;医生再加以疏导,使患者宣泄并消除深藏在潜意识中童年的精神创伤、心理矛盾和痛苦体验,最后矫治不良行为,达到治疗目的。精神分析探讨患者的深层心理,识别潜意识的欲望和动机,协助患者对本我的剖析,解除自我的过分防御,调节超我的适当管制,善用患者与治疗者的移情关系,来改善患者的人际关系,调整心理结构,消除内心症结,促进人格的成熟,提高适应能力。

精神分析疗法最经典的技术:

1.自由联想法

自由联想法是让患者在一个比较安静与光线适当的房间内,躺在沙发床上随意进行联想。治疗医生则坐在患者身后,倾听他的讲话。事前要让患者打消一切顾虑,想到什么就讲什么,医生对谈话内容保证为他保密。鼓励患者按原始的想法讲出来,不要怕难为情或怕人们感到荒谬奇怪而有意加以修改。因为越是荒唐或不好意思讲出来的东西,即可能最有意义并对治疗方面价值最大。在进行自由联想时要以患者为主,医生不要随意打断他的话,当然在必要时,医生可以进行适当的引导。一般来说,医生往往鼓励患者回忆从童年起所遭遇到的一切经历或精神创伤与挫折,从中发现那些与病情有关的心理因素。自由联想法的最终目的,是发掘患者压抑在潜意识内的致病情结或矛盾冲突,把他们带到意识域,使患者对此有所领悟,并重新建立现实性的健康心理。

自由联想法的疗程,一般要进行几十次,持续时间约几个月或半年以上(每周 1~2 次),在治疗过程中,也可以发生阻抗、移情或反复现象。要鼓励患者坚持信心,以达到彻底解决其心理症结而痊愈的目的。

2.梦境分析法

弗洛伊德认为梦来源于 3 种情景:

第一,梦来源于睡眠时躯体受刺激。如房间太冷时,会梦到身陷冰天雪地的山谷中;太热时,会梦到身在烈焰或火山旁;太渴时,会梦到在沙漠中到处去找寻水源;膀胱胀满受到刺激时,会梦到到处去找厕所而找不到等。

第二,梦来源于日间活动残迹的延续,即所谓"日有所思,夜有所梦"。人们还可在梦中继续白天未完成的智力活动,例如,苯环化学结构式的发现,是一位德国化学家梦到 6 个碳原子排列是一条咬着自己尾巴的蛇,而突然领悟发现的。

第三,梦来源于潜意识。这是弗洛伊德把梦分为"显梦"内容与"潜意"内容两部分,前者指梦境中所显示的具体内容,而后者指这些梦境内容所代表的潜意识含义。因此前者好似"谜面",后者才是具有真正意义的"谜底"。精神分析医生就是根据"梦的工作"规律,进行解析,来发掘做梦者被压抑在潜意识内的那些矛盾冲突,致病情结,从而使其病情获得痊愈。

各种离奇的梦境可归纳为以下 6 类:

(1)潜意识本能欲望、情感、意念、精神创伤与矛盾冲突借助梦境释放,由于受到超我的稽查作用,往往进行伪装或改变形式,而不是赤裸裸的原型。其中最常见的是象征化作用,即用一种中性事物来象征替代一种所忌讳的事物,可减少或避免引起梦中自我的痛苦或创伤。例如,梦见蛇虫等东西来象征阴茎等。

(2)移置:指在梦中,将对某个对象的情感(爱或恨)转移和投向于另一个对象方面去。如一位神经症男青年梦到一位穿黑衣的陌生中年妇女,开始时他冲动地对她拥抱,继面对她进行了残酷地攻击。

(3)裁剪:指在梦中,将内心所爱或恨的几个对象,凝缩成一个形象表现出来,因而可使梦境令人迷惑不解。

(4)投射:指在梦中将自己某些不好的愿望或意念,投射于他人,而减轻对自我的谴责。如一男青年在梦到其未婚妻别有所恋并与人幽会。经过精神分析却发现在他潜意识中已对其未婚妻有所不满,并萌发了追求其他女郎的意念。

(5)变容:指在梦中将潜意识的欲望或意念用其他甚至相反的形式表现出来。例如一富家子弟,在其父病重后患了焦虑性神经症,他向精神分析医生报告了自己所做的一个梦:梦到父亲病愈又能掌管家务了,醒来后却感到说不出的抑郁与焦虑不安。说明在他潜意识中希望早日继承财产。

(6)梦的完型:指做梦者在梦醒过程中,往往会无意识地对自己的梦进行修改加工,使它比较有次序或合乎逻辑一些;或者将梦中最有意义的东西反而置于次要与不显著的地位。这时,精神分析医生在进行释梦时,要去伪存真,抓住要点。

病例,某女,35岁,患焦虑症,在日本获得博士学位,该女在临近回国之际做了一个莫名其妙的梦,梦见自己从日本海岸游泳到中国的海岸,在一路的游泳时,遇到了海蛇、龙虾、海胆,她紧张地又到了中国海岸,但是发现自己一丝不挂无法上岸。从梦境中醒来,她感觉到紧张和疲劳。析梦者首先了解做梦人的一些自然状况,心境,生活习惯,梦中涉猎内容的喻义。分析结果,该女博士对于回国后的前景如何缺少安全的保证,对于自己的知识准备与国情的要求之间是否一致存在担心,反映了该女博士的一种焦虑担心的情绪状态,以及她对于将来的宏伟大志的憧憬。

(五)暗示疗法

暗示治疗是指医生通过语言或结合其他药物,如给患者一种安慰剂,通过医生的语言,告诉患者这种药物的特定作用,以及某些味道和颜色的安慰,达到治疗的目的。如用10%的葡糖酸钙静脉注射治疗因失眠而引起的头痛,医生加以语言强化暗示,注射完毕后患者的头痛就有可能随之减轻或消失。这种效果不是药物的作用,而是由于暗示的结果。暗示治疗作用的大小,主要取决于以下两个因素:

(1)个人接受暗示性的程度。这与人们的素质、性别、年龄、性格、文化程度,以及当时的心境和健康情况等有关。一般讲女性患者、儿童及文化程度偏低,而且治病心切的人易于接受暗示。

(2)与对催眠者的信任度有关。如果患者对某一位大夫高度信任或崇拜,那么患者也就易于接受这位大夫的暗示。通过暗示,患者获得某种安全感或保证,从而有利于病情的好转与康复。

其适应证:癔症、心理创伤、性心理障碍、人际关系障碍、焦虑症、强迫症、恐惧症、抑郁症等。

(六)催眠疗法

催眠疗法是指催眠师借助暗示性方法,将人诱导进入一种特殊的意识状态,将医生的言语或动作整合入患者的思维和情感,从而产生治疗效果。以消除病理心理和躯体障碍的一种心理治疗方法。其适应证:如癔症、疑病症、恐惧症等。

1.催眠治疗前的准备

首先要向求治者说明催眠的性质和要求,把治疗的目的和步骤讲清楚,以取得求治者的同意和充分合作。

测试受暗示程度的高低具体方法有4种:

(1)嗅觉测量。用事先备好的3个装有清水的试管,请求治者分辨哪个装的是清水,哪个装的是淡醋,哪个装的是稀酒精。分辨不出得0分,辨别出后两种中的一种得1分,辨别出后两种的得2分。

(2)平衡觉测量,令求治者直立,双目轻闭,平静呼吸2分钟后,施治者用低沉语调缓慢地说:"请伸开您的双臂,两个掌心相对,留有大气球大小的距离,你要集中注意气球充气后的膨胀感觉,气球在变大。"停顿30秒,重复问3次后,观察求治者双掌心之间的距离,没有变化为0分,大出原来的1.5倍为1分,2倍为2分,2.5为3分。

(3)记忆力测量,令求治者看一幅彩色画,画面是一幅山水人物画,有两座远山,2个孩子。30秒后拿走彩色画,问:"远山有几座?""孩子的衣服是什么颜色,浅绿色还是淡紫色?""有几个孩子?"若回答与问话一致,则具暗示性,每一问得1分;若回答与画面一致则得0分。三个问题均接受了暗示得3分。

(4)分辨力测量。在白纸上画两个直径均为4厘米、间距为8厘米的大圆圈,圆圈中分别写"12"与"14"两个数字。要求治者回答哪个圆圈大。若回答"一样大"得0分,若回答其中之一大得1分。

通过上述四项测查,求治者可得0~8分,分数越高表示接受暗示越强,被催眠的可能性越大。

2.催眠的具体方法

(1)言语暗示加视觉刺激,又称为凝视法。让被催眠者聚精会神地凝视近前方的某一物体(一光点等),数分钟后,施治者便用单调的暗示性语言开始进行暗示。"你的眼睛开始疲倦了……你已睁不开眼了,闭上眼吧……你的手、腿也开始放松了……全身都已放松了,眼皮发沉,头脑也开始模糊了……你要睡了……睡吧……"如求治者暗示性高,则很快进入催眠状态;如求治者的眼睛未闭合,应重新暗示,并把凝视物靠近求治者的眼睛以加强暗示,使两眼皮变得沉重。

(2)言语暗示加听觉刺激。催眠时,让求治者闭目放松,注意倾听有节律的单调声音,几分钟后,再给予类似于上述的言语暗示,同时还可以加上数数,如:"一,一股舒服的暖流流遍你全身……;二,你的头脑模糊了……;三,你越来越困倦了……;四,……五,……"

(3)言语暗示加皮肤感觉刺激。施治者首先在求治者面前把手洗净、擦干和烤热,然后嘱求治者闭目放松,用手略微接触求治者皮肤表面,从额部、两颊到双手,按同一方向反复地、缓慢地、均匀地移动,同时配以言语暗示,仅用诱导按摩。这种按摩还以采取不接触到求治者皮肤的方法,只是靠双手的移动而引起温热空气波动,给皮肤温热感而达到诱导性催眠按摩的目的。

(4)药物催眠。求治者暗示性低或不合作时,可使用2.5%的硫喷妥品或5%~10%的异戊巴比妥品0.5g,稀释后,进行静脉缓慢注射,在求治者进入半睡眠状态时,再导入催眠状态。

(5)自我催眠。首先将自我催眠法形成学术体系的是德国心理学家舒尔茨。他于1905年开始着手研究催眠法的精神生理学。他在长期和大量的研究中发现:处在催眠状态中的人,会感觉到一些共同的变化,如"四肢变重""四肢渐渐温热起来""热感向全身扩散""呼吸轻松"等。其中"重感"和"热感",是最大的共同点,是一切感觉变化的出发点。舒尔茨据此假设:如果通过训练,使心身的弛缓放松有体系地循序渐进时,心身原本一体的人便会发生生理心理的再体制化,其结果会出现与催眠相似的状态。经过长达20多年的研究,舒尔茨终于成功建立了具有极大实用价值的自我催眠法——自律训练法。该方法是利用观念运动的方法,通过对自己身体的某些局部或者呼吸等生理功能施加暗示,从而使自己进入催眠状态。

舒尔茨的自我催眠法分6个阶段进行:

第一阶段:"上肢沉重"。通过使上肢肌肉弛缓,末梢神经得到休息,以解除精神上的紧张,使内心进入自然、柔和、平静的状态。本阶段任何时候都可以进行。采用坐姿,姿势要舒适自然,轻闭双目,静心驱除杂念。当内心静下来后,开始将意念集中在上肢,右手优势的对左肢施暗示,左手优势的则对右肢施暗示,心中重复默念:"上肢沉重……。"在这种暗示过程中,上肢会逐渐感到沉重。

第二阶段:"上肢温热"。掌握了第一阶段的自我催眠后,即可进入第二阶段。该阶段主要是改善肌肉末梢血液循环,从而有利于进一步消除肉体和精神上的紧张感。方法与第一阶段相同。

第三阶段:"心脏在安静地跳动"。第三阶段的自我催眠通过调整心脏功能,调节交感神经和副交感神经的功能,进而去除精神上的紧张感,保持情绪的平稳性。以仰卧姿势为理想,全身放松,将右手放在心脏的部位,闭双目静心,施自我暗示:"上肢沉重……上肢温热……心脏在安静地跳动……"

第四阶段:"呼吸轻松"。通过该阶段的调整呼吸,除了可以达到消除肉体疲劳和精神紧张的目的外,还能促进身体健康。可在优美的背景音乐下或安静的环境中进行。取坐姿,全身放松,闭双目静心,做如下暗示:"上肢沉重……上肢温热……心脏在安静地跳动……呼吸轻松……呼吸轻松……"

第五阶段:"腹部温热"。通过该阶段的催眠,可以达到调整内脏各个器官功能、保持精神安定的目的。取坐姿,全身放松,闭双目静心,注意力集中于腹部,自我暗示:"上肢沉重……上肢温热……心脏在安静地跳动……呼吸轻松……呼吸轻松……腹部温热……腹部温热……"

第六阶段:"额头阴凉"。本阶段的训练可提高大脑的效率,增强分析能力和判断能力,丰富想象力,加强自信心,挖掘潜在才能,发挥创造性。掌握了本训练之后,可以进入半觉醒、半无意识的自我催眠状态,可以窥测到自己的"无意识"世界,了解到本人所不曾发现的自己的性格及某些心理特征。因此,本阶段训练对于人格的自我改造具有显著的效果。训练时采取仰卧姿势,全身放松,闭双目静心,使大脑一片空白,心境安静下来后,开始自我暗示:"上肢沉重……上肢温热……心脏在安静地跳动……呼吸轻松……呼吸轻松……腹部温热……额头阴凉……"

自我催眠方法可以调整心身关系,促进身体健康,能够消除精神紧张和肉体疲劳,解除心理负担,从而表现出美好的气质;能使人格完善,产生良好的自我感觉。

(七)森田疗法

森田疗法由日本慈惠医科大学森田正马教授于1920年创立,是一种顺其自然、为所当为的心理治疗方法。它的理论基础是神经质学说,在精神上明显内向又具有疑病素质的人,求生的欲望特别强烈,而且有很强的内省力,他们一旦把注意集中在某一感觉上,就会出现增敏现象,而增敏的感觉又使注意更为集中,由于这种所谓的精神交互作用以致形成恶性循环,这种状态就称之为神经质。其适应证:神经质、强迫症、疑病症、焦虑症、抑郁症等。

1.森田疗法治疗原理

(1)"顺应自然"顺应自然,森田把它看作"顿悟"状态。所谓"顿悟",就是让患者认识并体验到自己在自然界的位置,是患者体验到把超越自己看得过度重要的体验是产生抗拒之心,陷入了神经质的漩涡的主要原因。

认清精神活动的规律,接受自身可能出现的各种想法和观念。神经质患者常常主观地认为,自己对某件事物"应该"有某种想法而"不应该"有另一种想法,有了就是不正常或者不道德,即极端的完美欲造成了强烈的劣等感。要改变这一点,从认知上就得接受"人非圣贤"这一事实,接受任何个体都有邪念、嫉妒、狭隘之心的事实。认识到人有对生的欲望和对死的恐惧两种相互对立的心理现象,并接受这种心理现象,而不必为出现死亡而恐惧不安,使自己陷入激烈的精神冲突之中。

认清症状形成和发展的规律,具有疑病素质的人,往往将某种原本正常的感觉看成异常,想排斥和控制这种感觉,使注意固着在这种感觉上,造成注意和感觉相互加强,即形成精神交互作用。这是一种恶性循环,是形成症状并使之继续的主要原因,认清这一点,对自己的症状采取接受态度,一方面不强化对症状的主观感觉;另一方面,因为不排斥这种感觉,而逐渐使自己的注意不再固着在症状之上,以这样的方式打破精神交互作用使症状得以减轻直至消除。

认清主客观之间的关系,接受事物的客观规律。疑病素质根源在于人的思想矛盾,这一思想矛盾的特征就是以主观代替事实,也就是说不管自己的块头多大,想分离不差地纳入自己理想定做的箱子之内,认为"理应如此",限定自身思想、情感和行为。认为人的观念可以任意支配自己的情感,就如使鸡毛上天、河水断流一样,不仅不能如愿,反而自寻烦恼。只有使人的主观思想符合客观事物的规律,才能跳出思想矛盾的怪圈。

(2)"为所当为"事物划分为两大类:可控制的事物和不可控制的事物。所谓可控制的事物是指个人通过自己的主观意志可以调控、改变的事物;而不可控制的事物是指个人主观意志不能决定的事物。

例如:对人恐怖的人,不敢见人,见人就感到极度恐惧。森田疗法要求其带着症状生活,害怕见人,但该见的人还是要见,带着恐惧与人交往,注意自己要做什么,而这样做的结果,患者自己就会发现,原来想方设法要消除症状,想等症状不存在了再与人接触,其实是脑子里想而不去做。"为所当为"要求患者该做什么马上就去做什么,尽管痛苦也要坚持,就打破了过去那种精神束缚行动模式。

(3)陶冶性格高武良久指出:"人的行动一般会影响其性格,不可否认,一定的性格又会指导其做出一定的行为,但仅仅看到这一方面,则是一个片面性的认识。我们也不能忘记'我们的行动会造就我们的性格'这一客观事实。这一点,才是神经质性格得以陶冶的根本理由。"

神经质患者的精神冲突,往往停留在患者的主观世界之中,在顺应自然的态度指导下的"为所当为",有助于陶冶神经质性格。这种陶冶并非彻底改变,而是对其性格的不同部分进行扬弃。

2.森田疗法治疗方法

(1)住院森田疗法:在确定诊断和适应证以后,要向患者讲明病的性质,并将有关神经质心理病理学说介绍给他们,告诉他们没有严重疾病,以消除他们不必要的担心和顾虑。住院治疗过程分为4个时期:

1)绝对卧床期:一般为4~7天。患者独居一室,除了吃饭,如厕外,其余时间不得下床活动,禁止会客、谈话、吸烟、读书、写字等。在此期间,患者自然会出现各种想法,尤其是对病的各种烦恼和苦闷,因而可能使病痛暂时加剧和难以忍受,对治疗表示怀疑,少数患者甚至要求中止治疗而出院,当患者把所有烦恼的事情都想过之后,就没有什么可以再想的了,就会感到无聊。

2)工作期:一般为4~7天。仍然禁止读书、交际,每天卧床时间保持7~8小时,白天可以到户外活动。如在室外可做些诸如扫院子、擦玻璃等简单、单调的劳动,在室内可进行书法、绘画、糊纸袋等活动。一般从第3天开始,可逐渐放宽对患者工作量的限制,并要求患者开始写日记,不许写关于病的问题,只写一天干了些什么、有什么体会,施治者每天检查日记并加评语,引导患者避开对病的注意,关心外界活动。

3)重工作期:一般为4~7天。继续禁止会客、娱乐,参加较重的体力劳动,如除草、帮厨、清理环境卫生、做家务、木工活、工艺劳动等。在这一阶段,患者可以读书,主要是森田写的关于神经症学说的书。

4)生活锻炼期,又称回归社会准备期:一般为1~2周。

以上治疗周期会长短不一,时间短的约三周即可,长的则可能需要60~70天,平均周期一般为40~50天。

(2)门诊森田疗法:门诊治疗仍须遵循森田疗法的基本原则。施治者与患者一对一的交谈方式进行,一般1周1次或2次。施治者应注意对患者的共情并建立良好的治疗关系,施治者应在掌握患者生活史的基础上,尽可能理解患者的现实情况,不以症状作为讨论的主要内容,鼓励患者面对现实生活,放弃神经质的抵抗症状的立场,认识到事物不以自己的主观愿望而转移,认识到接受症状的本来面目,不试图去控制,症状就会改观。最后鼓励患者要承担自己生活中应承担的责任。

治疗要点:

1.进行详细的体格检查,以排除严重躯体病的可能,消除患者的顾虑;

2.指导患者接受症状,而不要试图排斥它;

3.嘱咐患者不向亲友谈症状,也嘱咐亲友们不听、不答复他们的病诉。

【资料卡】

森田疗法的创立

森田疗法是由已故日本东京慈善医科大学教授森田正马先生在1919年创立的,日本一直在使用,其价值已被充分证明和广泛确认,并已在世界范围内得到广泛的评价。

森田学说的理论体系不是出自某种理论的延伸或实验室的结论,而是来自森田先生自身的神经症体验和他多年的临床实践经验的总结。

森田先生小时候由于家庭强迫学习导致"学校恐怖"。12岁时仍患夜尿症而苦恼,16岁时患头痛病常常出现心动过速,容易疲劳,总是担心自己的病,是所谓"神经衰弱症状"。在高中和大学初期,他经常神经衰弱,东京大学内科诊断为神经衰弱和脚气病,经常服药治疗。大学一年级时,父母因农忙,两个月忘记了给森田寄生活费,森田误以为是父母不支持他上学,感到很气愤,甚至想到当着父母的面自杀,于是暗下决心,豁出去拼命地学习,要干出个样子来让家里人看看,在这时期什么药也不吃了,放弃一切治疗,不顾一切地拼命学习,考完试后,取得了想不到的好成绩,不知什么时候,脚气病和神经衰弱等症状不知不觉也消失了。

　　森田先生的这些个人经历,导致他后来提倡的神经质的本质论,包括疑病素质论。神经衰弱不是真的衰弱,而是假想的主观的臆断。神经质者本能上是有很强的生存欲望,是努力主义者,症状发生的心因性即精神交互作用,最重要的是森田先生在自己切身体验中发现"放弃治疗的心态",对神经质具有治疗作用。从以上资料可以看出,这些成为森田疗法理论基础的内容,全都是他自己痛苦体验的结晶。然而仅仅是这些体验是不够的,更加重要的是,他多年来对神经质者的观察,把握其症状的实际表现,密切注意其经过转归,把这些观察自己的体验相对照,阅读国内外文献,将当时认为有较强的治疗神经症的各种治疗方法一一进行实践验证,最后,森田先生把当时的主要治疗方法,如安静疗法、作业疗法、说理疗法、生活疗法等取其有效成分合理组合,提出自己独特的森田心理疗法。

疾病是人的一种状态,它暗示着人的意识里的不正常、不和谐,内心平衡的失去表现在身体上就是症状。　　　　　　　　　　　　　　　　——《疾病的希望》

缪希雍写道:"以识遣识,以理遣情,此即心病还将心药医之谓也。"

　　　　　　　　　　　　　　　　　　　　　　　　　　　　——《本草经疏》

爱自己,追求自己灵魂的进步,是人生重要的事。　　　　——《与心灵对话》

第五章　药物辅助疗法

　　通过化学药物来改变患者脑内的某些神经递质而达到治疗精神病的目的是近半个多世纪来医学心理学领域内最重要的进展之一。一般按照药物临床作用的特点可以分为抗精神病药、抗抑郁药、抗焦虑药、心境稳定剂或抗躁狂药、精神振奋药、脑代谢药等几类。

第一节　抗精神病药

　　抗精神病药(antipsychotic drugs)又称强安定药或神经阻滞剂,是一组用于治疗精神分裂症及其他精神病性精神障碍的药物。在通常的治疗剂量并不影响患者的智力和意识,却能有效地控制患者的精神运动兴奋、幻觉、妄想、敌对情绪、思维障碍和异常行为等精神症状。

一、分类

抗精神病药通常有两种分类方法。

1.按临床作用

分为典型抗精神病药和新型非典型抗精神病药。

(1)典型抗精神病药物又称传统抗精神病药物,代表药物有氯丙嗪、氟哌啶醇等。按其临床作用特点又分为低效价和高效价两类。前者以氯丙嗪为代表,镇静作用强,副作用明显,对心血管和肝脏毒性较大,用药剂量较大;后者以氟哌啶醇为代表,抗幻觉妄想作用突出、镇静作用较弱、对心血管和肝脏毒性小、治疗剂量较小。

(2)非典型抗精神病药又称非传统抗精神病药,治疗剂量较小,出现某些副作用的情况较少,对精神分裂症单纯型疗效较传统抗精神病药好。但大多价格昂贵。代表药物有氯氮平、利培酮、奥氮平、喹硫平等。

2.按化学结构

分为吩噻嗪类、硫杂蒽类、丁酰苯类、苯酰胺类和其他类。

二、药理作用及机制

抗精神病药对脑内多种神经递质有阻断作用，药理作用复杂而广泛，既有相应治疗作用，也会出现不期望的不良反应。

1.镇静作用

多数抗精神病药具有镇静作用，减轻兴奋躁动和自发活动，患者服药后表现为精神活动减弱和安静下来。治疗早期，部分患者可出现嗜睡，但与中枢抑制剂不同，不影响智能。抗精神病药镇静作用的强弱与药物种类和剂量有关，也与个体差异有关。其作用机理可能与阻断中枢 α 肾上腺受体、组胺 H1 受体有关。

2.抗精神病作用

抗精神病药能消除或减轻阳性精神症状，包括幻觉、妄想、各种思维形式障碍和兴奋激动等，对木僵、淡漠、退缩、抑郁等阴性症状疗效稍逊。抗精神病药的抗精神病作用主要是通过阻断脑内多巴胺(D2)和5-羟色胺(5-HT2A)受体而实现的。

3.副作用

抗精神病药作用于 α 肾上腺受体可产生体位性低血压、心动过速、性功能减退等；作用于 M1 胆碱能受体可产生抗胆碱能副反应，如口干、排尿困难、便秘、记忆下降、视物不清；作用组胺 H1 受体可产生体重增加等副作用。

三、临床应用

1.适应证

抗精神病药主要用于：①治疗精神分裂症和预防复发；②控制躁狂发作；③治疗分裂-情感性精神障碍；④治疗伴有精神病性症状的抑郁症；⑤治疗其他具有精神病性症状的器质性和非器质性精神障碍。

2.禁忌证

下列情况应禁用或慎用：①严重过敏史者禁用；②严重的心血管疾病、肾脏疾病、肝脏疾病及造血系统疾病者禁用；③严重感染、锥体外系疾病者禁用；④妊娠早期、哺乳期妇女及年老体弱者慎用；⑤老人和儿童使用时应减量。

3.药物的选择

不同种类的抗精神病药总体疗效相近，但是药物的副作用相差较大。药物的选择主要是根据副作用的差别而定。兴奋躁动的患者宜使用镇静作用较强的药物，如氟哌啶醇、氯丙嗪或氯氮平等；阴性症状突出者宜选用新型非典型抗精神病药，如利培酮、奥氮平等；器质性精神障碍和老人、小孩可选用内脏毒副作用较小的抗精神病药。如果患者对某种药物不能耐受或疗效差，应更换其他类型药物。多数患者宜口服药物，兴奋躁动或不合作的患者可采用注射法。

4.急性期治疗

急性期包括首次起病或首次发作、复发和加剧。在实施治疗前应把握适应证，认真做好体格检查和相关辅助检查，包括心电图、脑电图、血常规和肝肾功能检查。确实做好"三防"（防冲动、防消极行为、防单独外出）工作。如患者病情较重，兴奋躁动明显，不配合或拒绝治疗，常常采用深部肌肉注射。

5.维持治疗

精神疾病是一种慢性疾病，目前多数难以根治，需要长期治疗。精神患者缺乏自知力，常常不能自行服药,因此依从性较差,导致病情反复发作。尽管经过急性期治疗,精神症状逐渐缓解或控制,但仍需较长时间的维持治疗。研究表明,坚持两年时间的维持治疗可明显减少精神分裂症的复发率。

维持治疗的时间应根据不同病例而定。一般认为,首次起病缓慢的精神分裂症患者,维持治疗时间应在2年以上;起病较急,缓解迅速而彻底的患者,维持治疗时间可适当缩短。对于缓解不完全或经常波动、复发的精神分裂症患者,维持治疗时间更长,甚至终身服药。维持治疗的剂量约为治疗剂量的1/4~2/3。

四、不良反应及其处理

1.精神方面的不良反应

很多抗精神病药可产生过度镇静,尤其是镇静作用较强的氯丙嗪和氯氮平在治疗早期容易出现。患者表现为反应较迟钝、表情较呆板或嗜睡。患者通常会很快适应而消失,无须处理,但应注意与淡漠、退缩等阴性症状鉴别。稍重者可通过调节生活节奏来减轻。一些抗精神病药(如苯甲酰胺类、利培酮)有轻度振奋激活作用,可引起激越或焦虑。抗精神病药一般不影响高级认知功能,是否引起抑郁目前有争议。

2.锥体外系症状的不良反应

锥体外系症状发生的频率及严重程度与药物种类有关。通常含氟类抗精神病药,如氟哌啶醇、氟奋乃静、三氟拉嗪、五氟利多等较易发生,其他类药物,如利培酮、氯氮平、奥氮平等出现的频率相对较少。锥体外系症状不良反应主要包括:

(1)急性肌张力障碍:主要表现是局部肌张力增高,出现一些奇特而不能自控的姿态,包括脊柱侧弯、角弓反张、斜颈、张口或闭口困难、面部扭曲、扮鬼脸、眼上翻等。上述症状应注意与脑炎、癫痫、破伤风、癔症等疾病鉴别,了解服药情况可帮助确诊。

(2)静坐不能:患者表现为无法自控地来回走动或原地踏步、紧张焦虑、坐立不安、不能安静,患者自述为"身不由己、控制不了"。严重者可出现抑郁或自杀。

(3)帕金森综合征:主要表现为运动不能、肌张力增高、静止性震颤和自主神经功能紊乱。

(4)迟发性运动障碍:主要表现为不规则的、不自主地咀嚼、伸舌、鼓腮、歪颈,四肢和躯干出现舞蹈样动作等刻板式运动乙症状具有波动性,情绪激动或紧张时加重,睡眠时消失。对待锥体外系症状不良反应,其处理方法通常为用东莨菪碱、盐酸苯海索、普萘洛尔、地西泮对症处理,或减少抗精神病药的用量或更换药物。

3.自主神经系统不良反应

抗精神病药的外周抗胆碱能作用可产生口干、便秘、多汗、视物模糊、小便潴留等症状。尤其是抗精神病药合并三环类抗抑郁剂或抗胆碱能药物时更容易出现,一般情况下不需处理。严重时表现为"胆碱能危象"(青光眼加剧、麻痹性肠梗阻、急性尿潴留),尿潴留及麻痹性肠梗阻则按相应疾病处理。

4.心血管不良反应

抗精神病药由于阻断 α 肾上腺受体可引起心动过速和体位性低血压,多出现于治疗的头几天。及时平卧,或头高足低卧位能及时缓解这些症状;严重时应输液并给予去甲肾上腺素或间羟胺以升高血压,但禁止使用肾上腺素。

5.代谢和内分泌不良反应

抗精神病药对催乳素、雌激素、睾酮、胰岛素代谢亦有影响。患者可出现月经紊乱、停经、泌乳、乳房发育、性欲减退、血糖升高、肥胖等。这类反应以氯丙嗪、氯氮平、舒必利、利培酮、奥氮平较为常见。

6.造血系统不良反应

氯氮平等抗精神病药会影响造血系统功能,引起再生障碍性贫血、粒细胞下降或缺乏等。一旦出现应及时处理,立即停用抗精神病药,预防感染并使用升白细胞药物,定期检查血象。

7.皮肤不良反应

氯丙嗪等抗精神病药可引起皮肤过敏反应。患者表现为药疹、日光性皮炎、接触性皮炎或剥脱性皮炎,多发生在面部、四肢和躯干,如有药物过敏应及时停用原抗精神病药,加用抗过敏药物。

8.诱发癫痫

大多数抗精神病药能降低抽搐阈值而可能诱发癫痫,较为常见的有硫利哒嗪、氯丙嗪、氯氮平,而奋乃静及氟哌啶醇相对较少。

9.药物中毒

超剂量服用抗精神病药会引起中毒。患者表现为不同程度的意识障碍,并可出现肌张力增加、抽搐或癫痫发作、低血压及心律失常。处理措施主要是反复洗胃、吸氧、补液、利尿、升血压、抗感染、维持电解质及酸碱平衡等。

五、常用的抗精神病药

1.氯丙嗪

应用最早,既往是最常用的抗精神病药,目前用量减少。镇静作用较强,抗幻觉妄想作用明显,容易引起口干、便秘、心动过速、体位性低血压、锥体外系副反应及催乳素增高等。氯丙嗪以口服给药为主,快速控制兴奋躁动可以采用肌肉注射。

2.奋乃静

作用与氯丙嗪相似,镇静作用较弱,对内脏的副作用较小,主要的副作用是锥体外系副反应。奋乃静适用于伴有躯体疾病者或老年精神患者。

3.氟奋乃静

作用基本同奋乃静,但锥体外系副反应较重,临床主要应用其长效制剂用于维持治疗。

4.硫利哒嗪

与氯丙嗪作用相似,镇静作用较轻,具有一定的抗焦虑作用。硫利哒嗪锥体外系副反应较小,但口干明显,可引起心电图改变,应该注意监测心电图。

5.氟哌啶醇

抗精神病作用较强,肌肉注射能较快地控制兴奋躁动。常用于精神科急症,亦适用于伴有躯体疾病或老年精神患者。小剂量可用于治疗儿童抽动症或多动症。其主要不良反应是锥体外系副反应。长效剂(哈利多)主要用来维持治疗。

6.五氟利多

口服长效剂,作用长达一周。抗精神病作用较强,锥体外系副反应较常见。临床上常用于维持治疗。

7.氯氮平

是最早的非典型抗精神病药,对精神分裂症疗效满意,对难治性病例有较好的疗效。锥体外系副反应较少,容易引起流涎、便秘、心动过速、血压下降、体重增加和癫痫发作等。尤其容易引起白细胞减少和粒细胞缺乏,应用时必须定期监测血常规。目前认为应用该药要谨慎。

8.舒必利

具有较强的抗精神病作用,对幻觉、妄想、淡漠、退缩及紧张症状均有较好的疗效。小剂量可抗抑郁。主要不良反应是容易引起内分泌紊乱,如泌乳、闭经、性功能减退及体重增加。可口服或静脉给药。

9.利培酮

对精神分裂症疗效较好,对阳性及阴性症状均有效,能改善认知功能,具有抗抑郁作用。主要不良反应有静坐不能、头晕、失眠及体重增加,椎体外系副反应较小。利培酮适用于急性病及慢性病患者。

10.奥氮平

镇静作用较强,对阳性及阴性症状均有效,能改善认知功能。半衰期长,服药方便,服用量小,依从性好。锥体外系副反应少见。常见的不良反应有思睡、便秘及体重增加。

第二节　抗抑郁药

抗抑郁药(antidepressive drugs),主要用于治疗各种抑郁性精神障碍及伴有抑郁症状的其他疾病。该类药物不能提高正常人的情绪,但能改善或消除抑郁症患者的情绪低落,并防止复发,也可用于神经症性障碍。

一、分类

抗抑郁药根据作用机制总体分为四类:

(1)单胺氧化酶抑制剂(MAOI)。

(2)三环抗抑郁药(TCA)。

(3)选择性 5-羟色胺再摄取抑制剂(SSRI)。

(4)其他新型抗抑郁药。

二、药理作用及机制

1.抗抑郁作用

抗抑郁药抗抑郁的作用机制尚未完全阐明,涉及的神经递质较广,包括中枢和外周的肾上腺素、5-羟色胺、组胺和乙酰胆碱等。目前认为其作用机制可能有以下几个方面:①三环抗抑郁药和选择性 5-羟色胺再摄取抑制剂的作用机制是抑制 5-羟色胺和去甲肾上腺素的回收,增加突触部位的含量,增强中枢抗胆碱能活性。②单胺氧化酶抑制剂的作用机制是抑制单胺氧化酶、羟化酶活性,减少单胺类的降解而使突触间单胺递质的浓度增加。③抗抑郁药能减少脑内一些部位的 β 受体数,从而增加突触间隙的去甲肾上腺素浓度。去甲肾上腺素浓度增加可降低突触前膜 α2 肾上腺素受体灼敏感性;5-羟色胺浓度升高后再下调突触后膜 5-羟色胺受体,最后发挥其抗抑郁作用。因而抗抑郁药物大多在治疗 2 周后才出现疗效。

2.抗焦虑和抗强迫作用

目前认为可能也与 5-羟色胺受体改变有关。

3.镇静作用

抗抑郁药通过其抗胆碱、抗组胺作用和阻断 α 受体而产生镇静作用。

三、临床应用

1.单胺氧化酶抑制剂(MAOI)

是最早发现有抗抑郁作用的药物,其新一代的代表药物有吗氯贝胺,国外逐渐推广使用。有强抗抑制作用,适用于各种抑郁症、焦虑症,常用于难治性抑郁症的治疗,也用于老年性痴呆症和儿童多动症。MAOI 可与抗精神病药合用。MAOI 副作用较轻,但恶心症状较明显,多数患者耐受性较好,但剂量加大时可出现口干、便秘、眩晕、头痛、失眠、焦虑等。MAOI 主要经肝脏代谢,肝功能不全者应减量。治疗期间不宜进食含酪胺丰富的食品,甲状腺功能亢进和嗜铬细胞瘤患者禁止用,否则,易引起高血压危象。MAOI 禁止与哌啶类药物合用。

2.三环类抗抑郁药(TCA)

主要用于治疗各种抑郁障碍,包括重症抑郁伴有躯体症状、精神病性症状的抑郁、不典型抑郁、恶劣心境障碍、反应性抑郁和器质性抑郁等;也常用于治疗焦虑症、强迫症、恐惧症、惊恐发作等焦虑障碍。此外,有些药物还可用于贪食症、遗尿症等。

根据抑郁症伴随的不同症状,应选择不同的药物,如多塞平、阿米替林较强的抗焦虑和镇静作用,适应于抑郁伴有焦虑或激越的患者;多塞平可用于慢性疼痛及恶劣心境。氯丙咪嗪具有抗抑郁及抗强迫作用,也有较强的镇静作用,常用于伴有强迫症状的抑郁症和强迫症。

三环类抗抑郁药的不良反应较重,和抗精神病药一样,应采用逐渐加量的方法,从小剂量开始。此类药物起效较慢,需 1~2 周。四环类抗抑郁药相对快些。

3.选择性 5-羟色胺再摄取抑制剂(SSRI)

主要用于抑郁症和双相情感障碍,也用于各种焦虑障碍,如广泛性焦虑症、惊恐症、强迫症、社交恐惧症、创伤后应激障碍等;还可用于伴有抑郁症状的精神疾病和躯体疾病、慢性疼痛、神经性贪食等。常用 SSRI 有氟西汀、帕罗西汀、舍曲林、氟伏沙明、西酞普兰。SSRI 类药物治疗抑郁较为安全有效,半衰期长,用药方便,每日只需服用 1 次。起始剂量既是治疗剂量,无须加药。

SSRI 胃肠道不良反应较常见,少数患者可出现中枢神经系统不良反应,如头痛、失眠、嗜睡、焦虑紧张、性欲减退。癫痫、肝功能不全、妊娠及哺乳期妇女慎用。

4.其他新型抗抑郁药

如曲唑酮、奈法唑酮、米氮平和万拉法新等,具有抗焦虑和抗抑郁作用,镇静作用强,主要治疗伴有激越、焦虑或睡眠障碍的抑郁症。

四、药物间的相互作用

抗抑郁药经过肝酶代谢,药理作用广泛,可与很多药物相互作用,或影响其血药浓度。三环类本身有奎尼丁样作用,与奎尼丁合用有加重心脏疾病的毒副作用;与 MAOI 合用时两者有协同作用,会导致儿茶酚胺浓度的急剧增高,产生高血压危象;TCA 加重镇静剂和抗胆碱能药物的作用,同酒精合用可加重精神运动的不良反应。抗癫痫药物(如巴妥类和卡马西平)降低三环类抗抑郁药物的血药浓度,而丙戊酸钠作用则相反。MAOI 与拟交感药物具有协同作用,因此不宜与甲基多巴、左旋多巴和多巴胺等药物合用。SSRI 类与 TCA 合用可使 TCA 的清除率降低而血药浓度升高,此作用以氟西汀和帕罗西汀较明显。因而,抗抑郁药一般要求单独使用,如需联合用药,则应减量使用。

第三节 抗焦虑药与心境稳定剂

抗焦虑药(antianxiety drugs),是一类具有稳定情绪,减轻或解除紧张、焦虑、恐惧症状的药物,多数也有一定的镇静、催眠作用。抗焦虑药物种类繁多,应用较为广泛,临床上常分为苯二氮䓬类药抗焦虑药和其他(非苯二氮䓬类)抗焦虑药。丁螺环酮、β 受体阻滞剂、某些抗抑郁药、抗精神病药、抗过敏药、安眠药等均有一定的抗焦虑作用。

一、苯二氮䓬类药

苯二氮䓬类(benzodiazepines,BDZ)不良反应较小,应用广泛,是最常用的抗焦虑药。

其衍生物种类繁多,已合成上百种,目前临床常用的有 10 余种。根据其半衰期长短可分为长效(>20 小时);中效;(6~20 小时)和短效(<6 小时)。因该类药物具有较好的抗焦虑和镇静、催眠作用,临床上已出现滥用的倾向,应引起足够重视。本类药物主要用于治疗焦虑症、恐惧症、强迫症等各种神经症和各种原因所致的失眠,或伴有焦虑、紧张、恐惧、激越、自主神经功能紊乱的各种精神疾病和躯体疾病,也用于癫痫治疗、酒精戒断的治疗、抗惊厥等,还可用于麻醉前或内窥镜检查前给药。

本类药物应用的原则是:根据不同药物的特性和患者特点来决定。例如阿普唑仑、艾司唑仑、咪达唑仑、氟西泮、硝西泮等具有较好的镇静、催眠作用,起效快且作用时间短,多用于以失眠为主的患者。地西泮、氯硝西泮作用时间较长,具有较强的镇静和抗焦虑作用,常用于焦虑症、躯体不适伴有兴奋激越的精神患者等。另外,氯硝西泮对癫痫效果较好。缓解肌肉紧张常用硝西泮、地西泮、劳拉西泮;戒酒时多用地西泮替代。临床上应避免对神经症用药种类固定或多种苯二氮䓬类药物合用的问题。

苯二氮䓬类药物口服吸收较快,多数药物口服比注射吸收好(除劳拉西泮外)。该类药物半衰期较长,一般每天只需用药 1 次。本类药物用药应从小剂量开始,3~5 天后增加到治疗剂量。一般认为抗焦虑治疗不需长期使用此类药物维持,疗程以不超过 6 周为宜,否则,容易产生依赖。

苯二氮䓬类药物的不良反应很少,主要临床表现有嗜睡、乏力、过度镇静、记忆减退、认知功能下降、头昏和眩晕等,绝大多数患者均可耐受,不需处理。严重者可出现中毒症状,表现为意识模糊、震颤、谵妄、共济失调等,多见于有严重肝脏疾病患者和老年患者。苯二氮䓬类药物不良反应的处理措施包括停药、支持治疗和对症处理。另外,本类药物可能会影响精细运动的协调功能,故一些特殊职业者(如驾驶员、高空作业者等)使用时应适当限制,孕妇禁用。

二、丁螺环酮

丁螺环酮具有抗焦虑作用,用于广泛性焦虑症,也用于伴有焦虑的强迫症、抑郁症、冲动攻击行为及酒精依赖等。严重心功能不全、肝肾功能不全、青光眼、重症肌无力、孕妇禁用。不宜同避孕药、降糖药、降压药、MAOI 及酒精等合用,无明显镇静作用。老年患者应减量使用。丁螺环酮起效缓慢,至少连续应用 6 周以上才能判断该药是否有效。

三、心境稳定剂

心境稳定剂(mood stabilizing drags)也叫作抗躁狂药物(antimanic drugs);是一类治疗躁狂症发作,预防躁狂或抑郁的药物。主要药物有碳酸锂、卡马西平、丙戊酸钠,另外,氯丙嗪、氟哌啶醇、奥氮平;利培酮、氯硝西泮、劳拉西泮等对躁狂发作有一定的疗效,但不作为治疗抗躁狂症的首选。

(一)碳酸锂

碳酸锂是一种口服的锂盐制剂,是最常用、最典型的心境稳定剂;主要用于控制急性躁狂发作,预防双相情感障碍、躁狂症、抑郁症的复发,也用于分裂情感性精神障碍、伴有情绪障碍或兴奋躁动的精神分裂症。碳酸锂治疗起效时间一般在 7~10 天。因碳酸锂的中毒剂量与治疗剂量接近,使用时必须监测血锂浓度,把握个体最佳用药剂量,减少药物反应。

(二)其他

常用药物有卡马西平、丙戊酸钠、拉莫三嗪、托吡酯等。对锂盐治疗无效或不能耐受者可以考虑选用。卡马西平可用于难治性的情感障碍、快速循环型双相情感障碍、边缘性人格障碍、经前综合征等。青光眼、前列腺肥大、糖尿病、造血功能不全、严重肝功能不全者禁用,妊娠期禁用或慎用。

〔资料卡〕..

药物疗效与心理状态密切相关

药物疗效与心理状态密切相关,在相同的客观条件下,某种药物对某种疾病的治疗作用也是相同的。为什么同样的药,专家或权威使用时疗效优于一般医生,易产生药到病除之效呢?原来,需要用药物治疗的躯体疾病,其药物疗效的优劣,亦与患者的心理状态密切相关。

俗话说,良言胜过良药。医生恰当的言语行为,有一种良性的暗示作用,对患者具有独特的治疗力量,可与药物相得益彰,促使患者尽快康复,这便是"药物的心理效应"。究其原因就是患者对专家从心底产生了信赖感,加上专家良好的工作态度,对疾病解释得一清二楚,无形之中产生了暗示作用,从而发挥了神奇的效果。若一位患者对其不信任的药物,即使它确实是对症良药,但使用之后也可能疗效甚微。而对其所信任的药物,使用之后常常会收到意想不到的疗效。这就是为什么有的医生给患者开的尽管只是"安慰剂",疗效也颇佳的原因。

另外,心理上的失衡,可导致大脑皮质功能调节失常而出现一系列功能紊乱的现象,使药物难以发挥疗效。尤其是胃肠道功能受情绪影响较大,过度的紧张、焦虑、抑郁等不良情绪,都可干扰胃肠道的生理功能。研究表明,情绪的好坏直接影响到胃肠道的蠕动、排空和吸收功能,抑郁者的胃排空时间延迟,而焦虑、过度兴奋时胃肠道蠕动加快,排空时间缩短。一般来说,药物吸收的部位是在小肠,服药之后,胃排空时间的长短使药物或快或慢到达小肠,就会影响药物的吸收和血浆浓度,因此疗效不佳。

　　明白这个道理,对医患双方均有好处。医生在为患者治病时,应详细了解患者的心理状况,尽量满足患者的心理需求,提高患者对医生的信任度。作为患者,则应保持乐观的情绪、豁达的心态、充分的信心,才能让药物发挥更好的疗效。

当某种东西挡了你的路,妨碍你的心理健康或心灵成长,你就该除掉它,不要只是坐着抱怨。
——《与心灵对话》

"善养性者则治未病之病。"
——孙思邈

在3个因素存在时,肯定的安慰剂反应最易产生。这3个因素是:第一,患者对自身疾病持有正面的态度;第二,患者有一个团体的关心和支持;第三,患者对自己能主宰、控制疾病的感觉增强。
——《关爱·治疗·奇迹》

第六章　心身疾病的中医治疗方法

古代中医学家历来重视心理因素在治疗学中的重要作用,强调"欲治其疾,先治其心"。隋唐名医杨上善说:"情发而中节,五过不起于心,则神清性明,各安其藏。"此段话的大意是:若能积极消除不良的七情刺激,阻断其继续为害。心神不为之所扰,则神明清静,性情畅和而五脏安定。这里暗示了中医心理治疗的两个重要环节:一是首先要安定被扰之心神,使不良的情感波动及时得以平静下来,从而恢复脏腑的正常生理功能,此为治标之法;一是平时须努力培养良好的性情,使心神稳定,外物不易引起骚扰,做到"爱憎不栖于情,忧喜不留于意",亦即陶冶情性,改善人格特征,此不失为治本之法。它不仅可以防疾祛病,且可以延年益寿。

在心身疾病的治疗中,医者若能标本兼顾,情性双调,内外结合,四时合参,则定能收到较为满意的疗效。

第一节　以情胜情疗法

以情胜情疗法又称七情互治法或情疗,是指在中医阴阳五行学说及情志相胜等理论指导下,医生有意识地运用一种或多种情志刺激,以制约、消除患者的病态情志,从而治疗由情志所引起的某些心身疾病的一种心理疗法。根据其所激发的情志变化,可分为喜乐疗法、激怒疗法、惊恐疗法、悲哀疗法等,常用者有怒胜思、思胜恐、恐胜喜、喜胜悲忧、悲胜怒等。

以情胜情疗法创自《内经》,《素问·阴阳应象大论》与《素问·五运行大论》均指出:"怒伤肝,悲胜怒;喜伤心,恐胜喜;思伤脾,怒胜思;忧伤肺,喜胜忧;恐伤肾,思胜恐。"可见,"情志相胜"的基本精神就是有意识地采用另一种情志活动去控制、调节因某种情志刺激而引起的疾病,从而达到治愈的目的。这是用一种正常的情感行动去调整另一种不正常的情感活动使个体恢复健康的治疗方法。

宋金时代张子和在《儒门事亲》中主张："悲可以治怒,以怆恻苦楚之言感之;喜可以治悲,以谑浪亵押之言娱之;恐可以治喜,以恐惧死亡之言怖之;怒可以治思,以污辱期罔之言触之;思可以治恐,以虑此忘彼之言夺之。"

上述之内容在实际运用中,必须具有机动灵活、巧舌辩之能,方可以收理想之效。历代前人著述中,颇多精彩之医案,列举如下:

一、喜伤心者以恐胜之

喜伤心轻者可出现心悸、烦躁不安、失眠等症状,重则可引发心肌梗死而亡。可用恐胜之。因喜属火,恐属水,水能克火。

《王氏医案》载:"一患者世为农家,癸卯获隽于乡,伊父以喜故,失声大笑,得春举进士,其笑弥甚,历十年擢谏垣,遂成痼疾,初犹间发,后宵旦不能休,谏垣甚忧之,从容与太医某相商,因得所授,命家人给乃父云:'谏垣已殁',乃父痛绝儿殒,如是其十日,病渐瘳,佯而为邮语曰:'某大夫治谏垣绝而复苏,病者遂不悲,而症永不作矣'。"

另据清代名医陆定圃著《冷庐医话》记载:"有举子举于乡,喜极发狂,笑不止。廷请明末高邮名医袁体庵诊之。袁为其诊断后说:'你的病已治不好了,不逾十天就会死的。赶快回家吧,迟了就来不及了。你回家路过镇江时,一定要找一位何姓医生再看一看病。'遂以一书寄何。其人至镇江而疾已愈,以书致何。何以书示之曰:'某公喜极而狂,喜则心窍开张,不可复合,非药石之能治,姓以危言惧之以死,令其忧愁抑郁,则心窍闭,至镇江当已矣','其人乃北向再拜而去'。"

范进中举是一个脍炙人口的心理治疗的故事。它出于清代吴敬梓所著《儒林外史》第三回《周学道校士拔真才 胡屠户行凶闹捷报》。书呆子范进,寒窗苦读,一直没考取功名,直到54岁,侥幸中举,高兴得发了疯。中医认为范进的发疯是因为"过喜伤心,痰湿上涌,痰迷心窍,而成疯狂"所致。范进中举发疯以后,他的老丈人(杀猪匠)胡屠户狠狠地打了他一巴掌。只打得范进昏倒在地,吓了一大跳。范进平时就惧怕老丈夫胡屠户,这一打清醒了,有利于除痰开窍。范进的病也就从此而愈了。范进中举虽然是小故事,但体现了中医心理治疗的方法之一。即"用恐惧制止过分欢喜"的道理。

以上病案,说明喜伤心者,以恐解之在理论上有其科学性,在实践中也是有效的。

二、怒伤肝者以悲胜之

肝管理着血液的存储与释放,怒者易导致肝气郁结,呕血、瘀血,严重者诱发心脏病而亡。用悲治疗,悲属金,怒属木,金克木。

《儒门事亲》中记载:"张子和治妇人病,问患者曰:'心欲常痛哭为快否?'妇曰:'欲如此,余亦不知所谓。'张又曰:'少阳相火,凌灼肺金,金受屈制,无所投告。肺主悲,但欲痛哭为快也。'于是,张子和鼓励患者尽量痛哭,其病得以康复。此病例为木火灼伤肺金,肝肺气郁,故以哭出为快。"

在运用"以情胜情"疗法治疗情志因素所导致的病变时,要注意刺激的强度,即治疗的情志刺激要超过致病的情志刺激, 或是采用突然强大的刺激, 或是采用持续不断的强化性刺激。总之,后者要超过前者,才能达到以情胜情的治疗目的。

三、忧伤肺者以喜胜之

悲指悲痛、哀伤。悲伤护心的心包、耗伤肺气,导致咳嗽、肺痨、失眠、癫痫等证。治疗用喜,因喜属火,悲属金,火能克金。

关于忧伤肺者以喜胜之,以情胜情之心理疗法的实例,临床上可谓屡见不鲜。《儒门事亲》中记载:"息城司侯,闻其父死于兵乱,大悲痛哭,遂觉胃脘胀满,状若覆杯,疼痛难忍,服药无寸效。"张子和出诊时,恰巧逢巫医在患者的床边念念有词。于是他便模仿巫医的举止神态,"杂以狂言以谑病者"。司侯大笑不已,数日后痞满皆散。中医情态致病说认为,七情内伤可致脏腑的功能失调,出现腹满、胀痛、呃逆、泄泻等症状。司侯因悲忧不解,气郁于中,聚而成痞,情志不畅是根本的原因。张氏巧用"喜胜忧"的情态相胜之理,使患者乐而忘忧,气其舒缓通和而祛病。

四、思伤脾者以怒胜之

思指思虑过度、空想以及猜疑。思伤脾,脾主管血液运化和肌肉四肢的功能。思则气结,使人消化不良,头晕目眩,怔忡心悸,失眠多梦等。治疗用怒,因脾属土,肝属木,木能克土。

《儒门事亲》中记载张子和治一富家妇人,因"伤思虑过甚,二年瘵,药行无效","两手脉俱缓,此脾受之也,脾主思故也"。他按照"思伤脾者,以怒胜之"的原则,"乃与其大以怒而激之,多取其财,饮酒数日,不处一方而去"。于是,"患者大怒,汗出,是夜困眠,如此者八、九日不瘵,自是而食进,脉得其平",终于病愈。

公元前280年,齐闵王患了忧虑病,整日闷闷不乐,沉默寡言,常无故叹气。经许多名医治疗,不见好转。齐王听说宋国有一位名医叫文挚,医术高明,就派人前往宋国请文挚医治。文挚到后,详细询问和诊察了齐王的病情后退下。太子问:"父王的病有治好的希望吗?"文挚回答:"齐王的病我是能治好的。但是,齐王的病治好后,必然要杀死我文挚的。"太子吃惊地问:"这是什么缘故?"文挚说:"齐王的病必须用激怒的方法治疗,否则是无法治好的。我如果激怒了齐王,我的性命也难保了。"太子急得不得了,向文挚叩头恳求着说:"如果先生能治好父王的病,我和母亲拼死也要保住你。父王平时最听我和母亲的话,先生不必顾虑,放心地治吧。""那就好,我就把这条命送给齐王了。"文挚便答应了太子。文挚与太子约好看病时间,第一次文挚未去;又约定第二次,文挚也失约;连续失约三次,齐王非常恼怒,痛哭不止。有一天文挚终于来了,连礼也不行就走到病床前,不将鞋脱下就上床,还踩着齐王的衣服问病,气得齐王咬牙切齿,不答理文挚。文挚"得寸进尺",且粗话激怒齐王,齐王再也按捺不住了,从病床上翻身起来大骂不休。此后齐王的忧虑症就痊愈了。齐王病愈后怒气未消,派人捉来文挚,准备把他放在烹杀犯人的锅中,活活煮死。太子和王后得了消息,急忙赶来解释,请求齐王宽赦,齐王不听,还是叫卫士将文挚投入锅中,活活煮死。

这一范例在我国心理治疗史中谱写了第一个以身殉医的悲壮曲。

五、恐伤肾者以思胜之

恐指恐惧不安、紧张和继发的胆怯。而肾掌管着生长、发育和生殖,并连通着大脑。人体元气由肾生成、储藏,恐使元气下陷,耗伤元气,影响人体生殖功能,严重者可出现神经错乱、癫痫等症。治疗用思,思属土,恐属水,土能克水。

关于恐伤肾者以思胜之的案例,成语"杯弓蛇影"可说是绝好的说明。《晋书·乐广传》记载有这么一个故事:有一天,乐广将军宴请宾客,大厅中烛光交错,众宾客猜拳行令,饮酒举杯,热闹非凡。一位客人正举杯痛饮,无意中发现酒杯中似乎有一条小蛇在游动,活灵活现。因碍于众客人情面,硬着头皮勉强饮下这杯"蛇酒"。从此以后,忧心忡忡,疑惧横生,总觉得蛇在腹中蠢蠢欲动,整天愁眉不展,恶心呕吐,以致卧床不起。

乐广将军得知这位客人病了,反复思考,这病是怎么得的呢?终于回忆起墙上挂着一张弓,猜测客人所谓的吃了"蛇酒",很可能是那张弓倒映于杯中之影。乐广既是良将,又是"良医"。一没给客人求医施药,二没给他求仙拜佛,而是重新把客人请到大厅,再设宴席。这次,对客人的座位,杯盏,一如以前那次宴席安排放置。当酒斟满杯时,挂在墙上的那张蛇形弯弓的影子,又再次落入客人的杯中,杯中游动的"小蛇",与以前一模一样。客人重见此景,虽惊魂又起,而事已了然。积虑多日的疑团顿时解开,病也霍然而愈。

这就是千古流传的"杯弓蛇影"的典故,也是中医心理治疗的生动事例,充分说明所谓"心病还须心药医""解铃还需系铃人"的道理。

由于中医学正确地认识到精神与形体、情志与情志之间,在生理病理上存在着相互影响的辩证关系,因而根据以偏救偏的原理,创立了以情胜情的独特疗法。以情胜情疗法是根据人有五志,分属五脏,五志、五脏间存在着五行制胜的原理提出来的。但在临床运用时不能简单地按五行循环机械套用,而应掌握情志对气机运行影响的规律,根据具体病情灵活设计。例如,恐忧者气闭塞而不行,而喜则气和志达,荣卫通利,因而设法使患者喜悦、欢畅,便可治疗忧愁、思虑、悲哀等精神刺激所致病变。

在运用以情胜情疗法时,应注意选择好适应证,一般以精神因素在疾病发生发展中占主导地位,而身形病变不突出者为宜。同时要注意刺激的强度,即用做治疗的情志刺激,要超过、压倒致病的情志因素,但又不能太过。形体壮实者可采用突然的强大刺激,体质虚弱者可用持续的强化刺激。还要采用有针对性的刺激方法,如怒与恐、悲与喜、惊与思、喜与怒、怒与思等之间。在病理生理上均构成了矛盾,因而可以互相调节控制,以平衡阴阳,起到治疗疾病的作用。

第二节 语言(劝说)开导疗法

语言开导疗法是针对患者的病情及其心理状态、情感障碍等,采取语言交谈方式进行疏导,以消除其致病心因,纠正其不良情绪和情感活动等的一种心理治疗方法。临床医生都在自觉或不自觉地运用着此法,故其应用范围极广,是中医治疗心身疾病重要的方法之一。

开导劝慰法或义理开导法,也称知疗,即疏导疗法,是通过准确、鲜明、生动、灵活的语言,指导、劝说、疏泄情感、解释、鼓励、安慰、保证等法,做到动之以情,晓之以理,喻之以例,明之以法,从而消除患者的焦虑、紧张、恐惧,给患者提供心理支持,从而起到改变患者精神面貌及躯体状况的目的。即通过言语开导与安慰调节心理状态,有学者认为它相当于现代的心理疏导和支持性心理治疗,也有学者认为它综合了认知与行为治疗的特点。

说理开导的心理治疗,要针对患者不同的症结实际和个性特点,做到有的放矢,耐心细致地说服、解释、安慰、鼓励和保证等法,动之以情,晓之以理,喻之以例,明之以法,从而起到改变患者精神状态与躯体状况的目的。《灵枢·师传》指出:"人之情,莫不恶死而乐生,告之以其败,语之以其善,导之以其所便,开之以其所苦,虽有无道之人,恶有不听者乎?"这就是一种说理开导式的心理治疗。文中提到4个方面的主要内容:第一,"告之以其败",就是告诉患者疾病产生的原因、疾病的性质、疾病的危害和病情的程度,引起患者对疾病的注意,使患者对疾病有正确的认识和态度,既不轻视忽略,也不畏惧恐慌;第二,"语之以其善",就是耐心地告诉患者,只要与医务人员很好地合作,及时治疗,按照医嘱去做,预后可能是好的,是能恢复健康的,以增强患者战胜疾病的信心;第三,"导之以其所便",就是告诉患者如何进行调养,并提出治疗的具体措施。知道绝房色、戒恼怒、节饮食、慎起居、莫信邪等养生方法,能自我进行调理养病;第四,"开之以其所苦",就是帮助患者解除消极的心理状态,放下思想包袱,克服内心的苦闷、恐惧、焦虑和紧张。

正确地运用"语言"这一工具,对患者采取启发、诱导、劝说,达到治疗的目的,在中医治疗中是非常重视的。元代名医朱丹溪对前来求医的患者,"未尝不以葆精毓神开其心。至于一语一默,一出一处,凡有见于伦理者,尤谆谆训诲,使人奋迅感慨激励之不暇"(《医部全录·芝文·丹溪翁传赞》)。对患者采取劝说开导的方法,宣传疾病的知识,分析疾病的原因和机理,解除患者的心中顾虑,提高其战胜疾病的信心,使之主动积极地配合医生进行治疗,确能促进健康的恢复。

语言(劝说)开导疗法运用的具体措施是,以广泛集完整可靠的病史为前提,与患者实事求是地分析病因及发病机制,提出对患者有利的观点,启发患者自我分析,来解除或缓解其心理压力,调整情绪,从而达到治疗的目的。若是对所患疾病缺乏正确认识者,应帮助其正确对待疾病,增强信心,消除紧张、消极、忧虑的心理因素,并指导患者进行调养及治疗的具体方法。不过,临床运用此法要注意,对通情达理的心身疾病患者较适用,对昏蒙多疑者则可能反而会徒增幽怨。

具体可分4步:

(1)通过问诊了解病情,分析患者的行为和心理,然后适当有分寸地说明患者疾病发生的病因、病情以及患病的教训。

(2)分析疾病的预后和转归,提示及时治疗、认真疗养是可以恢复健康的,从而增强患者治愈疾病的信心。

(3)指导患者如何配合医生治疗,以及具体休养锻炼的方法。

(4)对心情郁闷的患者进行开导疏泄他们的情感,解除他们消极的心理状态。

人类的词汇和语言,是对大脑皮层发生影响,开通过人脑皮层而作用于躯体的强有力的刺激信息,是心理治疗最有力的工具。因此,医生在进行劝说开导时,应掌握语言的技巧,取得患者的信任,以便针对不同性格、不同病证之患者采取不同的疏导方法,争取获得治疗效果,使患者怡悦开怀,疑惑得释。

一、怡悦开怀的方法

通过医生对患者进行语言劝说开导,使患者了解自己的情志障碍所在,从而积极主动地加以自我调节,控制情绪,使不良心理得以纠正,七情得以调畅,怡悦开怀,疾病得以解除。

《素问·玉机真脏论》"忧思悲喜怒,今不得其次,故令人有大病矣";《素问·举痛论》"百病生于气也,怒则气上,……思则气结";《灵枢·本神》"愁忧者,气闭塞而不行"等论述,以及金元四大家之一的朱震中所言"血气冲和,万病不生;一有怫郁,百病生焉",《丹溪心法》"忧愁郁闷,朝夕积垒,脾气消阻,肝气横逆,则病乳岩",讲的都是忧思愁烦等情志所伤,导致心身疾病的道理。针对这类心身疾病,历代医家亦总结出了怡悦开怀的特色疗法。

明代医家张景岳即指出:"若思郁不解而致病者,非得情舒愿遂,多难取效。"(《类经》)明代医家虞抟在论证乳腺癌的特征和早期治疗时,亦强调情悦开怀,情思如意。他在《医学正传》一书中即指出:"奶岩,始有核。肿结如鳖棋子大,不痛不痒,五、七年成疮。初宜多服疏气行血之药,须情思如意,则可愈。"

当代名医秦伯未在其编纂之《清代名医医案精华》中,对怡悦开怀心理疗法的运用,颇多记载,兹举数例如下:

病例一,怪梦:一儒生,合眼即有怪梦,甚为疑惑。张景岳诊之,按《内经》有关理论,"微言释之"。儒生听毕大喜,曰:"有是哉妙理,……今得教,可释然矣。"信服张氏所疏之药,数服即痊愈(《类经》)。

病例二,不寐:某"七情抑郁,思虑伤脾,心营耗散,气郁不舒,以致不寐,胆怯惊疑不定。肝木作胀,叫时哕气。脉形弦细,此痼证之机。能舒怀抱,戒烦恼,服药方许奏效"(《清代名医医案精华·何书田医案》)。

病例三,郁证:某"据述泻血五月,血止即患咳呛,左胁下有形如梗,身动行走,必眩晕欲仆。春夏减食,秋冬稍加。交冬人迎脉络结瘿,诊脉虚,左关尺数,此肝肾精血,因惊恐忧劳所伤,阳失阴恋,络中空隙,阳化内风,鼓动不息,日就消烁,不肯复原,为郁劳之症,四旬以外,生气已浅,非治病可却。春夏身中真气,不耐发泄可知。摒绝家务,开怀颐养,望其病缓"(《清代名医医案精华·叶天士医案》)。

病例四,经病:某"经闭半载,肝郁气滞,血凝血结,成块,下离天枢寸许,正当冲脉之道,是以跳跃如棱,攻痛如咬。自按有头足,疑生血鳖。肝乘木位,食减;木击金鸣,为咳。中虚营卫不和,寒热往来。似疟非疟,从日午到寅初,汗出而退,脾伤血不化赤,赤白带下淋漓,脉象空弦,虚劳将著。第情志抑郁之病,必得心境开舒,服药方克有济"(《清代名医医案精华·王九峰医案》)。

病例五,梅核气:某"操持过度,抑郁伤肝。肝脏厥阴之气,由胃系上升于喉。喉间不利,状如物阻,咯之不出,咽之不下,书云梅核气是也。速当扫尽尘气,自开怀抱,庶可与药耳并济"(《清代名医医案精华·赵海山医案》)。

病例六,寒疝宿饮:某"肝阳郁勃,动必犯胃,久则胃气大伤,全失中和之用,以致肝之郁勃者,聚而为疝。胃之停蓄者,聚而为饮,疝动于下,则饮溢于中,所以居常胃气不振,时有厥气攻逆,自下而上,懊侬痞满,必呕吐酸绿之浊饮而后中通,便溺渐行。此所谓寒疝宿饮,互为其病也。病经数年,宜缓以图之。若得怡神舒郁,可渐愈也"(《清代名医医案精华·张千里医案》)。

以上案例表明:一个人的心情、情绪的好坏,同疾病的发生、发展和转归变化关系十分密切,只有怡悦开怀,心情舒畅,情思如意,然后配合服药,方能取得良好的疗效,怡悦开怀的方法是中医治疗心身疾病常用的方法之一。

二、释疑解惑的方法

释疑就是根据患者存在的思想疑虑,通过语言说理开导或是采用其他的方法,解除患者不必要的怀疑或猜疑,帮助他们去掉思想包袱,恢复健康。

明代医家张景岳在《类经》中曾记载过这样一则医案:"王中阳治一妇,疑其夫有外好,因病失心狂惑,虽投药稍愈,终不脱然,乃阴令人使言某妇暴死,殊可怜。患者忻然,由是遂然。"

这一医案说的是某妇人因丈夫有外遇而患病,屡治无效,后经人假说第三者暴死,病始痊愈的故事。说明一个人罹患某种疾病之后,容易产生各种怀疑与猜疑,或小病疑大,或轻病疑重,或久病疑死;有的人本来没有什么病变,偶然受到某些内外刺激,就疑神疑鬼,怀疑自己得了这样那样的重病,必须按"心病须用心药医"之心理疗法始见疗效。前文中提及的"杯弓蛇影"的成语故事以及《古今医案按》中记载的"徐书记有室女,病似劳"。医僧法靖珍曰:"二寸脉微忧,是忧思致病,请示病因。"徐曰:"女子吞蛇,渐成此病。靖谓有蛇在腹,用药专下小蛇,其疾遂愈。靖密言非蛇也,因梦蛇过忧成疾,当治意不治病耳。"这几则案例均说明释疑解惑的心理疗法,也是中医治疗心身疾病常用的方法。

第三节　顺情从欲疗法

顺情从欲疗法又叫顺意疗法,即顺从患者的意念、情绪,满足患者的心身需求,以释却患者心因的一种心理治疗方法。主要适用于由情志意愿不遂所引起心身疾病。

《荀子》说:"凡人有所一同:饥而欲食,寒而欲暖,劳而欲息,好利而恶害,是人之所生而有也。"说明每个人的基本欲望是生而具有的。衣、食、住、行等生活必要物质的需求是正当的,爱情、婚姻、家庭、求学、就业等,亦是人类社会生活的必然现象。目欲视物,耳欲闻声,饥而欲食,渴而欲饮,寒而欲衣,劳则欲息,病而求医,恶死而乐生等,都是人类最基本的心理、生理需要,应能得到适当的满足,而不可能硬性废止。物质决定精神,对于正当而必要的生活欲望不能得到满足所导致的神情病变,仅有劝说开导、移情易性是难以解除患者的疾苦的。所以有"以从其意"(《素问·移情变气论》),"百姓人民,皆欲顺其志也"(《灵枢·师传》)之说。因此,"顺情从欲"亦是心理治疗的必要内容。当其生活的基本欲望得到满足时,神志病变就有可能向愈。

张景岳说:"若思虑不解而致病者,非得情舒愿遂,多难取效。"陈石铎亦说:"因患者之意而用之奈何?……随患者之性,而加以顺性之方,则不违而得大益。倘一违其性,未必听信吾言,而肯服吾药也。所以古人有问可食蜻蜓蝴蝶否,而即对曰可食者,上顺其意耳。"这些都说明了满足患者心理欲望在治疗中的重要性。从古今验案来看,医家们常用顺情从欲疗法及时满足患者某些合理的意愿,某些生理性欲望(如食欲),以及提高儿童的安全感等都具有明显的正性心理效应。张景岳曾强调:"(此症患者)其在女子,必得愿遂而后可释。"

清代医家程文囿治疗某患呕吐之症的室女时,认为其症必待婚嫁后,求偶意愿得遂方会自愈。运用此法,要求医生具有敏锐的判断力,能察言观色地洞悉患者的各种意愿,正确地分析其合理与否的利弊怎样,客观条件允许与否。对于患者某些不合理或者客观条件尚不允许的意愿要求等,则又要配合进行疏导说服工作。

古代一案例如下:"一男子病泄十余年,遍服诸药无效,针灸已使皮肉皱槁,患者神昏足肿,泄如泔水,日夜无。张子和诊之,曰:'生也'。患者欲食羊肝,张氏许之。患者悦,食一小盏许。以浆粥送之几半升。续又食羊肝一盏许。次日泄减七分。如此月余而安。该案拉者曰:'胃为水谷之海,不可虚怯。虚怯则百邪皆入矣。或思晕蔬,虽与病相反。亦令少食,图引浆粥。

此权变之道也。若专以淡粥责之,则患者不悦而食减,久则病增损命。'"(《儒门事亲》)

第四节 移情易性疗法

移情易性疗法也就是转移注意疗法,是通过分散患者的注意力,或通过精神转移,改变患者内心虑恋的指向性,即排遣情思,改变心志,以治疗由情志因素所引起的疾病的一种心理疗法。

《续名医类案》曰:"失志不遂之病,非排遣性情不可""虑投其所好以移之,则病自愈"。《北史·崔光传》说:"取乐琴书,颐养神性。"吴师机《理瀹骈文》说:"七情之病者,看书解闷,听曲消愁,有胜于服药者矣。"《灵枢·杂病》曾有这样的记载:"哕,以草刺鼻,嚏嚏而已,无息,而疾迎引之,立已,大惊之,亦可已。"上述说的就是除"以草刺鼻"等方法外,可以用"大惊"的方法来治疗一般的呃逆不止,这也就是一种转移注意力的心理治疗方法。

金元四大家之一的张子和治疗悲伤过度的患者,常在运用药物治疗的同时,找来一些巫医、艺人,在一旁跳跃歌舞;或者在运用针灸治疗时,找一些善于声乐的人吹笛鼓琴,杂以歌唱,以转移患者的注意力,每每收到良效。他在《儒门事亲》中写道:"昔闻山东杨先生治府主洞泄不已,杨初未对患者,与众人说日月星辰及风云雷雨之变,自辰至未。而病者听之竟忘其圊。"

杨尝曰:"治洞泄不已之人,先问其所好之事,好棋者,与之棋;好乐者,与之笙笛勿掇。"这同样是转移注意力的心理治疗方法。清代医家叶天士亦十分重视转移注意力的心理疗法。他在《临证指南》一书中指出:"郁证全在病者能移情易性""浊饮不解,经谓之膈消,即上消症也。言必移热于肺,火刑金象。致病之由,操之太多,刻不安静。当却尽思虑,遣怀于栽花种竹之间,庶几用药有效。"叶天士总结的治疗消渴症患者,应让患者把注意力转移到栽花种竹之间的理论与实践,与现代医学认为糖尿病乃心身疾病的观点是十分相近的。

另举二个用移情易性的心理治疗手段治疗心身疾病的案例,以说明移情易性作为中医意疗在临床上使用是十分有效的。

案例一,明代眼医李瞻,治一肝火上炎之红眼患者,其性素急暴,愈病心切,服药久却红眼日见加甚。知李医名而求治。李诊毕诈曰:"君目疾克日可愈,然火毒已流窜至股,旬日内必发脓疮,甚为棘手。患者自此日忧其股,数剂药后眼疾便愈,亦未见脓疮发作。"(《仪真县志》)

案例二,杨盛钦等治一男性,22岁,海员,诊断为神经衰弱。主要症状为胸痛。经了解,患者12~13岁时患支气管炎,当时曾有胸痛现象。病愈后,父母仍不断嘱咐要多加注意,以免复发,本人也很重视。特别是出海工作时更担心并感到胸痛,经多次治疗无效。遂在催眠状态时将胸痛移到外耳垂,并暗示三天后痊愈,效果良好,解除催眠后只说有耳痛,已无胸痛了。(《医学心理学文集》第1期)

由是观之,心身疾病病理过程中,一些寻致或影响疾病的境遇或情感因素常成为患者心身机能的相对稳定的刺激灶,它反复地作用于心身机能,使之日趋紊乱。而这种紊乱又强化着这类刺激作用,以致形成恶性循环,使病症迁延难愈。对此,可借助移情易性转移注意疗法,有意识地转移患者的病理性注意中心,以消除或减弱它的劣性刺激作用。凡患者过分关注自己的病痛,以致这一心理活动有碍于疾病治疗和康复时都可选用;若患者过分注重躯体的某些部位,从而成为强化了的病态条件反射,亦可试用。此外,还可用于纠正某些由于过分注意而出现的病态行为。如现代名医蒲辅周治疗一反胃患者,闻药味即吐。蒲老除辨证用药外,特别叮嘱患者,服药后若两脚心发热发烫,则可望治愈。患者服药后便专注脚心,反胃呕吐未再出现,其病证亦随之而愈。

第五节　暗示解惑疗法

　　暗示解惑疗法亦即意示疗法,是指采用含蓄、间接的方式,对患者的心理状态产生影响,以诱导患者"无形中"接受医生的治疗性意见;或通过语言等方式,剖析本质、真情,以解除患者的疑惑,从而达到治疗由情志因素所引起的疾病的一种心理疗法。主要适用于由疑心、误解、猜测所导致的幻觉、抑郁等病证。

　　暗示解惑疗法主要是使用语言来意示或借物意示。语言有着惊人的力量,"望梅止渴"的典故说的就是曹操借梅林之暗示,使行军途中燥渴的将士得以暂时口生唾液而缓解口渴。《道藏精华录》载:"某犯被处于死刑,某医云无须显诛,可自然致之死地。"因语囚徒云:"以针刺汝手,俾血流尽则此期尽。随以布蒙其目,以绳缚其手,针刺其肤,以水滴盆中,使罪人信乎血流出。约三、四时,罪犯死。其实并未刺破其血管放其血。"此又是消极暗示的实例。积极的暗示常可用于治疗。语言意示,即巧妙运用语言,暗示某些有关疾病的情况,使患者"无意中"加以了解,从而消除心因,树立起战胜疾病的信心,改善不良的情感状态。

　　语言暗示不仅包括词句语言,而且还包括行为语言,如治疗者的神态、表情、动作等的暗示作用。若能巧妙而综合地加以运用,每可取得更为理想的疗效。

　　借物暗示指借助于一定的药物或物品,暗示出某些现象或事物,以解除患者心理症结的方法。安慰剂的作用就属于这一途径。进行此术的医家必须认清病情,谨慎从事,切不可令患者看出任何破绽,否则就难以收到理想效果。

　　应该指出的是,暗示既有着正效应,用之不当也会产生严重的负效应,故实际应用时须谨慎、灵活,并针对患者的心理活动特点。运用此法的医生必须具备一定的权威性和影响力。且具有较强的分析推理能力,掌握丰富的社会学和生理学知识,以便使暗示更趋正性、稳固、持久和巧妙。同时,对患者也应做出选择,那些文化水准偏低,易受暗示的患者,运用此法往往疗效更佳。

　　古代中医学家亦不乏使用暗示治疗心身疾病的案例,兹举如下:

　　案例一,唐时京城医生吴元祯治一妇人,误食一虫,常疑之,由是致疾。频治不减。请吴医之。吴揣知所患,预戒之曰:"今以药探吐,以盆盂盛之。当吐时但言有一小蛤蟆吐出且遁去。然切不可令患者知之。是诳蛤也,此疾顿除。"(《北梦琐言》)

　　案例二,庄先生治某喜乐之极为病者,切其脉,为之失声,佯曰:"我取药去。"数日更不来。病者悲泣,辞其亲友曰:"病属不治,吾不久矣。"庄知此情,再予慰之,喜乐所致之病遂愈。"

（《儒门事亲》）

案例三，某男，在姻家过饮醉甚，送宿花轩。夜半酒渴，欲水不得，遂口吸槽中水碗许，天明视之，槽中俱是小红虫，心陡然而惊。郁郁不散，胸中如有蛆物，胃脘顿觉闭塞，日想月疑，渐成痿膈，遍医不愈。吴球诊之，知病起于疑，剪结线红色者如蛆状，以巴豆二粒同饭捣烂，入红线丸十数丸。令患者暗室内服之，又于宿盆内放水。须臾患者泻而坐盆。泻出前物，荡漾如蛆，开窗使亲视之。其病从此竟解，调理后痊愈。（《占今医案按》）

第六节　宁神静志疗法

宁神静志疗法，就是通过静坐、静卧或静立以及自我控制调节等，达到"内无思想之患，外不劳形于事"，抛弃一切恩怨慕恋，以一念代万念。它在医疗实践中有两种作用，一是强壮正气，防病保健；一是增强抗病能力，却病除疾。

在养生防病方面，《素问·上古天真论》中强调指出："恬淡虚无，真气从之，精神内守，病安从来。是以志闲而少欲，心安而不惧，形劳而不倦，气从以顺，各从其欲，皆得所愿。故美其食，任其服，乐其俗，高下不相慕，其民故曰朴。足以嗜欲不能劳其目，淫邪不能惑其心……所以能年皆度百岁而动作不衰"。意思是说，一个人意志清闲而没有什么过高过多的欲望或要求，精神就安定，当然就不会有什么惧怕的事情；从事一定的体力劳动而不过度劳累，气就能得所养，因而也必然顺从。由于志静神安少欲，所以一般而言他们的欲望都能得到满足。使人吃得很香，穿得很好，对于风俗习惯感到满意。对于地位则高忘其贵，下安其份，不论高低贵贱都不计较，各种嗜好欲念，淫邪诱惑，都不能动摇其意志。静志安神清心寡故，所以能活到百岁而动作不衰。中医学的这一思想系受老庄哲学思想的影响。所谓"静则神藏，躁则消亡"，意思是说一个人的神志保持安宁，就能少生疾病，健康长寿；即使患病，亦易治疗，恢复健康也比较容易。这是神能收藏的缘故。反之，如果动躁不安，就容易得病，而且疾病也不易治愈。

《素问·上古大真论》中"无恚嗔之心……外不劳形于事，内无思想之患，以恬愉为务，以自得为功，形体不敝，精神不散，亦可以百数"，以及"各安其气，必清必静，则病气衰去，归其所宗，此冶之大法也"（《素问·至真要大论》），说的都是精神内守，静志安神的心理疗法在养生延年、防治疾病中的能动作用。反之，"忧患缘其内，劳形伤其外，又失四时之从，逆寒暑之宜，贼风数至，虚邪朝夕，内伤五脏骨髓，外伤空窍肌肤，所以小病必甚，大病必死"（《素问·移精变气论》）。不保持精神愉快，内有思想之患，外又劳形于事，就会使人生病，甚至夭折。

宁神静志，调摄精神的法则，还要注意顺应自然界四时气候的变化。如《素问·四气调神大论》提出：春三月，应保持心情舒畅，无使抑郁，以顺生发之气；夏三月，应戒急戒躁，使志勿怒，以顺成长之气；秋三月，应收敛神气，使志，以顺肃杀之气；冬三月，应让神气内藏，若匿若伏，以顺闭藏之气，从而显示了"天人相应"心理疗法的重要特点。

在治疗方面，《素问·遗篇刺法论》有："肾有久病者，可以寅时面向南，净神不乱思，闭气不息七遍，以引颈回气顺之，如咽甚硬物，如此七遍后，饵舌下津令无数"。并有"五疫"之病，亦可通过宁神静志来强壮正气，防止传染的记载。

后世医家在继承前人思想理论的基础上，通过临床实践，将宁神静志的治疗方法在养生和防治疾病中的积极作用进一步发扬光大。南北朝医家陶弘景即指出：静志安神必须提倡十二少，戒除十二多，即"少思、少念、少欲、少事、少语、少笑、少愁、少乐、少喜、少怒、少好、少恶"。行此十二少，养生之都契也："多思则神殆，窘念则志散，多欲则损志，多事则形疲，多语则气争，多笑则伤脏，多愁则心慑，多乐则意溢，多喜则忘错昏乱，多怒则百脉不定，多好则专迷不治，多恶则憔煎无欢，此十二多不除，丧生之本也。"（《养性延命录》）。

隋代医家孙思邈在临床治疗中，特别重视和强调宁神静志的心理疗法。他在《千金要方》中即指出："养心有五难，名利不去为一难，喜思不除为二难，声色不去为三难，滋味不绝为四难，神虑精散为五难。"并指出："凡人不可无思"，但"当以渐遣除之"，只有逐步做到不过分思虑饮食、声色、胜负、曲直、得失和荣辱，达到静志安神和心理上的自我控制，恬淡虚无的境界，才能使人健康长寿。

南宋和金元时代，是我国历史上战争频仍疫疠流行的多事之秋，金元四大家在治疗心身疾病方面均积累了宝贵的经验。李东垣在《东垣十书》中即指出："安于淡薄，少恩寡欲，省语以养气，不妄作劳以养形，虚心以维神……血气自然谐和，邪无所容，病安增剧。"并强调了"积气以成精，积精以全神，必清必静，御之以道，可以为天人"。刘完素亦指出："形气贵乎安，安则有伦而不乱；精神贵乎保，保则有要而不耗。"并强调了"神太用则劳，其藏在心，静以养之"的"全生之术"（《素问玄机原病式·气宜保命集》）。

此外，元代医家邹铉以养生所论述的"一者少言语养内气，二者戒色欲养精气，三者薄滋味养血气，四者咽津液养脏气，五者莫嗔怒养肝气，六者美饮食养胃气，七者少思虑养心气。人由气生，气由神住，养气全神，可得真道"（《寿亲养老新书》）。

明代医家龚廷贤亦指出："六息妄想，须当静养，念虑一除，精神自爽。"（《病家十要》）明代医家绮石更强调指出："初发病尚轻浅，有以静养安乐而不药得愈者。"（《理虚元鉴》）近代医家曹慈山亦指出："养静为摄生首务。"（《老老恒言》）

总之，历代医家都把精神内守、静志安神作为常用的心理疗法，并广泛地应用于临床实践，特别是在养生和防治心身疾病方面，都取得了良好的效果。

第七节　音乐疗法

音乐疗法是使人处于特定的音乐环境，感受音乐的艺术意境，娱神悦性，宣通气血，以此来产生养生治病效应的一种治疗方法。

音乐疗法也是现代医学中颇为时髦的一种治疗学派。国外研究资料表明，音乐疗法对各种心身疾病、精神病患者、老年健康保健，甚至产妇难产等都有一定疗效。

中华民族历来注重音乐对人的心身调节作用。在古代，人们不仅把音乐作为一种艺术来欣赏，而且利用音乐作为一种治疗手段以增进人的心身健康。《乐记》是"五经"之一，它对中医心理学的重大贡献在于它奠定了后世心理学音乐疗法的基石。《乐记》一书论述了音乐与人的心理活动的关系："凡音之起，由人心生也。人心之动，物使之然也。感于物而动，故形于声;声相应,故生变;变之方,谓之音;比音而乐之,及干戚、羽、旄,谓之乐。"这些阐明了人的心理活动是由于外在的客观事物引起的,人因为外来刺激而受感动,便发出声来。因刺激的性质强弱不同,激发出来的声音也不同。《乐记》一书认为,情感能影响音乐,音乐也能影响情感。"乐音,音之所由生也,其本在人心之感于物也。是故其哀心感者,其声噍以杀;其乐心感者。其声蝉以缓;其喜心感者,其声发以散;其怒心感者,其声粗以厉;其敬心感者,其声直以廉,其爱心感者,其声和以柔。六者非性也,感于物而动",指出了6种情感和相应的6种声音的变化,都是由于外感于物而发生的。由于刺激本身具有的特点,会引起人体哀、乐、喜、怒、敬、爱等不同的情感,所以以不同的声调表现出来。

我国最早的医学典籍《内经》中就有关于音乐疗法的描述。《内经》以五行学说为说理工具,把肝、心、脾、肺、肾五脏分类归属于木、火、土、金、水五行,并将角、徵、宫、商、羽五音和呼、笑、歌、哭、呻五声分属于五行,以五脏相对应,并指出五脏拥有的声音与音符是一致的。如肝的声音是"呼唤",与它对应的音符是"角"(它的特点好似温和与正确)。如果声音和音符同韵,则无病;反之,音符"角"不和谐则病藏于肝。同样道理,心的声音是"欢笑",与它对应的音符是"徵"(特点是悦耳和长音),声音和音符同韵则无病,不和谐则病藏于心。脾的声音是"歌唱"。音符是"宫"(特点是洪亮和悦耳)。肺的声旨足"哀号",音符是"商"(特点是轻微和有力)。肾的声音是"叹息",音符是"羽"(特点是深沉和强烈)。医者可以根据五脏声音和五个音符的高音和低音的关系,或一些声音连续高于或低于另一些声音的区别,或洪亮声音,或沙哑声音点的不同,来解五脏发出的声音,从中区别疾病,也可用不同旋律对脏腑的影响来治疗疾病。

限于历史条件,虽然《内经》中关于音乐疗法的论述难免有牵强附会之处,但其中关于音乐对人心身的调剂作用却是不容否认的。《乐记》中关于音乐对调剂人的和谐生活和增进健康都有益处的论述,所谓"去忧莫如乐"。《论语》中"在齐闻韶,三月不知肉味"所记载的是孔子在齐国听了美妙的乐曲后,竟三个月不知肉味的描述;以及《庄子》中所云:"大臣对黄帝说:当陛下令乐队在洞庭湖附近,农村演奏乐曲的时候,第一部分使我害怕,第二部分使我烦恼不安,然后是宁静,最后我感到茫然"等,无一不是说明美好的乐曲可以使人在和谐气氛的影响下,产生美好的感情,恐怖的乐曲则使人产生惧怕的心理。上述说明了音乐对人的心理状态能产生很大的影响。

后世医家在临床实践中,对《内经》中音乐疗法加以去粗取精,去伪存真,积累了不少利用音乐治疗心身疾病的好经验,这些经验散见于历代医家的著述之中,如在金元医家张于和的《儒门事亲》中即有不少案例。宋代著名文学家欧阳修在《欧阳修文集》中记载有这样一则故事:"予尝有幽忧之疾,退而闲居,不能治,即学琴于友人孙道滋,受宫声数行,久则乐之愉然,不知疾之在体矣。"意思是说,欧阳修曾患忧郁之疾,不再工作,退居家中,药物治疗无效,于是就到友人孙道滋处学习弹琴、鼓乐,时间长了,疾病就自然而然地消除了。欧阳修的切身体验,可以说是古人以音乐陶冶情操,把音乐当作良药治病的生动案例。

中医音乐疗法是运用角、徵、宫、商、羽五种旋律的音乐,与五行、五脏的相互对应关系,根据五行的生克规律来确定治则,并指导临床选曲的一种治疗方法。

一、五音的五行归类

《素问·阴阳应象大论》云:"东方生风,……在藏为肝,在音为角""南方生热,……在脏为心,……在音为徵""中央生湿,……在脏为脾,在音为宫""西方生躁,……在脏为肺,在音为商""北方生寒,……在脏为肾,……在音为羽"。《内经》常重视音乐与人体的关系,运用五行学说进行了阐述,认为角、徵、宫、商、羽五音分别对应于肝、心、脾、肺、肾五脏,五音能够调节五脏的功能,人的精神活动由五脏所主,因此音乐可以对人的情志活动产生直接影响(表6-1)。

表6-1　五音的五行归类表

五行	五音	五脏	情志	音乐主要特点
木	角	肝	怒	兴奋、激情、勇往直前
火	徵	心	喜	喜悦、舒展、明快、恬美
土	宫	脾	思	静穆、柔和、温馨、慰藉
金	商	肺	悲	忧郁、凄凉、幽远、深沉
水	羽	肾	恐	恬静、幽雅、柔美、抒情

二、音乐处方组成规律

1.以情相胜

以情相胜,指根据情志之间的相互制约关系来治疗情志疾病。人的喜、怒、忧、思、悲、恐、惊七种情志变化,与脏腑气血有着密切的联系。《素问·阴阳应象大论》说:"人有五脏化五气,以生喜怒悲忧恐",可见情志活动的物质基础是五脏的精气血。再者,情志活动与五脏有相对应的规律,即心在志为喜,肝在志为怒,脾在志为思,肺在志为忧,肾在志为恐。若七情太过,超过了人的正常心理承受能力,即可影响相应的脏腑,导致气血运行紊乱而发病。

由于五脏之间有相互生克关系,故人的情志变化也会产生相互抑制作用。因此,根据五音与五脏的对应关系,音乐治疗可用情志之间的相互制约关系来达到治疗目的。

怒为肝志,属木;思为脾志,属土。木能克土,故以怒胜思,因思虑过度导致的疾病,可用角调木性音乐治疗。喜为心志,属火;忧为肺志,属金。火能克金,故以喜胜忧,因忧郁导致的疾病,可用徵调火性音乐治疗。思为脾志,属土;恐为肾志,属水。土能克水,故以思胜恐,因恐惧导致的疾病,可用宫调土性音乐治疗。悲为肺志,属金;怒为肝志,属木。金能克木,故以悲胜怒,固愤怒导致的疾病,可用商调金性音乐治疗。恐为肾志,属水;喜为心志,属火。水能克火,故以恐胜喜,因喜悦过度引发的疾病,可用羽调水性音乐治疗。

2.补母泻子

补母泻子,是运用五行相生规律来确定的治疗法则。《难经·六十九难》说:"虚则补其母,实则泻其子。""虚则补其母",指一脏的虚证不仅可用与本脏相对应的音乐治疗,同时还可依照五行递相资生的次序,运用与其"母脏"相对应的音乐,通过"相生"作用而促使其康复。如肝的虚证,不仅可用相应的角调木性音乐治疗,还可以用羽调水性音乐,通过"水生木"的作用促使肝脏的恢复。"实则泻其子",指一脏之实证,不仅可用与本脏相对应的音乐来治疗,同时还可依据五行相生的次序,用与其"子脏"相对应的音乐,通过"气舍子其所生"的机理,以泻除其"母脏"的实邪。例如肝火炽盛,出现肝的实证时,除可用相应的角调音乐治疗外,还可以用徵调火性音乐治疗,通过"心受气于肝""肝气舍于心"的机理,以消除过旺的肝火。

3.注意事项

(1)音乐治疗应个体化,要根据具体病情、人格特征、受教育程度及个人对音乐的爱好等选择适当的乐曲。

(2)每次治疗的时间以半小时左右为宜,时间过长会导致听觉和身体的疲劳而影响治疗的效果。由于常听音乐有使婴儿丧失学习语言能力的可能,因此用于婴儿治疗时每次不得超过 10 分钟。

(3)治疗过程中一般应将音响控制在 4~6 分贝之间。治疗虚证的补法,音响分贝应偏低;治疗实证的泻法,音响分贝应偏高。临床要根据具体情况,以患者最易接受为度。

现代医学研究认为,音乐对人体的作用,通常是通过两个途径来实现的:一是心理作用,一是物理作用。在心理作用方面,音乐能影响人的情绪和行为。节奏鲜明的音乐能振奋人的情绪,而旋律优美悠扬的乐曲则能使人情绪安静和轻松愉快。此外,音乐还可以通过音调影响人的情绪,甚至一种音调能引起人的一种独特的情绪。有关这一方面的理论与实例,我们将在以后对具体疾病的音乐疗法中分别加以论述。

其次,关于物理作用,由于音乐有它自己的振动频率、节奏和强度,如果在传入人体以后,正好与机体内相应的振动频率和生理节奏相配合,就会引起极大的反应,这种反应现代科学称之为共鸣(或共振)反应。就好像光线能透入人体被吸收一样,音乐也能透入人体被吸收,从而激发人体内所储存的潜能,使人体原有的能量动员起来,由静态变为动态。节奏鲜明的音乐能振奋人心,使心跳加快,肌肉绷紧;节奏变化少,旋律缓慢、轻悠的音乐则对人起一种松弛和催眠的作用。因此,乐曲的节奏、旋律、速度谐调等不同,就可以表现出镇静作用、兴奋作用、镇痛作用、降压作用和情绪调节作用等不同的效果。

由于音乐治疗能影响人的生理活动、心理活动,特别是情绪活动,因此人们就能够用音乐来改善和调剂人体的生理和心理功能,从而达到治疗疾病,增强健康的目的。然而,音乐治疗作为一种特殊的治疗心身疾病的方法, 它也不是万能的, 并不能完全代替其他的治疗方法, 而只能和其他治疗方法相配合。现代医学中的音乐疗法是作为一种行为疗法或活动疗法,即通过具体的音乐活动来求得治疗的效果。所以,音乐疗法也属于行为科学的范畴。这就不仅是把音乐看成一种艺术,而且是作为一种科学来对待。音乐治疗并不是单纯的欣赏,而是一种活动,通过活动来达到治疗的效果。同时,音乐治疗注重的是人的整体,而不是某一部分,通过人的整体乃至生活环境的调整,使其取得协调一致,从而消除心理的和身体的病态。音乐治疗是一个复杂的过程,它不仅需要根据患者的病情诊断来选择和编排乐曲,而且还要考虑到患者的经历和个性特点、不同的音乐爱好和修养等因素。加之,音乐的乐曲本身是一种整体的结构。患者要参加音乐治疗活动,就要学习,要从头至尾注意乐曲的全貌。这样,患者就必须集中注意力,也就是说通过音乐来训练患者专心致志进行学习的能力,而许多心身疾病患者,特别是精神分裂症患者,正是缺乏这种能力。同时,音乐活动还能培养人掌握一些新技术,这就可以促进患者增加生活的兴趣和了解生活的意义,增进患者对生活的能动性和自信心,有利于身心的康复。因此,在音乐治疗过程中,不仅需要音乐治疗者的努力,而且也要求患者发挥其主观能动性,遵循治疗程序,通过医患双方的努力,密切配合,才能取得满意的治疗效果。

附:常用音乐疗法的曲目

(1)角乐:《春风得意》。

(2)徵乐:《喜洋洋》。

(3)宫乐:《月下海棠》。

(4)商乐:《二泉映月》。

(5)羽乐:《高山流水》。

(6)解除忧郁:可听《光明行》《喜洋洋》《雨打芭蕉》《春天来了》。西贝柳斯的《悲痛圆舞曲》。

(7)解除疲劳:可欣赏《假日的海滩》《锦上花》《矫健的步伐》、海顿的组曲《水上音乐》等。

(8)失眠患者:可欣赏《平湖秋月》《银河会》《二泉映月》《军港之夜》《春思》等。门德尔松的《仲夏夜之梦》,勃拉姆斯《摇篮曲》,莫扎特的《催眠曲》,德彪西的钢琴协奏曲《梦》。

(9)健脑益智:可选听《太湖水》《空山鸟语》《花好月圆》《小草》等。

(10)镇静:贝多芬《月光奏鸣曲》,莫扎特的《b小调第四十交响曲》。

(11)舒心:《蓝色的多瑙河》,比才的《卡门》组曲。

(12)缓解悲伤:约翰·施特劳斯《闲聊波尔卡》。

(13)便秘:听莫扎特的《小步舞曲》、肖邦的《马祖卡舞曲》。

第八节　导引吐纳疗法

导引吐纳是研究人体自我身心锻炼的方法与理论的科学。导引吐纳能增强体内元气,提高身体素质,发挥人体机能潜力,从而起到防病、治病、益智、延年的作用。它是祖国医学遗产的一部分,也是古老的养生学的一项重要内容。

导引吐纳锻炼的方法,可以分为静功和动功两大类。静功是采取坐、卧、站等外表上静的姿势,运用松、静、守、息等方法锻炼精、气、神,即着重于身体内部精神、脏腑、气血、津液的锻炼,所以也称为"内功"。动功是采取和意气相结合的各种肢体运动及自我按摩、拍打等方法,以锻炼脏腑、筋骨、肌肉,因为它有动作表现于外,所以也称"外功"。

一、导引吐纳锻炼的基本方法

即吐纳锻炼的基本方法,由调身、调息、调心三部分组成,称为"三调"。锻炼者每一次练习都是调身、调息、调心的有机结合。

(一)调身

调身为调整身体,是姿势的锻炼,也称摆姿势,是锻炼者在练习时间内所采取的体位及姿势。它要求练习者在所安排的时间内,使身体的各部位都处于自然状态,以便于全身放松,有助于意念的集中。

姿势锻炼总的分为坐、卧、站、走四类。其中坐、卧、站的应用比较普遍。

1.坐式

坐式是练功中应用得最普遍的姿势,常用的有:

(1)平坐式:平坐在方凳或椅子上,自然端正,头部正直,松肩含胸,口眼轻闭,两手轻放大腿上,腰部自然伸直,腹部宜松,臀部的1/3或1/2坐在凳椅上,要平稳,凳椅高低适宜。脚平行分开,两膝相距与两肩同宽;平坐为坐式中最普遍、最常用的一种,除因极度虚弱的患者不能持久外,一般均可采用,也可与靠式、卧式交替应用。

(2)靠坐式:靠坐在靠背倚或沙发上,具体摆放与平坐相仿。但背部可轻靠在椅背上,两脚可略向前伸出。适合老年人、体弱患者,或与平坐交替使用。

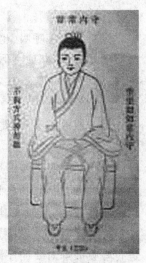

平坐式

2.卧式

卧式是气功锻炼中用得比较多的姿势,其中仰卧式最普遍。常用的有:

(1)仰卧式:仰卧式指全身仰卧床上,头正,枕头高低适宜,口眼轻闭,四肢自然伸直,两手分放身旁,或相叠于腹部。本式适宜于体弱患者及睡前练功用。但容易入睡,或形成昏沉,因此体力较好时或较好者,应逐步增加坐式和站式。

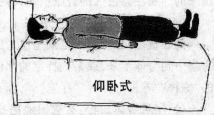

仰卧式

(2)侧卧式:侧卧式指侧身卧于床上,左右侧卧均可,但一般采用右侧卧,腰部宜稍弯,身成弓形;头略向胸收,平稳着枕,口眼轻闭,上侧的手掌自然放在髋胯部,下侧的手置于枕上,手掌自然伸开,下侧的小腿自然伸直,上侧的腿弯曲放在下侧腿上。不习惯仰卧的人可做本式,腹部较松,易形成腹式呼吸。

(3)壮式:壮式的具体要求和仰卧式基本相同,唯需将枕垫高26厘米左右,肩背呈坡形垫实,不可悬空,两脚并拢,两手掌心向内,紧贴于大腿两侧。

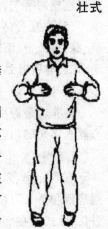

壮式

3.站式

站式适合于健康的人,或体力较好的患者,常用的有:

(1)自然式:最基本的站式。两腿自然分开与肩同宽,两足平行踏地,两膝微屈,重心落在两脚心,上肢自然下垂于体侧,其余按对各部身形的要求做,全身放松入静。

(2)三圆式:又称抱拱式。两脚左右分开,间隔与肩同宽,两脚尖内八字,形成一半圆形。两膝微屈,收胯直腰,不要挺胸,两臂抬起,两手与乳部平,做环抱树干状。两手手指均张开,弯曲如抱球状,两手掌心相对,距离20厘米左右,呈脚圆、手圆、臂圆状。头部正直,两眼睁开,平视前方某一目标,或向下看前方1~2米地面某一目标。口轻闭,舌尖抵上腭。

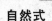

自然式

三圆式

（二）调息

调息就是练呼吸，也就是呼吸的锻炼，简称练呼吸。它要求在锻炼时有意识地注意自己呼吸的调整，不断地去体会、掌握、运用与自己身体情况相适应的呼吸方法。古代称为吐纳、练气、调气、食气等。基本呼吸方法有：

1.自然呼吸

即一般的呼吸，但要求比平时柔和，这是呼吸锻炼的开始。

2.腹式呼吸

从自然呼吸逐步锻炼形成，可使内脏功能增强。练腹式呼吸，可在呼气时轻轻用力使腹肌收缩，继而腹部内收；吸气时，腹肌放松，腹部自然隆起。经过一段时间的练习，可使腹部起伏逐渐地、自然地加大，切忌勉强使劲用力。

练好呼吸要注意下述几点：呼吸锻炼要在自然的基础上进行，要做到自然放松不追求；进行呼吸锻炼时要循序渐进，不能急于求成，要勿忘勿助；呼吸锻炼也要有练有养，尤其在出现"入静"状态时，呼吸更要绵绵自然。深长细匀的呼吸是功夫的积累，不是主观地硬屏造作出来的。要注意古人的告诫："使气则竭，屏气则伤。"

（三）调心

调心就是调定心意，也就是意念的锻炼，简称"练意"。它是指在练习过程中如何把注意力集中到身体上来，或某些特定的部位，或集中在某一事物，以利排除杂念。古代导引吐纳中的"练神""养神""存神""存思"等，都属于调心的范畴。练意要注意以下几点：

（1）注意身体放松：有意识地把身体摆放得安稳妥当，舒服自然，并使之放松，同时把放松的要求贯穿在整个练习过程中，以解除各方面的紧张状态，如放松法。

（2）注意身体某一部位：在整体较为安静的基础上，把意念集中在身体某一部位，通常称之为"意守"或"凝神"。常用的意守部位大都是经络上的穴位，一般以脐中或下丹田为主，其他常用的有涌泉、大敦、足三里、命门、少商、中冲等。

（3）注意呼吸：在注意放松的基础上有意识地使呼吸减慢，以利排除杂念，如采用"数息""听息""随息"等法。

（4）注意默念字句：注意呼吸的同时默念字句，如吸气时默念"静"，呼气时默念"松"，或类似这样的字句，给练习者一种良性的暗示。

（5）注意身体外部：注意力难以集中在身体内部的人，可注意外界环境某一目标，如花朵、绿树、天空、墙壁等，通称"守外景"。当杂念纷起，心情烦躁时采用。

二、导引吐纳的常见功法

（一）内养功

内养功是静功的一种功法。在练功中强调腹式呼吸，呼吸停顿，舌体起落，意守丹田，配合默念字句等内容。有静心宁神，培补元气，调和气血，协调内脏等作用。

1.姿势

有侧卧式、仰卧式、坐式及壮式四种。一般先由卧式开始。关于仰卧和侧卧的选择，可根据病情和个人习惯而定。在胃张力低下，蠕动力较弱及排空迟缓者，或在饭后，则宜选用右侧卧位；壮式用在练功后期，作为增强体力锻炼之用。练卧式十日左右，体力也才有所恢复，此时即可改坐式。改坐式之初，仍以卧式为主，而逐日延长坐式时间，最终达到以坐式为主。或单做坐式。在坐卧交替时期，一般先坐后卧，如在饭后也可先卧后坐。个别体质虚弱患者或因习惯，也可少练或不练坐式；对体质较好或卧式不合适者，也可早练坐式，或练功开始即采用坐式。

2.呼吸法

内养功呼吸较复杂，它要求呼吸、停顿、舌动、默念四种动作相结合。

轻合口唇，以鼻呼吸或口鼻兼用。光吸气，随之徐徐呼出，呼毕即停顿。此法的基本呼吸形式为：吸——呼——停。默念字句、呼吸和舌动的配合为吸气时默念第一个字，舌尖抵上腭。呼气时默念第二字，舌尖落下；停顿时默念其余的字，舌不动。以默念"自己静"三字为例。吸气时默念"自"字，舌尖抵上腭；停顿时默念"己"字，舌尖仍抵上腭不动。呼气时默念"静"字，舌尖随之落下。如此周而复始。

3.意

内养功常用的意守部位有下丹田、膻中、脚趾等。一般意守下丹田（脐下 1.5 寸处，位于气海穴）较为稳妥。如遇有患者血压低，月经量过多时，可守中丹田、膻中或两眉间的上丹田。患高血压、头痛或杂念较显著者，可意守足趾。不论意守何处，都应在自然的基础上轻轻进行，做到似守非守，意识不要过于集中。

4.注意事项

练习前 5 分钟，在室内收心散步，并饮少量白开水，咽下徐徐有声并入丹田。此有助于平心降气。操作中遇有心烦意乱。可暂停散步饮水，数分钟后再练习。对练习的掌握，要遵循"任其自然，循序渐进"的原则，练习完毕，宜依次进行搓面、揉腹、转腰等活动。基于内养功的特点，空腹不宜练功。

(二)保健功

保健功包括对头、颈、躯干、四肢的适度自我按摩和全身各部的伸屈旋转，其动作缓和柔韧，男女老少皆宜。练习时动作要由轻至重，活动幅度由小到大，以做后觉得舒适轻快为适度。它既可治疗疾病，又有保健作用，属最简易的动功，方法如下：

(1)静坐：盘腿坐于床上、两眼轻闭，舌抵上腭，头微前倾，颈肌放松，含胸直腰，松肩垂肘，两手四指轻握大拇指，置于两侧大腿上。心情平静，意守丹田。以鼻呼吸 50 次。初练者可采取自然呼吸，以后逐渐加深。通过静坐可以安定情绪，排除杂念，全身放松，平静呼吸，为做好以下各节做准备。

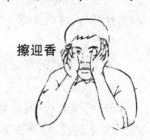

鸣天鼓

擦迎香

(2)耳功：古称"鸣天鼓"，先用两手按摩耳轮各 18 次，然后用两手鱼际处压迫耳屏，堵塞耳道，手指放在后脑部，用第二指压中指并滑下轻弹后脑部 24 次，可以听到咚咚声响。

(3)叩齿：思想集中，上下牙齿轻叩 6 次，其力由小到大，以轻轻作响为度。

(4)舌功：古称"赤龙搅海"，用舌在口腔内上下牙齿外运转，左右各 18 次，产生唾液暂不咽下，接着漱津。

(5)漱津：闭嘴，将舌功所生津液鼓漱 36 次，然后分三次咽下。咽时用意念诱导津液慢慢到达下丹田。

(6)擦鼻:用两手大拇指指背轻擦鼻翼两侧,以迎香穴为中心,计18次。

(7)目功:轻闭两眼,拇指微屈,用两侧拇指关节处轻擦两眼皮各18次,再轻擦眼眉各18次,接着轻闭两眼,眼球左右旋转各18次,然后双眼由近向远眺望。

(8)擦面:将两手掌互相摩擦至热后按在前额。经鼻两侧往下擦,直至下颌;再由下颌反向上至前额。如此反复进行,一上一下,共36次。

(9)项功:两于十指耳相交叉抱后枕部,两手与颈争力,前俯后仰,3~9次。

(10)揉肩:以左手手掌右肩18次,再以右手掌揉左肩18次,揉时以肩关节为中心做旋转运功。

(11)夹脊功:两手轻握拳,两上肢弯曲,肘关节呈90°,前后交替摆动各18次。

(12)搓腰:原称"搓内肾"。先将两互相搓热,再以两手搓腰部各18次。

(13)搓尾间:用两手的食指和中指搓尾骨部两侧各36次。

(14)揉丹田:指揉小腹。将两手搓热,先用左手手掌顺时针方向绕脐做圆圈运动,即由右下腹至右上腹、左上腹、左下腹而返右下腹,如此周而复始100次,再以右手搓丹田100次,方向同前。

(15)揉膝:用两手掌同时揉两膝关节,各100次。

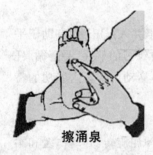
擦涌泉

(16)擦涌泉:用左手中、食指擦右足心100次,再用右手中、食指擦左足心100次。

(17)织布式:坐位,两腿伸直并拢,足尖向上,手掌向外,两手向足部做推的姿势,同时躯干前俯,并配以呼气,推尽即返回,此时手掌向里,配以吸气。如此往返36次。

(18)和带脉:自然盘坐。两手相握,上身旋转,自左而右转16次,再自右而左转16次。仰时吸气,俯时呼气。

(三)放松功

放松功是松弛机体,安定心神的一种静功锻炼方法。它的特点是通过有步骤、有节奏地注意身体各部位,结合默念"松"字的方法,逐步地把全身调整得自然、轻松、舒适,以解除身心紧张状态,使之趋于松弛。同时使注意力逐渐集中,以排除杂念,安定心神,从而调和气血,协调脏腑,疏通经络,有助于增强体质,防治疾病。放松功既适合于慢性病患者,又可作为初学导引吐纳的入门方法。

1.姿势

一般初练者采用仰卧或靠坐式较易放松,练功较熟练者,可在各式行、走、坐、卧功中放松。

2.呼吸

一般从自然呼吸开始,逐步过渡到腹式呼吸。呼吸与默念相结合,吸气时默念"静"字,同时关注部位;呼气时默念"松"字,同时意想到放松的部位从里向外如海绵样松软了。

3.意念

属于流动式的意守,尤适合于注意力难以集中的人练习。

4.操作方法

(1)三线放松法:这是放松功的基本功法。将身体分成前面、后面、两侧三条线,9个放松点,4个止息点,白上而下依次进行放松。

第一条线，头顶→面部→颈部→胸部→腹部→两大腿前面→两膝→两小腿前面→两足背→十个脚趾。

第二条线，头顶→后脑部→后颈→背部→腰部→两大腿后面→两膝窝→两小腿后面→两脚跟→两脚底。

第三条线，头部两侧→颈部两侧→两肩→两上臂→两肘→两前臂→两腕→两手→十个手指。

先注意一个部位，然后默念"松"字，再注意下一个部位，默念"松"字。采用自然呼吸，并与呼吸结合起来，一般吸气时注意部位，呼气时默念"松"。已形成腹部起伏的，可进行腹式呼吸。从第一条线开始，循序而下，每放完一条线，在一定部位即止息点轻轻意守一下。第一条线的止息点是大脚趾大敦穴；第二条线的止息点是前脚心涌泉穴，第三条线的止息点是中指中冲穴；每处约止息 1~2 分钟。当三条线一个循环放松完后，再把注意力集中到脐中，意守该处，保持安静状态，约 3~4 分钟。一般每次练习约做两三个循环，安静一下，然后收功。

(2)分段放松法：把全身分成若干段，自上而下分段进行放松。常用分段有以下两种：

第一种，头部→肩臂手→胸部→腹部→两腿→两足。

第二种，头部→颈部→两上肢→胸腹背腰→两大腿→两小腿及脚。

注意一段，默念"松"字两三遍。再注意下一段，周而复始，每次练习可放松两三个循环，只止息在脐中。本法适用于初练对三线放松感到部位太多，记忆有困难者。

(3)局部放松法：在三线放松的基础上，单独地就身体的某一病患部位或某一紧张点注意它，并默念"松"20~30 次。本法适用于三线放松掌握得比较好，而病患部位有可能进行放松者，如口疮、摄领疮等。

(4)整体放松法：就整个身体作为一个部位，默想放松有 3 种方式：

第一种，可以从头到脚，笼统地似喷淋流水般向下默想"松"，同时放松自己。

第二种，就整个身体笼统地由里向外默想"松"。

第三种，依据三线放松的三条线，依次流水般地向下默想"松"，不停顿。本法适用于三线放松、分段放松掌握得比较熟练，能较好地调整身体，安定情绪者。或初练习感到进行一线放松、分段放松都有困难者。

(5)倒行放松法：把身体分成前后两条线进行倒放。

第一条线，从脚底开始，依次为脚跟、小腿后面、小腿弯、大腿后面、尾间、腰部、背部、后颈、后脑至头顶。

第二条线，从脚底开始，依次为脚背、小腿前面、两膝、大腿前面、腹部、胸部、颈部、面部至头顶。

这样前后倒放做两三个循环。本法适宜于气血两亏、神疲乏力、头昏眼花、中气下陷等虚证明显的患者。

5.注意事项及功理分析

"松"是指不紧，凡物虚而不实，或宽而不急都是松。因此，松是不紧张状态。从功夫上讲，是练功中的一种体会，不能理解为松垮、松散。放松是一种要求，这是对已经出现紧、实的状况而言，即所谓纵物舒展之。放松功就是为能达到放松的一种静功方法。在操作时默念"松"字不出声，快慢轻重掌握适当，用意太快太重会引起头部不舒，太轻太慢则易昏沉瞌睡。在默念"松"时,如遇某一部位没有松的感觉,或松的体会不明显,不必急躁,可任其自然,按秩序继续逐个部位放松下去。进行放松后除一般意守脐中外,还可选用涌泉、大敦、足三里、命门、中冲等穴位或守外景。中医辨证属于实证患者,宜多放少守;如辨证属于虚证患者,可少放多守,或做倒放。如感到守止息点有困难的,可配合数息法。

三线放松的每一条线上,都有一阴一阳两条经络。它们是:第一条线,足阳明胃经和足太阴脾经,中间还有任脉经;第二条线,足太阳膀胱经合足少阴肾经,中间还有督脉经;第三条线,手少阴三焦经合手厥阴心包经。所以,每一条线的放松过程,都有调节阴阳的作用。而三条线都是从头部开始,因为头为"诸阳之会",不少慢性患者的紧张点就在头部,所以从头部开始放松,也有利于推动以下各部位的松弛。其次三条线上都有一个止息点,它们也都是经络上的穴位,如第一条线大拇趾端,内侧有足太阴脾经的"隐白",脚趾背面趾甲后有足厥阴肝经的"大敦";第二条线前脚心,有足少阴肾经的"涌泉";第三条线的中指尖,内侧有手厥阴心包经的"中冲"。所以三线放松都是始于阳而止于阴,这也有利于协调机体的阴阳平衡。并且三条线一个循环后的总止息点定在脐中,"脐者生之根也"(《苏沈良方》)。意守该处,能增强元气,《东医宝鉴》谓"脐者齐也,言其上下之齐也,身之半正谓之脐中也"。因此意守脐中,又利于调节人体上下两部分的阴阳不平衡。此外,脐中也是下丹田之一,就练习者来说,脐中部位明确,易于意守。

{资料卡} ··

音乐疗法

在国外某一个医院里,一位内科医生给一名原有胃神经官能症的患者开了这样一张处方:德国古典乐曲唱片一张,每日三次,饭后放听。患者遵照医嘱,很快就把病治愈了。这一奇闻趣事,其道理何在呢?

音乐为什么能治病呢?科学家们用先进的实验方法测出,人体皮肤表面的细胞都在做微小的振动,这种微小的振动简称"微振"。实际上全身所有的细胞都在做这样的微振,心脏、大脑、胃肠等处细胞的这种微振更为突出。在大脑皮层的统一指挥下,周身所有细胞都在按一定节奏做微振运动,合成一个非常协调的全身细胞大合唱。当一定节奏的音乐作用于人体时,如这样音乐的节奏和人体生理上的"微振"节拍合拍时,两者便发生了共振,使人体内的微振加强,导致人体产生快感。音乐则是带来这种快感的媒介。当人体机能失调后,体内微振也就处于不正常状态。这时我们科学地选择某一种音乐,有意识地借助音乐的力量,调整体内微振活动,使其恢复到正常状态,以治愈疾病。

如何正确运用音乐疗法呢?这要以患者的具体情况而定。例如要使一个处于兴奋状态下的人安静下来,不能让其听缓和、平静的音乐。因为兴奋的人让其听缓和平静的音乐,这种做法带有强制性,相反会使人心烦意乱,产生厌恶感。正确的处理方法应该是,兴奋时给以活跃、激奋的音乐,用这种方法来人为地增强他兴奋的微振。经过一定时间,兴奋到一定程度便会发生抑制现象,他就会感到疲劳。这时他自然而然地想听镇静性音乐,如再适时地给予镇静性音乐,便能达到使兴奋平静下来的目的。

下篇 临床常见心身疾病

恬淡虚无,真气从之,精神内守,病安从来?

——《黄帝内经》

你要保守你的心,胜过保守一切,因为一生的果效,都是由心发出。　　——《圣经·箴言》

要成为健康、完整的人，就必须学着暂时把自信抛在一旁，不要老觉得自己高人一等，另一方面，我们应该永远爱自己，重视自己，虽然我们不见得一直给自己打高分。

——《与心灵对话》

第七章　心血管系统心身疾病

第一节　冠心病（胸痹）

46岁的某公司经理孙先生，个性好强、工作效率高、性格固执、脾气急躁、竞争性过强、常有时间紧迫感，最近总觉得自己不舒服。他一直以为是节前应酬多，太累了，想在节日期间好好放松一下，谁知刚到大年初三，他就被持续的肩背疼痛折磨得直冒虚汗，赶紧叫120将自己送到了医院。诊断结果是：急性冠脉综合征。

心理专家认为，孙先生具有"A型性格"的特征。这里所说的A型并不是指血型，而是根据人相对稳定的行为方式做出的分类。大体上说，A型性格的人成功欲望强、执着、工作效率高、要强好胜。这一类型人非常敬业，像一只充满活力的野兽，但其性格中缺点也非常明显。首先，他们不会妥协，比较偏执。每当别人提出质疑，他们就容易感受到压力，并且变得急躁。其次，他们不善于协作。在遇到困难时，他们不屑于求助，在他们看来，示弱是件令人羞愧的事，是件不可饶恕的事情，所以他们常常处于一种高度紧张的状态。长期处于高度应激状态，身体内分泌系统、神经系统、免疫系统都会受到影响，容易引发高血压、冠心病。

医学研究发现A型性格是患心脏病的主要原因之一，A型性格心脏病的发病率是B型性格的2倍。心理学家用大量的研究证明：A型性格与冠心病之间有着紧密的联系。A型性格不良的心理因素对冠心病的危害很大。由心理反应通过神经内分泌机制而引起一系列的生理变化，可使血液中血小板数目增加，血清胆固醇和甘油三酯浓度升高，特别是紧迫感，还可以使儿茶酚胺的分泌增加，而引起心跳加快，血压升高，心肌代谢所需要的耗氧量增加，成为冠心病的诱导因素。

一、疾病概述

（一）概念

冠心病全称为冠状动脉粥样硬化性脏病，又称为缺血性心脏病。是由于冠状动脉发生严重粥样硬化造成管腔狭窄或阻塞，或在此基础上合并痉挛，血栓形成加重管腔阻塞，引起营养心脏的冠状动脉供血不足,心肌缺血、缺氧或发生梗死的一种心脏病。一般说冠脉狭窄程度≥50%,可称冠心病。

冠心病属于中医的胸痹范畴,主要是多种原因所致,以心脉痹阻不畅为主要病机,临床以膻中或左胸部憋闷、疼痛为主要表现的一种病证,轻者仅感胸部沉闷、隐痛或胸前不适,重者疼痛剧烈、胸痛彻背。

(二)常见病因

(1)生物因素:遗传、高龄、高血脂、高血压、高血糖、肥胖。

(2)心理社会因素:心理社会刺激与 A 型行为、紧张、焦虑、抑郁等。

(3)行为危险因素:膳食营养失调、不良作息习惯、缺乏运动、吸烟、过度饮酒、精神紧张。

(三)发病情况

(1)年龄:40 岁以后。

(2)性别:男>女。

(3)职业:脑力劳动者多。

(4)发病率:占心脏病死亡人数 10%~20%。北京、天津、大庆为高。广东、广西、四川较低,近年有增多趋势。2012 年最新资料显示,我国心血管患者患病率处于持续上升阶段,患病总数目前已达 2.3 亿,平均每 5 个成年人中就有 1 人患有心脏疾病。全国每年死于心血管病病的患者有 350 万。

(四)临床表现

(1)心绞痛:心前区或胸骨后有闷痛、压榨或窒息感,疼痛可放射到左肩或左上肢小指端,含硝酸甘油 3~5 分钟后迅速缓解。

(2)心肌梗死:心前区疼痛症状更严重,持续时间更长,硝酸甘油不能缓解。

(3)全身症状:发热,心动过速,白细胞增高。

(4)胃肠道症状:常伴恶心、呕吐、上腹胀痛。

(5)体征:心律失常、低血压、休克、心力衰竭。

(五)检查

(1)心电图、动态心电图、心电图运动试验。

(2)超声心动图、放射性核素。

(3)心脏 CT。

(4)冠状动脉造影:是目前诊断冠心病最可靠的方法和最主要的手段。了解冠状动脉的直径、走行、分布和形态,了解管壁是否光滑,血管壁弹性,是否有狭窄性病变及病变的程度、部位、长度、数量。了解是否有钙化、血栓、溃疡、动脉瘤、内膜夹层、病变是否成角度及是否位于分叉血管处,偏心还是同心性病变等。选择介入治疗适应证、判定介入治疗成功率、选择合适的介入治疗时机、器械和方法。

(六)诊断标准

中年以上患者有以下 5 项的第 1 项和其他任何 1 项,而不能用其他原因解释,可以诊断为冠心病。

(1)有冠心病危险因素 2 项以上:高血压、高脂血症、长期吸烟、糖尿病患者。

(2)心电图缺血型表现。

(3)心电图负荷试验呈阳性。

(4)超声心动图有典型节段性室壁运动异常而无其他原因可解释者。

(5)放射性核素扫描显示心肌缺血而无其他原因可解释者。

无自觉症状者可诊断为隐匿性冠心病,有心律失常或心力衰竭者,可诊断为冠心病心律失常或心力衰竭。

二、病因病机

胸痹的主要病机为心脉痹阻,其病位以心为主,然其发病多与肝、脾、肾三脏功能失调有关,如肾虚、肝郁、脾失健运等。本病的病理变化主要表现为本虚标实,虚实夹杂。

(1)寒邪内侵:素体阳虚,胸阳不足,阴寒之邪乘虚侵袭,寒凝气滞,胸阳不展,心脉痹阻,血行不畅,而发本病。故冬季寒冷时常为本病发病高峰。

(2)饮食不当:饮食不节,如过食肥甘厚味,生冷黏腻,或嗜酒成癖,日久损伤脾胃,运化失健,聚湿成痰,上犯心胸清旷之区,痰阻脉络,气滞血瘀,心脉痹阻,而成胸痹。

(3)情志失调:忧思伤脾,脾虚气结,运化失司,津液聚而为痰;郁怒伤肝,肝失疏泄,肝郁气滞,甚则气郁化火,灼津成痰,无论气滞或痰阻,均可使血行失畅,心脉痹阻,发为本病。

(4)年迈体虚:年过半百,肾气渐衰,或多育失精。失于调养,损伤肾气,如肾阳虚衰,则不能鼓舞五脏之阳,可致心气不足或心阳不振,血脉失于温煦;如肾阴亏虚,则不能滋养五脏之阴,可引起心阴内耗,脉道失润;或素体虚弱,或久病致虚,正气不复,气血亏虚,心脉不充,心失濡养;凡此均可在本虚基础上导致血行不畅,气滞血瘀,而使胸阳失运,心脉痹阻,发生胸痹。

以上病因病机可单一为病,亦可二者或三者并存,或交互为患。

胸痹病情进一步发展,可以变生多种疾患。如瘀血闭阻心脉,心胸卒然剧痛,发为真心痛,为胸痹之重证。如心脉瘀阻,阳衰阴盛,阴阳离绝,可发为脱证;如心脾肾阳虚,水邪泛滥,水饮凌心射肺,可出现咳喘,肢肿等证;如心气血不足,心失所养,可伴见心动悸,脉结代等症。

三、证候特征

(1)本病多发于中老年人,多由情志过激,饮食过饱,劳倦过度,气候异常而诱发,有时亦无明显诱因,常伴心悸、气短,甚至喘促,惊恐不安,面色苍白,冷汗出。

(2)胸痹之疼痛部位以膻中或左前胸部为主,常可窜及肩背、前臂,甚至左中指或小指,亦可窜及咽喉、胃脘部等。

(3)疼痛性质以发作性闷痛为主,亦可表现为胀痛、灼痛、绞痛、刺痛或隐痛,有时仅为含糊不清的不适感等,疼痛持续时间不等,多为数秒钟至数十分钟。若疼痛剧烈,持续时间长达30分钟以上,伴面色苍白、冷汗出,属胸痹重证,多称为"真心痛"。

(4)本病舌象脉象表现不一而足。其舌象常见有舌暗或暗红、淡暗、舌青紫,或舌有瘀点瘀斑;苔白腻、白滑,亦常见黄腻,苔少花剥等;其脉象可呈现沉紧,沉细迟,弦,涩,结,代,滑,促等。

四、辨证论治

1.心血瘀阻

主证:胸部刺痛,固定不移,入夜更甚。心悸不宁,眠差。

舌脉:舌质紫黯,或有瘀斑、瘀点,脉象沉涩。

治法:活血化瘀,通络止痛。

方药:血府逐瘀汤加减。

2.痰浊壅塞

主证:胸闷如窒而痛。肢重体胖,痰多脘闷,气短。

舌脉:苔浊腻,脉滑。

治法:通阳泄浊,豁痰开结。

方药:栝蒌薤白半夏汤加味。

3.阴寒凝滞

主证:胸痛彻背,背痛彻胸,感寒痛甚,往往遇寒而发,起病急骤。胸闷气短,心悸,重则喘息,不能平卧,面色苍白,四肢厥冷。

舌脉:舌苔白,脉沉细或紧。

治法:辛温通阳,开痹散寒。

方药:当归四逆汤。

4.心肾阴虚

主证:胸中隐隐灼痛且闷,时作时休。心悸盗汗,心烦不寐,腰膝酸软,头晕耳鸣。

舌脉:舌质红,体瘦,或有瘀点、瘀斑,脉细弦或细数。

治法:滋阴益肾,养心安神。

方药:天王补心丹加减。

5.气阴两虚

主证:胸闷隐痛,时作时止。心悸气短,倦怠懒言,面色少华,头晕目眩,遇劳则甚。

舌脉:舌偏红或有齿痕,脉细弱,或结代。

治法:益气养阴,活血通络。

方药:保元汤合甘麦大枣汤加减。

6.阳气虚衰

主证:胸闷气短,胸痛彻背,遇冷则心痛加剧。心悸,汗出,乏力,畏寒肢冷,腰膝冷痛,面色苍白,唇甲淡白或青紫。

舌脉:舌质淡白或紫黯,脉沉细或沉微欲绝。

治法:益气温阳,活血通络。

方药:参附汤合桂枝甘草汤加减。

五、西医治疗

(一)治疗原则

(1)改善冠脉血供、减少心肌氧耗。

(2)治疗动脉粥样硬化。

(二)治疗措施:"555疗法"

五个治疗方法:一般治疗、运动疗法、药物疗法、机械疗法、介入(手术)疗法。

五类治疗药物:降脂药、抗凝药、扩冠药、减少心肌做功药、对症支持药(包括中药)。

五种给药途径:静脉、喷雾、舌下、口服、帖剂。

(三)药物治疗

1.降(调)脂药物

(1)以降低胆固醇为主

● 还原酶抑制剂 HMG-COA(他汀类):

常用药物:普伐他丁(普拉固)10~20mg qn;

洛伐他丁(美降之)20~40mg qn;

辛伐他丁(舒降之)10~20mg qn;

氟伐他丁(来适可)20~40mg qn;

阿托伐他丁(立普妥)10~20mg qd;

脂必妥(红曲)3# tid、血脂康 3# tid。

适应证:混合型高脂血症。

副作用:服药后约有 2%~3%患者出现消化道症状,少数出现转氨酶或肌酸激酶轻度升高,停药后可恢复。

● 弹性酶(elastase)10~20mg tid。

(2)降低甘油三酯为主

● 氯贝丁酯(苯氧乙酸)(贝特)类:

常用药物:非诺贝特(立平脂或力平脂),0.1bid 或缓释剂(微粒)0.2qn;

特有脂(益多脂)250mg bid;

吉非罗齐(诺衡)0.3~0.6 tid;

苯扎贝特(必降脂)0.2 bid~tid。

适应证:混合型高脂血症患者。

副作用:这类药物副作用为胃肠道反应,偶可引起肌病,长期应用应监测肝、肾功能。

● 烟酸类

阿西莫司(乐脂平)250mg tid。

● 其他类

不饱和脂肪酸、鱼油(多烯康)4 tid;

绞股蓝:2~4#, tid。

2.抗血小板或血栓形成药物

(1)抗血小板药物

阿司匹林(ASA)50mg~0.325 qd;

潘生丁(双嘧达莫)50mg tid。

(2)抗凝血药

肝素:抗凝血、保护血管内皮、调血脂、抗感染、影响免疫功能;

低分子量肝素:肝素的抗血栓作用又降低了出血危险;

常用低分子肝素:速避凝、克赛、法安明等;

腹壁皮下注射:0.2~0.4mL bid 7~10d。

3.扩冠(改善心肌血供)药物(硝酸酯类)

(1)二硝基:

硝酸甘油:消心痛(硝酸异山梨醇酯)口服 10mg tid,长效制剂同上用法。

异舒吉(针剂)。

(2)单硝基:

长效异乐定 50mg qd;

鲁南欣康,依姆多。

(3)三硝酸:

亚硝酸异茂酯:0.2mL/支吸入;

亚硝酸辛酯:1%,0.2mL/支,鼻吸入。

4.降低心肌做功药物

(1)β受体阻滞剂

药物:美托洛尔 25~100mg bid~tid;

　　　阿替洛尔(压乐平)(Ateol)50~100mg qd~bid;

　　　比索洛尔(康可、博苏)2.5~10mg qd。

(2)钙拮抗剂

常用钙拮抗剂。

1)维拉帕尔(异搏定)类:

异搏定:40~80mg tid;

缓释异搏定,120~360mg qd;

盖洛帕尔(心钙灵)50mg tid。

2)硝苯地平(心痛定)类:

心痛定,口服或含服,5~10mg tid;缓释片:10mg tid;

拜心通控释片 30~60mg qd;拉西地平(乐息平)4~8mg qd;

氨氯地平(络活喜)5~10mg qd;非络地平(波依定)2.5~10mg qd。

3)地尔硫䓬类

地尔硫䓬(硫氮䓬酮、恬尔心、合心爽)30~60mg tid。

5.其他或对症药物

(1)对因劳动(活动)或情绪波动引起的劳累性心绞痛,如表现为心胸闷痛、气短以及神疲乏力,过劳加剧,休息后可减轻或缓解者,可选用麝香保心丸,每日 3 次,每次 1~2 丸。如果表现为胸痛剧烈、脸色苍白、手足不温、冷汗自出、受凉或遇寒加剧或诱发者,可舌下含服冠心苏合香丸,每次 3~4 粒。

(2)对在安静或休息状态下发生的不稳定性心绞痛,表现为胸痛憋闷、放射性肩背痛,经休息或含服硝酸甘油缓解,或在深夜、凌晨突然发生,并且定时出现症状的(变异性心绞痛)患者,可选用速效救心丸。急性发作时每次 10~15 粒,胸痛缓解后,每日 3 次,每次 4~6 粒。

(3)对心绞痛已经缓解或改善,但常有胸闷、气短、心悸、乏力的冠心病患者,平时要注意防治心肌缺血,改善冠脉血供。可坚持长期服用复方丹参片、丹参滴丸、地奥心血康及山海丹胶囊等。

(4)对近期胸闷痛发作频繁,程度加剧,时间延长的不稳定性心绞痛患者,平时可按疗程(一般为 3~4 周/疗程)服用血塞通(胶囊),每日 3 次,每次 2 片;或用参三七粉,冲服,每日 2

次,每次 3g;或者服通心络胶囊,每日 3 次,每次 2~4 粒。

(四)机械疗法

体外反搏、高压氧治疗等。

(五)介入与外科手术疗法(心肌再血管化)

1.经皮穿刺腔内冠状动脉成形术(PTCA)

冠脉内支架安置术。

冠脉内激光形成术。

冠脉内超声成形术。

2.搭桥手术(CABG)

五、心理治疗

1.心理疗法

(1)虚静守神:安心静养是治疗心脏病的关键,即精神内守而保持淡泊宁静状态,以适应社会环境并消除各种刺激,如《道德经》称之为"致虚极,守静笃""见素抱扑,少私寡欲"的思想修养方法,融合成为自我心理调摄的基本内容。虚静守神的关键是保持思想上的"恬淡虚无",也就是要淡化名利,节制嗜欲,摆脱各种世俗和情感纠葛,以达观处世的态度保持心境的安宁清静。

(2)情绪障碍治疗法:对抑郁状态,采取鼓励、支持,改善认知和集体心理治疗,必要时进行催眠治疗;对轻狂躁性格患者给予必要的限制,少参与竞争性和攻击性事件,警告其不要急于恢复到原来有竞争性的生活方式;对焦虑状态患者,给予镇静剂的同时进行放松训练缓解紧张。病情稳定时,练习书画、栽花养鱼等。

(3)认知行为疗法:包括两个方面的内容,即认识重建技术和自我控制技术。认识重建技术是在患者认识冠心病及 A 型行为的基础上,进一步帮助患者在个人认识、理想、信念、态度、目的等方面做出再评价和进行自我矫正,以便能从根本上消除产生 A 型行为的心理基础。自我控制技术,一般包括对环境的控制和对个人行为的调节,通过这种措施逐渐矫正患者的 A 型行为。

(4)心理咨询法:冠心病患者多有情绪障碍和性格缺陷。进行心理咨询是治疗中的一项重要内容,对 A 型行为模式和情绪状态起到转变作用,从而降低心肌梗死的并发症发生率和死亡率。

2.导引吐纳疗法

(1)功法:松静功、保健功。

(2)操作要点

1)松静功:取平坐式,体力不支时改卧式。按一般要求调整好练习姿势。

2)四面一轴放松法:四面即人体的前面、后面、两侧面,分为三条线,从上到下按部位放松,具体要求同"三线放松法"。

一轴是指身体的中轴, 分为百会→脑正中→咽喉→胸正中→上腹正中→脐后肾前→会阴→两大腿内侧→两小腿内侧→涌泉等若干部位,由点及线进行放松。

练习时,意念活动应与呼吸密切配合,吸气时意想某部位,并默念"静";呼气时仍存意于该部位,并默念"松",然后再移至下一部位。每做完一个循环(四面一轴),意守丹田 60~100

息,一呼一吸为一息,每次做2~3个循环。

3)掌擦前胸:以大鱼际掌侧着力,上下直擦前胸正中线,膻中部位重点擦揉。然后以全掌着力,左右横擦前胸部,从上自下,往返数遍。

4)其他:行叩齿、搅海、漱津、咽津等保健功,收功。上述方法每天练习1~2次,每次20~30分钟。

3.音乐疗法

音乐疗法适用于肝郁气滞或痰气阻遏胸阳导致的胸痹,宜用徵调火性音乐治之。徵调式音乐具有喜悦明快、流畅舒展、轻柔典雅等特点,既以喜胜忧,又可疏泄肝气之郁。每日治疗1次,每次30分钟。

总之,由于胸痹多因情志异常,过于激动,喜怒忧思无度而诱发或加重,与患者性情急躁的心理性格特征关系密切,故心理治疗舒缓患者情志,让患者保持遇事沉着的良好心态,在胸痹的治疗及预防上就显得十分重要。心理治疗疏导法,生物反馈疗法,音乐疗法,放松疗法等,可帮助患者松弛紧张情绪,缓解胸痹心痛,预防"且发夕死,夕发旦死"真心痛的发生。

胸痹心痛相当于现代医学的缺血性心脏病。研究认为,A型性格,心理矛盾,情绪波动,过度紧张等社会心理因素不仅是本病的前因和诱因,而且在本病的发生发展演变过程中起重要作用,常常是诱发心肌梗死、严重心律失常的直接原因,最后导致心源性猝死。另外,现代医药研究还表明,缺血性心脏病与患者高血脂、高胆固醇、高血压、高血糖、高血黏度、吸烟等密切相关,最终导致冠脉微血栓形成或痉挛,以致微循环障碍,故临床明确诊断后,还需结合中医辨证施治或西医血管活性药物、抗血小板聚集药物抗栓、溶栓等对症治疗。

六、诊治案例

病例:张某,男,50岁,工人,2004年4月6日初诊,证见心胸疼痛剧烈,如刺如绞,痛有定处,甚则心痛彻痛、背痛彻心,伴胸闷,舌质暗红,有瘀斑,苔薄,脉弦涩,情绪不佳时诸症发作而病加重。

检查:

心电图示:下壁及侧壁心肌缺血。血脂总胆固醇7.5mmol/L,甘油三酯2.5mmol/L。

治疗:给予西药对症处理后,细查病史并观脉证,思及发病由情志动怒而引起。

诊断:故诊断为肝郁气滞,心脉瘀阻的胸痹证,治以疏肝理气,活血通脉。

方药:柴胡12g,香附12g,郁金12g,青皮10g,丹参20g,川楝子12g,当归20g,薄荷6g,玄胡12g,桃仁12g,焦山楂15g,此方连服15剂,诸症大轻。

治疗效果:

复查心电图:大致正常。随访4个月,未见复发。

第二节 高血压(眩晕)

赵先生今年刚过40岁,是一家公司的销售总监,一直过着"空中飞人"的日子。几个月前他被诊断为高血压,虽然坚持规律服药,血压却控制得不太理想。来医院复查时,赵先生告诉医生:"因为面临部门的业绩考核,最近很焦虑,食欲不好、睡眠不佳,有时还控制不住情绪,容易发火。"

说起高血压的治疗,许多人都头头是道——按时量血压、规律服用降压药、坚持限盐饮食等。为何做到这些后,有人血压依然控制得不理想呢?"在各类心血管疾病中,高血压、冠心病和情绪的关联最显著。"北京大学人民医院心内高血压科主任孙宁玲表示,虽然高血压的发病机理目前还不完全清楚,但精神紧张、情绪压抑、心理矛盾等因素可导致高血压已被研究证实。国外学者研究发现,痛苦、愤怒会增加外周血管阻力而升高舒张压(即低压),恐惧则通过增加心输出量而使收缩压(即高压)升高。还有,个性也与高血压的发生有密切关系,具有 A 型人格的人,因为长期紧张、压抑、忧虑、固执,更易患高血压。

高血压被称为"心身疾病",即由心理问题导致的躯体疾病。孙宁玲说,外界及内在的不良刺激,会引起剧烈、长期的应激状态,使中枢神经系统的兴奋与抑制过程失调,导致血压升高。调查显示,在原发性高血压患者中,超过七成的人存在不良心理因素,而接受心理干预者几乎为零。

一、疾病概述

(一)概念

在未用抗高血压药的情况下,非同日 3 日测量收缩压 ≥140mmHg 和(或)舒张压 ≥90mmHg,可诊断为高血压。患者有高血压病史,目前正在服用抗高血压药,血压虽低于 140/90mmHg,仍诊断为高血压。

高血压属于中医眩晕范畴,是指患者所感到的自身或周围物体旋转的主观感觉,常伴有恶心、呕吐、耳鸣和出汗等一系列症状。"眩":指眼花,眼黑。轻者稍作闭目即可恢复;重者两眼昏花缭乱,视物不清。"晕":指头晕,旋转。轻者如坐舟车,飘摇不定;重者旋摇不止,难于站立,甚则晕倒,面色苍白,胸中泛恶。

(二)常见病因

(1)年龄:发病率有随年龄增长而增高的趋势,40 岁以上者发病率高。

(2)体重:体重是一个很重要的影响高血压的原因。一般肥胖者发病率高。

(3)食盐:摄入食盐多者,高血压发病率高,有认为食盐<2g/d,几乎不发生高血压;3~4g/d,高血压发病率 3%,4~15g/d,发病率 33.15%,>20g/d 发病率 30%。

(4)环境与职业:如果长期生活中喧闹,精神长期压力,极可能诱发高血压病症。城市脑力劳动者高血压患病率超过体力劳动者,从事精神紧张度高的职业者发生高血压的可能性较大,长期生活在噪声环境中听力敏感性减退者患高血压也较多。高血压患者经休息后往往症状和血压可获得一定改善。

(5)遗传:也是产生高血压的原因,据统计大约半数高血压患者有家族史。

(三)易患人群

经过科学实验反复论证,以下人群易患高血压:

(1)父母、兄弟、姐妹等家属有高血压病史者。

(2)肥胖者;酸性体质(体内负离子含量不足)者。

(3)过分摄取盐分者。

(4)过度饮酒者。

(5)孤独者,美国科学家最新的一项研究表明,孤独感会使年龄超过 50 岁的中老年人患高血压的概率增加,这项研究因此也证明朋友和家庭对人们的健康有益。

(6)过度食用油腻食物者,导致血液污浊。

(四)临床表现

(1)早期表现:早期多无症状,偶尔体检时发现血压增高,或在精神紧张,情绪激动或劳累后感头晕、头痛、眼花、耳鸣、失眠、乏力、注意力不集中等症状,可能系高级精神功能失调所致。早期血压仅暂时升高,随病程进展血压持续升高,脏器受累。

(2)脑部表现:头痛、头晕常见。多由于情绪激动,过度疲劳,气候变化或停用降压药而诱发。血压急骤升高。剧烈头痛、视力障碍、恶心、呕吐、抽搐、昏迷、一过性偏瘫、失语等。

(3)心脏表现:早期,心功能代偿,症状不明显;后期,心功能失代偿,发生心力衰竭。

(4)肾脏表现:长期高血压致肾小动脉硬化。肾功能减退时,可引起夜尿、多尿、尿中含蛋白、管型及红细胞。尿浓缩功能低下,酚红排泄及尿素廓清障碍。出现氮质血症及尿毒症。

(五)相关检查

(1)测血压、查心电图、超声心动、检查眼底、肾功能等,有助于明确诊断高血压病及高血压危象和低血压。

(2)查颈椎 X 线片,经颅多普勒检查有助于诊断椎—基底动脉供血不足、颈椎病、脑动脉硬化,必要时做 CT 及 MRI 以进一步明确诊断。

(3)检查电测听、脑干诱发电位等,有助于诊断梅尼埃综合征。检查血常规及血液系统检验有助于诊断贫血。

(六)诊断

在未使用抗高血压药物的情况下,收缩压≥140mmHg,舒张压≥90mmHg;既往有高血压史,目前正在使用抗高血压药物,现血压虽未达到上述水平,亦应诊断为高血压。3 次检查核实后,按血压值的高低分为正常血压、临界高血压和诊断高血压。

(1)正常血压:收缩压在 18.7kPa(140mmHg)或以下,舒张压 12.0kPa(90mmHg)或以下,而又非低血压者,应视为正常血压。

(2)临界高血压:收缩压在 18.8~21.2kPa(141~159mmHg)和舒张压在 12.1~12.7 kPa(91~95mmHg)之间者为是。

(3)确诊高血压:收缩压达到或超过 21.3kPa(160mmHg)和舒张压达到或超过 12.7 kPa(95mmHg)者为是。

二、病因病机

(1)情志不遂:忧郁恼怒太过,使肝气郁结,气郁化火,风阳易动而致眩晕。

(2)年高肾亏:年高、多病、体虚、房劳过度,使阴精亏虚,髓海空虚,清窍失养而眩晕。

(3)病后体虚:久病体虚、忧思劳倦、失血,使脾胃虚弱,气血乏源,气虚清阳不升,血虚清窍失养而眩晕。

(4)饮食不节:嗜酒无度、过食肥甘,损伤脾胃,痰湿内生,痰阻中焦,清阳不升而发眩晕。

(5)跌打损伤,瘀血内阻:跌仆坠损,头脑外伤,使瘀血停留,阻滞经脉,气血不能上荣,清窍失养而眩晕。

三、辨证分型

1.肝阳上亢

主证:眩晕,耳鸣,头目胀痛,口苦,失眠多梦,遇烦劳郁怒而加重,甚则仆倒,颜面潮红,急躁易怒,肢麻震颤。

舌脉:舌红苔黄,脉弦或数。

治法:平肝潜阳,清火熄风。

方药:天麻钩藤饮加减。

2.肾精亏损

主证:眩晕日久不愈,精神萎靡,腰酸膝软,少寐多梦,健忘,两目干涩,视力减退;或遗精滑泄,耳鸣齿摇;或颧红咽干,五心烦热;或面色㿠白,形寒肢冷。

舌脉:舌红少苔,脉细数;舌淡嫩,苔白,脉弱尺甚。

治法:滋养肝肾,益精填髓。

方药:左归丸加减。

3.气血虚弱

主证:眩晕动则加剧,劳累即发,面色㿠白,神疲乏力,倦怠懒言,唇甲不华,发色不泽,心悸少寐,纳少腹胀。

舌脉:舌淡苔薄白,脉细弱。

治法:补益气血,调养心脾。

方药:归脾汤加减。

4.痰湿中阻

主证:眩晕,头重昏蒙,或伴视物旋转,胸闷恶心,呕吐痰涎,食少多寐。

舌脉:舌苔白腻,脉濡滑。

治法:化痰祛湿,健脾和胃。

代表方:半夏白术天麻汤加减。

5.瘀血阻窍证

主证:眩晕,头痛,健忘,失眠,心悸,精神不振,耳鸣耳聋,面唇紫暗。

舌脉:舌暗有瘀斑,脉涩或细涩。

治法:祛瘀生新,活血通窍。

方药:通窍活血汤加减。

四、西医治疗

1.利尿药

氢氯噻嗪	12.5mg	每日 1~2 次(噻嗪类利尿药)
氯噻嗪	25~50mg	每日 1 次(噻嗪类利尿药)
螺内酯	20~40mg	每日 1~2 次(噻嗪类利尿药)
氨苯蝶啶	50mg	每日 1~2 次(潴钾利尿剂)
阿米洛利	5~10mg	每日 1 次(潴钾利尿剂)
呋塞米(速尿)	20~40mg	每日 1~2 次(襻利尿剂)
吲达帕胺	1.25~2.5mg	每日 1 次(噻嗪类利尿药)

特点:降压起效较平稳,缓慢,持续时间较长,作用持久,服药2~3后作用达高峰,适用于轻、中度高血压,对盐敏性高血压,合并肥胖或糖尿病,更年期女性和老年人有较强的降压效果,能增强其他降压药的疗效,不良反应有乏力,痛风者禁用,保钾排钠剂不宜与ACEI合用,肾功能不全者禁用,襻利尿剂用于肾功能不全。

2.β受体阻滞剂

普萘洛尔	10~20mg	每日2~3次(β阻滞剂)
美托洛尔	25~50mg	每日2次(β阻滞剂)
阿替洛尔	50~100mg	每日1次(β阻滞剂)
倍他洛尔	10~20mg	每日1次(β阻滞剂)
比索洛尔	5~10mg	每日1次(β阻滞剂)
卡维地洛	12.5~25mg	每日1~2次(α,β阻滞剂)
拉贝洛尔	100mg	每日2~3次(α,β阻滞剂)

特点:起效较迅速,强力,各药持续时间有差异,适用于各种不同严重程度高血压,特别是快心率的中青年患者,合并心绞痛患者,对老年高血压疗效较差,不良反应有心动过缓,乏力,四肢发冷,对急性心力衰竭,支气管哮喘,病态窦房结综合征,房室传导阻滞,外周血管病者禁用。

3.钙通道阻滞剂(CCB,钙拮抗剂)

硝苯地平	5~10mg	每日3次(二氢吡啶类)
硝苯地平控释片	30~60mg	每日1次(二氢吡啶类)
尼卡地平	40mg	每日2次(二氢吡啶类)
尼群地平	10mg	每日2次(二氢吡啶类)
非洛地平缓释剂	5~10mg	每日1次(二氢吡啶类)
氨氯地平	5~10mg	每日1次(二氢吡啶类)
拉西地平	4~6mg	每日1次(二氢吡啶类)
乐卡地平	10~20mg	每日1次(二氢吡啶类)
维拉帕米缓释剂	240mg	每日1次(非二氢吡啶类)
地尔硫䓬缓释剂	90~180mg	每日1次(非二氢吡啶类)

特点:起效迅速,强力,降压疗效和降压幅度较强,疗效与剂量成正比,疗效的个体差异较小,与其他类型降压药联合治疗有增强作用,除心力衰竭外较少有禁忌证,对老年患者降压效果较好,非甾体抗炎药物不受干扰,对嗜酒患者也有显著降压作用,可用于合并糖尿病,冠心病和外周血管病患者,长期使用有抗动脉粥样硬化作用,不良反应是引起心率增快,面部潮红,头痛,下肢水肿,非二氢吡啶对心力衰竭、窦房结功能低下、心传导阻滞者禁用。

4.血管紧张素转换酶抑制剂(ACEI)

卡托普利	12.5~50mg	每日2~3次(ACEI)
依那普利	10~20mg	每日2次(ACEI)
贝那普利	10~20mg	每日1次(ACEI)
赖诺普利	10~20mg	每日1次(ACEI)
雷米普利	2.5~10mg	每日1次(ACEI)
福辛普利	10~20mg	每日1次(ACEI)

| 西拉普利 | 2.5~5mg | 每日 1 次(ACEI) |
| 培哚普利 | 4~8mg | 每日 1 次(ACEI) |

特点:起效缓慢,逐渐增强,在 3~4 周达最大作用,限制钠盐摄入或联合利尿剂可使起效迅速和作用增强,对肥胖、糖尿病和靶器官受损的高血压者具有较好的疗效,尤适用于伴心力衰竭、心肌梗死后,糖尿病患者不良反应是有刺激性干咳和血管性水肿、高血钾症、妊娠和双侧肾动脉狭窄者禁用,血肌苷超过 3mg 使用需谨慎。

5.血管紧张素Ⅱ受体阻滞剂(ARB)

氯沙坦	50~100mg	每日 1 次(ARB)
缬沙坦	80~160mg	每日 1 次(ARB)
伊贝沙坦	150~300mg	每日 1 次(ARB)
替米沙坦	40~80mg	每日 1 次(ARB)
坎地沙坦	8~16mg	每日 1 次(ARB)

特点:起效缓慢,但持久而平稳,在 6~8 周达最大作用,作用持续时间达 24 小时以上。限制钠盐摄入或联合利尿剂可使疗效明显增强, 治疗剂量窗较宽, 疗效与剂量增大而作用增强。本类药直接与药物有关的不良反应少,ARB 的治疗对象和禁忌证与 ACEI 相同,是后者不良反应的替换药。

6.复合制剂

北京降压 0 号,珍菊降压片,复方降压片等。

五、心理治疗

1.心理疗法

(1)澄心静志:《内经》强调"恬淡虚无,真气从之""精神内守,病安从来"。澄心静志就要求静坐或静卧,内忘思虑,外息境缘,保持"精神内守"。扫除一切思想杂念,抛弃一切恩怨慕恋,不为病痛所扰,使精神清静宁谧,则真气自然从之,而病气逐渐衰去。

(2)移情易性:排遣情思,改易心志。分散患者对疾病的注意力,使思想焦点从病所转移到他处;通过有益的工余活动如养鱼、栽花等排除患者内心杂念,改变其错误的认识与不良情绪;或改变不健康的生活习惯与思想情操。

(3)心理疏导:通过认真接受患者的诉说,了解病情,给予积极的支持,改善患者对疾病的认识,帮助患者理解疾病转归和掌握应对方法,以增强战胜疾病的信心。指导患者改变不良生活习惯,改善膳食的结构,促进病情好转。

(4)放松训练:指导患者做放松训练。这种方法能使患者心身舒畅,肌肉松弛,具有稳定持久的降压作用。

2.导引吐纳疗法

(1)放松功、保健功治疗风眩,要力求达到心静体松。身心放松有利于消除紧张状态,缓解人体对外界不良刺激的反应, 宁心入静有利于加强和改善大脑皮层兴奋和抑制过程相互转化的能力,使紊乱的皮层机能活动获得积极的调整,使之处于最佳工作状态,从而恢复机体阴阳动态平衡,取得治病的功效。

(2)操作要点:①练功姿势取平坐式或站式,体力不支者可选择仰卧式。②初学者以三线放松法为主,每次练习先做叩齿、搅海、咽津等诱导功,然后按三线放松法,最后以五指梳头、鸣天鼓、搓手浴面结束练习。时间约30分钟,每天1~2次。③取自然呼吸,呼气时配合默念"松"。意守部位以"涌泉""下丹田"等部位为主,并以"向下"的意念加以诱导。④肝阳上亢明显者,可在收功后加擦脚底心(涌泉穴),左右交替,各100~200次。⑤练习3个月左右,熟练掌握三线放松法后,可改练分段放松法或整体放松法,逐步减少放松时间,增加意守时间。

3.音乐疗法

音乐疗法适用于忧郁恼怒日久,导致气血逆乱,上扰清窍之风眩。以肝阳上亢为主者,宜选徵调音乐以泻之。肝肾阴虚明显者,当选羽调水性音乐治之,如轻快、柔美、舒展的乐曲。每日治疗1次,每次30分钟。

总之,由于风眩多因七情过极诱发或加重,与患者急躁易怒或精神抑郁、情绪不宁的性格心理特点关系密切,故心理治疗舒缓情绪,宁心安神,并根据患者性格、心理特征,采取相应的心理治疗手段,对风眩的治疗具有重要的作用。如心理治疗的语言疏导、移情易性、以情胜情松弛疗法、催眠暗示、音乐疗法等,均可消除患者紧张与焦虑情绪,从而达到治疗的目的。另外,加强性格情操的修养,克服急躁易怒或内向抑郁情绪,避免七情过极,培养自己遇事沉着冷静或开朗积极的处事态度,通过心理和行为纠正,改善不良人格特征,以及减轻脑力劳动强度和紧张性等,常可避免风眩的形成和加重。临床还要注意适当的体育活动,伙食调理,中西医结合运用药物辨证施治及对症处理。

六、诊治案例

刘先生,男,50岁,工人,患者自诉食欲缺乏、乏力、肝区不适,伴头眩目胀。原有慢性乙肝史近10年,糖尿病史5年,高血压史多年,长期服用二甲双胍和降压药;肝功能反复波动。曾在多家医院治疗,病情未见改善。平时空腹血糖8~16μmol/L,血压160/100mmHg,持高不下,B超提示肝硬化,口服降糖降压药疗效差。视其舌质紫苔薄白,脉弦。

诊断:高血压、糖尿病。

治法:以益气健脾、滋补肝肾、活血软坚为主。

处方:黄芪30g,知母15g,苍白术各15g,泽泻15g,枸杞子15g,生地20g,牛膝15g,仙灵脾20g,当归10g,丹参15g,鸡内金10g,炒枳实12g,赤白芍各15g,水煎服,每日1剂,每日2次。

治疗效果:患者自诉药后血压稳步下降,现已正常,空腹血糖在7~8μmol/L,无特殊不适感。效不更方,治法同前,停用降压药。连续治疗2个月。连续治疗两个月后复诊,患者诉血压一直稳定正常。

后期跟踪:患者告之近三月来,虽停用降压药,但血压一直稳定在正常范围内,血糖也较稳定,无不适感,并能正常从事工作。

第三节　心律失常(心悸怔忡)

25岁的小张身体一向还不错,但最近参加了公务员考试,在体检环节出了问题,心电图检查时发现了心律失常,医生对他说可能是紧张闹的。紧张为何会让心律失常?

专家解释说,因为心脏有个"司令部"叫窦房结,它负责发出电信号。一旦它出了问题,心律就不正常了。虽说是由其细胞的内在生理功能决定的,但它还受到交感神经和副交感神经的影响。过度紧张会让人处于应激状态,而应激会让交感神经兴奋、副交感神经抑制,进而影响到心跳的节律和频率。我们在生气或紧张时,常感到心跳加快,就是这个道理。

很久以来,人们就意识到不良情绪可导致各种心律失常,有时甚至是致命的恶性心律失常。这是因为精神压力强烈而持久,产生的抑郁和焦虑等负性情绪可激活下丘脑—垂体—肾上腺系统,能促使交感神经功能亢进,儿茶酚胺分泌增多,从而导致心肌细胞自律性异常增加,有可能诱发各种心律失常。此前,美国科学家曾经公布的一项研究结果也证实:"当人非常愤怒或感到十分紧张时,其心律会处在一种可以危及生命的不规则状态。"

在繁忙的工作中、熬夜的加班中、通宵达旦的游戏中、都会出现心脏的异常跳动。而由各种原因或疾病引起心脏的异常跳动,均称为心律失常。

一、疾病概述

（一）概念

心率失常是指心脏冲动的起源部位、心搏频率和节律以及冲动传导的任一异常而言。在正常情况下,心跳的节律应该是规律和整齐的,成人心跳为每分钟 60~100 次。当心跳失去原有的节律性,变得过慢、过快或者快慢不一、强弱不均时,医学上称为心律失常。

它属于中医的心悸范畴,是指患者自觉心中悸动、警惕不安、甚则不能自主的一种病证,临床一般多呈发作性,每因情志波动或劳累过度而发作,且常伴胸闷、气短、失眠、健忘、眩晕、耳鸣等证。病情较轻者为惊悸。病情较重者为怔忡。

（二）常见病因

（1）新陈代谢异常:体内电解质（例如:钾,钠,钙）不平衡,内分泌失调（例如:甲状腺功能亢进）。

（2）情绪:尤其在情绪激动时,因影响内分泌系统会产生心律不齐。

（3）心脏病:缺血性心脏病（冠状动脉疾病）,风湿性心脏病,心肌炎,心肌病变及先天性心脏病等。

（4）药物:除了部分的药物可能会引起心律不齐外,咖啡中的咖啡因,香烟中的尼古丁,及酒精,到一定的剂量时,也会造成心律不齐。

（三）发病情况

心律失常是十分常见的,人的一生之中难免出现,许多疾病和药物都可引起和诱发心律失常。目前,心律失常的发病率尚无确切的统计。据有关资料对各种心律失常发病率进行比较表明,其中窦性心律不齐发病率最高,为 25%~27%,窦性心动过速次之,为 20%~22%,窦性心动过缓为 13%~15%,室性过早搏动为 14%~16%,房性过早搏动为 5%~7%,心房颤动为 11%~15%,房室传导阻滞为 5%~7%,其他各种心律失常约 5%~8%。在临床上各种心律失常可单独出现,也可同时出现,其表现形式较为复杂。

（四）临床表现

很多心律不齐都没有任何症状。如果有症状,一般为下面几种:

（1）心悸（一种患者自身能够感觉到的心跳变快加重）。

（2）心跳缓慢。

（3）不规则心跳。

(4)心跳之间心脏暂停。

严重疾病引起的心律不齐,多伴有一些症状,常见有头晕、胸闷、胸痛、气急、多汗、颜面苍白、四肢发冷、抽搐、昏迷等。轻微的心律不齐仍可以照常工作和学习。

(五)相关检查

(1)心电图检查:必要时记录 24 小时心电活动。

心电图可区分快速性心律失常,缓慢性心律失常;识别过早搏动的性质,为房性早搏、结性早搏、室性早搏、阵发性室上性心动过速及室性心动过速,判断Ⅰ度、Ⅱ度、Ⅲ度房室传导阻滞,心房扑动与心房颤动,心室扑动与心室颤动,病态窦房结综合征及预激综合征等。24 小时动态心电图监测能发现短暂、隐性的心律失常、评价患者活动、症状与心律失常的关系,鉴别良性与恶性心律失常,观察药物的作用。

(2)心脏超声心动图检查、测量血压、X 线胸部片:有助于明确诊断。

(3)动态心电图监测:有助于诊断有无心律失常。

(4)心室晚电位检测:判断缺血性心脏病与心梗后恶性心律失常与猝死。

二、病因病机

(一)体质素虚

禀赋不足,素质虚弱,或久病失养导致耗伤心之气阴,气血阴阳亏乏,脏腑功能失调,致心神失养。

(二)饮食劳倦

嗜食膏粱厚味、煎炸炙煿导致蕴热化火生痰,痰火上扰心神。或劳倦太过伤脾,脾虚生化之源不足导致心血虚少,心失所养,神不潜藏。

(三)七情所伤

平素心虚胆怯,突遇惊恐导致忤犯心神。心神动摇,不能自主,或长期忧思不解导致心气郁结,阴血暗耗,不能养心,或化火生痰导致痰火扰心,心神失宁。

(四)感受外邪

风寒湿三气杂至,合而为痹,痹证日久,复感外邪,内舍于心,痹阻心脉,心血运行受阻。风寒湿热之邪,由血脉内侵于心导致耗伤心气心阴。或温病、疫毒也可灼伤营阴,心失所养。

(五)药食不当

药物过量或毒性较剧导致耗伤心气,损伤心阴。或用药失当,如补液过快、过多导致心脏功能失调,气血阴阳紊乱。

三、辨证论治

1.心血不足证

主证:心悸气短,头晕目眩。失眠健忘,面色无华,倦怠乏力,纳呆食少。

舌脉:舌淡,苔薄白;脉细弱。

治法:补血养心,益气安神。

方药:归脾汤加减。

2.心虚神祛

主证:心悸不宁,善惊易恐,坐卧不安。不寐或寐多梦而易惊醒,恶闻声响,食少纳呆。

舌脉:舌淡,苔薄白,脉细略数或细弦。

治法:镇惊定志,养心安神。

方药:安神定志丸加减。

3.阴虚火旺

主证:心悸易惊,心烦失眠,五心烦热,口干,盗汗,思虑劳心则症状加重。耳鸣腰酸,头晕目眩,急躁易怒。

舌脉:舌红少津,苔少或无,脉细数。

治法:滋阴清火,养心安神。

方药:天王补心丹合朱砂安神丸加减。

4.心阳不振

主证:心悸不安,胸闷气短,动则尤甚。面色苍白,形寒肢冷。

舌脉:舌淡苔白,脉虚弱或沉细无力。

治法:温补心阳,安神定悸。

方药:桂枝甘草龙骨牡蛎汤合参附汤。

5.水饮凌心

主证:心悸眩晕,胸闷痞满,渴不欲饮,小便短少。下肢水肿,形寒肢冷,伴恶心、欲吐、流涎。

舌脉:舌淡胖,苔白滑,脉弦滑或沉细而滑。

治法:振奋心阳,化气行水,宁心安神。

方药:苓桂术甘汤加减。

6.瘀阻心脉

主证:心悸不安,胸闷不舒,心痛时作,痛如针刺。唇甲青紫。

舌脉:舌质紫暗或有瘀斑,脉涩或结或代。

治法:活血化瘀,理气通络。

方药:桃仁红花煎合桂枝甘草龙骨牡蛎汤。

7.痰火扰心

主证:心悸时发时止,受惊易作,胸闷烦躁。失眠为梦,口干苦,大便秘结,小便短赤。

舌脉:舌红,苔黄腻,脉弦滑。

治法:清热化痰,宁心安神。

方药:黄连温胆汤加减。

四、西医治疗

1.电击

心律不齐发生时,若引起心输血量减少,造成休克或准休克状况,医生就会使用去颤器(一种医学电击仪器),在患者胸部电击,使心脏恢复正常心跳。

2.心律调节器

它的做法是将一根电极线置于在心脏的表面或右心室内,另外一端接上一个电池(含感应器),当心跳慢到一定程度或停止时,感应器便可发出电波,刺激心脏产生跳动,这是专门用来治疗心脏传导阻滞的。另外一种调节器是针对心跳过速时使用的,它的作用就好像体外电击一样。心律整调节器的电池通常置放在胸部锁骨下或腹部的皮下组织,电池的寿命在10

年以上,若电用完了,只要手术将电池更换即可。装置心律调节器的患者需避免与高压电、电磁波接近,使用手提电话时,避免将手机靠近电池的位置,以免影响心律调节器的功能。

3.药物治疗

阿托品——阻滞 M 胆碱受体,解除迷走神经对心脏抑制。

异丙肾上腺素——兴奋窦房结,改善心脏传导,增强心室的自律性。

烟酰胺——目前认为是一种慢通道阻滞剂。

氨茶碱——提高窦房结功能,使窦性心律增加,房性心律失常可能被抑制。

硝苯地平——减少周围血管阻力,反射性引起交感神经兴奋,而使心率增快。

药物可使心跳恢复正常,或减少心跳不规则的频率,但通常只能控制,不一定能根治。

4.手术

经电气生理学检查后,有些心律不齐可经由心导管行电烧手术,将心律不齐的源头或天生的异常神经烧掉,以达到根治的目的。WPW 症候群及阵发性及心室上心跳过速,常常可使用这种方法来治疗,成功率可达 95%,失败的原因通常是没完全将异常神经组织烧掉,或别处还有异常,但检查时没有察觉。

5.射频消融

经桡动脉穿刺介入导管射频消融术(RA-介入导管射频消融术)是一种微创的心律不齐治疗方式,通过进行生理电检查后找到存在异常电波传导的路径,通过使用高频电流瞬间烧焦传导异常电波的组织,消除异常生理电传导,从而达到治疗心律不齐的目的。中国心脏介入治疗中心专家指出,经桡动脉穿刺进行射频消融后,患者需要积极地配合医生做好术后的相关护理工作,避免带来不必要的伤害。

6.其他

通常心律不齐都有一些潜在原因,所以要治疗心律不齐,需同时治疗潜在的疾病,此外,戒烟,戒酒。不喝含咖啡因的饮料(如咖啡、可乐),放松情绪,对心律不齐的控制也有帮助,此外,有医学报导说心律不齐与吃槟榔有关,若有此习惯的患者,也应戒槟榔。

五、心理治疗

(一)心理疗法

1.情志调养

经常保持心情愉快,精神乐观,情绪稳定,避免情志为害,减少发病。尤其心虚胆怯,心火内动及痰火扰心等引起的心悸,应避免惊恐及忧思恼怒等不良刺激。

2.认知疗法

多次与患者交谈,细致观察,向患者讲解疾病知识,纠正患者一些错误认识(如多数患者都认为出现心律不齐就会有生命危险,基于此向患者解释不是所有心律失常都有高危险性,即使危险性高的心律失常经过有效治疗,可明显降低危险性,并且焦虑、紧张可加重及诱发疾病发作及使病情加重)。使患者树立积极的人生观,能够达观地对待疾病。鼓励患者积极参加力所能及的老年人集体活动,把注意力从自身疾病上转移到各种有益的文体活动上。

3.松静疗法

主要做法为患者坐或躺在床上,休息 10 分钟,播放松静语言音乐诱导磁带,每次30分钟,每日 1 次,连续 7 天为 1 个疗程。使患者出现松弛反应,做到肌肉放松,内脏放松,精神心理放松。

4.惊恐与心悸

惊恐发作是焦虑症的表现形式之一,在临床上并不少见,可在没有明显诱因的情况下突然起病,发病时症状除了有强烈的焦虑不安和恐惧、死亡恐惧、濒死感和自主神经功能紊乱外,都伴有明显的心悸感。研究发现在惊恐发作时患者的心血管症状往往是其最突出的症状,除了心前区痛或难受、呼吸困难、窒息感、咽喉梗死感,心悸是其最常见的症状。所以心悸在惊恐患者中普遍存在,不管有还是没有心动过速。

对恐惧症患者,仅仅依赖于药铒调理而不设法解脱其恐惧心理,亦往往难以奏效。同时,临床还需配合"以思胜恐"等心理治疗。医生如能针对其惊恐畏惧心理产生的原因,采取诱导方式开启其思,结合广其见闻等方法,定可帮助患者逐渐摆脱惊恐畏惧心理状态。

用系统脱敏疗法治疗恐惧症效果最佳,基本原理是鼓励患者接触他们所恐惧的事物或情景,反复练习直至取得完全适应。

5.自我催眠疗法

此疗法对治疗本病亦有效,即患者面对恐惧处境时,便自己保持松弛。催眠治疗主要针对恐怖内容,让患者想象自己处在恐怖对象或事物面前,使其逐渐消除恐怖心理。彻底的治疗要挖掘引起恐惧心理的因素,并给予分析解释;对儿童恐惧症,施行睡眠性催眠治疗。

(二)导引吐纳疗法

放松功的心身松弛,既有助于调和心神,又利于减低人体对七情刺激的不良反应;练功过程中要尽可能地避免情志刺激和用脑过度。上述功法每日练习 2 次,每次 30~40 分钟。

(三)音乐疗法

心悸因于恐伤肾者,当以思胜之。宜选用宫调土性音乐治疗。宫调式乐曲低重而沉静,有柔和、静穆的特性及抚慰的作用。对情志忧郁为主者,当以喜胜之,可选用徵调式火性音乐治疗。每日或隔日治疗 1 次,每次 30 分钟。

六、诊治案例

张某某,男,58 岁。主诉:心跳、胸闷、惊恐不安 6 个月,加重 1 个月。

病史:平素胆小怕事,半年前因车祸突受惊吓,感心慌,心跳,时有头晕,发作时心中不安易惊,恶闻人声。近一个月来病情加重,心跳不已,心烦,胸闷,头晕,食欲减退。

检查:舌红,苔黄腻,脉结代。

心电图:冠状动脉供血不足,心律不齐,频发性室性早搏。

诊断:心悸。

证型:痰火扰心证,为痰浊停聚,郁久化火,痰火扰心,心神不安。

治法:清热化痰,宁心安神。

主方:黄连温胆汤加减。

药物:橘红、制半夏、茯苓、枳实、竹茹、黄连、远志、龙齿、石菖蒲、甘草。服药 1 个月,患者痊愈。

{资料卡}

远离压力 保护心脏

压力可以伤害心脏吗?大量证据显示:没错,压力对心脏的正常运行有害。罗切斯特大学医学中心做身心研究的精神病学副教授凯西·海夫纳博士说:"研究显示,压力与其他传统上的主要危险因素相当。"下面是几个可以抗压和保护心脏的方法。

1.注重休闲

海夫纳指出减压技巧和运动,如冥想、太极等已被证实可以减压和增强免疫力。一项研究称,有规律的练习瑜伽的人对身体产生炎症的反应会减少。炎症是新兴的一种引发心脏病以及其他慢性病的元凶。"每天抽出一定的时间去关注自己的身体并完全地放松,不去想你身边的任何事情,对身体非常有益",田纳西大学健康科学中心的家庭医学助理教授约翰·西蒙斯说道。

2.与朋友交流

过多的独处不仅会影响精神健康,对心脏健康也不利。不管你是否已被确诊为心脏病,这都是适用的。一项研究证明,特别是女性,如果刚刚从心脏病发作中恢复过来,接受的社会支持又较少,就很容易再次诱发心绞痛。

3.忘掉完美

我们都知道那种不断追求完美的性格的人容易得心脏病。海夫纳说,这追根究底应归结为敌对。她说:"敌对曾被证实是A型性格的关键因素。敌对是一种对别人满是愤怒的行为。"研究表明,相对于高血压和肥胖,敌对是心脏病更明显的预兆。鉴于乐观已被证明可保护心脏,所以要开心并对未来充满期待。

4.不要心怀恨意。

心怀恨意不利于心脏健康。研究称,经常心怀恨意要比宽容的人经受更多的精神压力,心率也更高。西蒙斯说:"你会惊讶于恨意会在你的神经里扎根多深,能维持多久来吞噬你的内心。将它从你的脑子里驱除非常重要,这会让你继续前进并走出偏执。"

5.学会原谅

这也能帮助你拥有更好的人际关系,进而保护心脏。

"脾胃者,仓廪之官,五味出焉。"
　　　　　　　　　　　　　　　　　　　　　　　　　　——《素问·灵兰秘典论》

　　向自己的内在下工夫的关键不只是在辨识出自己的意念与情绪,更要让它们消融,在新的广阔空间中消失。这有很多技巧。最重要的是,不要专注于情绪的内容上,也不要只专注在引发这些情绪的原因与状况上,而是要追踪这些情绪到它们的根源。
　　　　　　　　　　　　　　　　　　　　　　　　——(法)让·弗朗索·勒维尔

　　意志坚强的人接受心理治疗的效果最好,他们对成长怀着一种神秘的渴望,可被视为一种了不起的资产和福佑。
　　　　　　　　　　　　　　　　　　　　　　　　　　　　——《与心灵对话》

第八章　消化系统心身疾病

第一节　消化性溃疡(胃痛)

　　庄小姐是一位年轻漂亮、举止优雅的白领,她工作起来雷厉风行,深得老板的赏识。然而,在接受强大工作挑战的同时,庄小姐也在默默忍受胃病的折磨,由于长期高度紧张的工作以及饮食的不规律,她常常会感到胃痛、恶心、"烧心感"及全身倦怠感等症状,整个人看起来憔悴不已,面色发黄,跟大妈一样。经深圳胃病医院胃肠专家诊断,她患了严重的胃病。

一、疾病概述

（一）概念

　　溃疡病,也称消化性溃疡,是指胃肠黏膜被胃液消化而形成溃疡。好发于胃及十二指肠,是常见病、多发病,多见于青壮年。临床呈慢性经过,易反复发作,发作时患者有周期性上腹部疼痛、反酸、嗳气等典型的临床特征,是一种常见心身疾病。它属于中医的胃痛范围。胃痛,又称胃脘痛,是指上腹胃脘反复发作性疼痛为主的症状,因其疼痛部位近心窝部,又称作"心痛""胃心痛"等。

　　据临床统计,十二指肠溃疡比胃溃疡多见,前者约占溃疡病的70%,后者约占25%,约5%的病例为胃和十二指肠同时发生的复合性溃疡。

（二）常见病因

1.生物理化因素

溃疡病发生的直接动因是胃肠黏膜的损伤因素与保护因素之间的失衡。

(1)胃液的消化作用:溃疡的形成是胃酸、胃蛋白酶自我消化的结果。它包括两个方面:

①胃肠黏膜屏障功能降低;②胃酸分泌增多。

(2)幽门螺杆菌感染:近年来,越来越多的事实证明,幽门螺杆菌的感染与溃疡病有密切的关系。幽门螺杆菌可分泌多种酶,破坏黏膜上皮细胞,使黏液分泌减少。同时还可释放一种血小板激活因子促使毛细血管内血栓形成,黏膜缺血,最终使黏膜屏障功能降低,有利于溃疡病的发生。有资料统计,有85%以上十二指肠溃疡患者,60%~75%的胃溃疡患者检出了幽门螺杆菌。近来有报道 O 型血的人群易患溃疡病,可能是幽门螺杆菌易于攻击表面限定有 O 抗原的细胞,引起感染而并发溃疡。值得注意的是,并非所有幽门螺杆菌感染的个体都会发生溃疡病。

(3)其他因素:胆汁反流、长期服用水杨酸类药物(如阿司匹林)、前列腺素的合成与释放障碍、高钙血症、不良生活方式如吸烟、酗酒、辛辣食物等通过刺激胃泌素引起胃酸分泌增加或降低黏膜的屏障功能,诱发或促进溃疡病的发生。

2.心理、社会因素

社会生活事件(如丧偶)、性格缺陷、情绪障碍、职业与环境等因素作用于个体,产生心理应激反应,使大脑皮质功能失调,自主神经和内分泌系统功能紊乱。

(三)发病情况

约有 10%的人群在其一生中患过本病。与种族、遗传、地理环境气候以及饮食习惯等因素有关。临床上、十二指肠溃疡较胃溃疡多见,据我国资料,二者之比约为 3:1。男性较多,男女之比为(3~4):1。

(四)临床表现

上腹部疼痛是本病的主要症状。多位于上腹部,也可出现在左上腹部或胸骨、剑突后,常呈隐痛、钝痛、胀痛、烧灼样痛。胃溃疡的疼痛多在餐后 1 小时内出现,经 1~2 小时后逐渐缓解,直至下餐进食后再复现上述节律。部分患者可无症状,或以出血、穿孔等并发症作为首发症状。

(五)检查

1.内镜检查

内镜下溃疡可分为 3 个病期:

(1)活动期:溃疡基底部蒙有白色或黄白色厚苔,周围黏膜充血、水肿,或周边黏膜充血、水肿开始消退,四周出现再生上皮所形成的红晕。

(2)愈合期:溃疡缩小变浅,苔变薄,四周再生上皮所形成的红晕向溃疡围拢,黏膜皱襞向溃疡集中,或溃疡面几乎为再生上皮所覆盖,黏膜皱襞更加向溃疡集中。

(3)瘢痕期:溃疡基底部白苔消失,呈现红色瘢痕,最后转变为白色瘢痕。

2.X 线钡餐检查

可见龛影及黏膜皱襞集中等直接征象。单纯痉挛、激惹现象等间接征象。

二、病因病机

(1)寒邪客胃:外感寒邪,内客于胃,寒主收引,致胃气不和而痛。

(2)饮食不节:过饥过饱,食无定时,致胃失和降,也有过食肥甘,喜好辛酸,恣饮热酒煎薄,内生湿热,也用虫积痛。

(3)情志失调:若忧思恼怒,气郁伤肝,肝气横逆,势必克脾犯胃,致气机阻滞,胃失和降而为痛。肝气久郁,既可出现化火伤阴,又能导致瘀血内结,病情至此,则胃痛加重,每每缠绵难愈。

(4)劳倦体虚久病:脾阳不足,则寒自内生,胃失温养,致虚寒胃痛;如脾润不及,或胃燥太过,胃失濡养,致阴虚胃痛。阳虚无力,血行不畅,涩而成瘀,可致血瘀胃痛。

三、辨证论治

1.肝气犯胃

主证:胃脘胀痛,连及两胁,或串走不定,发作或加重与情绪变化有关。面色萎黄少泽,情绪不稳定,睡眠不佳,纳呆。

舌脉:舌苔白,脉弦滑。

治法:疏肝理气和胃。

方药:柴胡疏肝散加减。

2.肝胃郁热

主证:胃脘灼痛,痛势急迫。烦躁易怒,口干口苦,泛酸嘈杂。

舌脉:舌黯红或边尖黯红,苔黄,脉弦滑或弦数。

治法:清肝泄热和胃。

方药:丹栀逍遥散。

3.气滞血瘀

主证:胃脘疼痛,状如针刺,痛有定处而拒按。久病,或有吐血,黑便史,面色晦暗,或内镜下可见糜烂,渗血,溃疡等。

舌脉:舌质黯,或有瘀点,瘀斑,苔白。脉涩或弦。

治法:活血化瘀。

方药:失笑散合丹参饮。

四、西医治疗

1.抑制胃酸分泌药物

(1)抗酸药

药理作用:快速中和胃酸,缓解疼痛,降低胃蛋白酶活性,促溃疡愈合,促进内源性前列腺素合成。

常用药物:可溶性:碳酸氢钠。

不可溶性:氢氧化铝。

复合性:胃舒平等。

服用方法:4 次/日,餐后及睡前服。

(2)抗胆碱能药

药理作用:阻断乙酰胆碱引起的胃酸分泌。

药物:哌仑西平。

选择性拮抗胃黏膜 M1 受体。

不良反应:多见,可延迟胃排空,不宜用于胃溃疡。

(3)H2 受体拮抗剂(H2RA)

药物	抑酸强度	用法
西咪替丁	1	400mg bid,800mg hs
雷尼替丁	4~10	150mg bid,300mg hs
法莫替丁	20~50	20mg bid,40mg hs
尼扎替丁	4~10	150mg bid,300mg hs

疗程:4~6周,GU6~8周。

(4)质子泵抑制剂(PPI)

药物	用法
奥美拉唑(omeprazole)	20 mg qd
兰索拉唑(lansoprazole)	30 mg qd
潘托拉唑(pantoprazole)	40 mg qd
雷贝拉唑(rabeprazole)	10 mg qd
埃索美拉唑(esomerprazol)	20 mg qd

疗程:DU2~4周,GU4~6周。

2.保护胃黏膜药物

(1)硫糖铝(sucralfate):①机理:覆盖于溃疡表面;促进内源性前列腺素合成;刺激表皮生长因子分泌。②用法:1g qid 餐前和睡前服,疗程 4~8 周。③副作用:便秘。

(2)枸橼酸铋钾(CBS):①机理:覆盖于溃疡表面;促进 PGE 合成及 HCO_3^- 分泌;吸附表皮生长因子;杀灭 Hp。②用法:120mg qid 餐前和睡前服,疗程 4~8 周。③副作用:便秘;舌苔、大便染黑;蓄积中毒。

(3)前列腺素(PGE):米索前列醇。①机理:抑制胃酸分泌;刺激黏液和碳酸氢盐的分泌;促进上皮细胞 DNA 合成;增加黏膜血流。②用法:200mg qid,疗程 4~8 周。③副作用:腹痛、腹泻。

(4)其他(胃复安、吗丁啉):①机理:能促进胃排空和增加胃黏膜血流量,增强幽门括约肌张力,防止胆汁反流,适用于胃溃疡。②用法:剂量为 10mg,每日 3~4 次,餐前半个小时或睡前服。③副作用:本药不宜与抗胆碱药物同用。

3.根除 Hp 治疗

适应证:有 Hp 感染者。

常用药物:

(1)胶体铋 CBS。

(2)抗生素:克拉霉素、羟氨苄青霉素、甲硝唑、四环素。

4.胃溃疡引起的上消化道出血

可表现为呕血或便血。应立即到医院就诊。止血措施主要有:①H2 受体拮抗剂或质子泵抑制剂(PPI),提高并维持胃内 pH 值;②内镜下止血;③手术治疗;④介入治疗。

5.胃溃疡患者的自我保健

胃溃疡是多发病、慢性病,易反复发作,呈慢性经过,因而要治愈胃溃疡,需要一个较为艰难持久的历程。患者除了配合医护人员进行积极治疗外,还应做好自我保健。

(1)必须坚持长期服药:由于胃溃疡是个慢性病,且易复发,要使其完全愈合,必须坚持长期服药,切不可症状稍有好转便骤然停药,也不可朝三暮四,服用某种药物刚过几天,见病状未改善,又换另一种药。一般来说,一个疗程要服药 4~6 周,疼痛缓解后还得巩固治疗 1~3 个月,甚至更长时间。

(2)避免精神紧张:胃溃疡是一种典型的心身疾病,心理因素对胃溃疡影响很大。精神紧张、情绪激动,或过分忧虑对大脑皮层产生不良的刺激,使得丘脑下中枢的调节作用减弱或丧失,引起自主神经功能紊乱,不利于食物的消化和溃疡的愈合。保持轻松愉快的心境,是治愈胃溃疡的关键。

(3)讲究生活规律,注意气候变化:胃溃疡患者生活要有一定规律,不可过分疲劳,劳累过度不但会影响食物的消化,还会妨碍溃疡的愈合。溃疡患者一定要注意休息,生活起居要有规律。溃疡病发作与气候变化有一定的关系,因此溃疡患者必须注意气候变化,根据节气冷暖,及时添减衣被。

(4)注意饮食卫生:不注意饮食卫生、偏食、挑食、饥饱失度或过量进食冷饮冷食,或嗜好辣椒、浓茶、咖啡等刺激性食物,均可导致胃肠消化功能紊乱,不利于溃疡的愈合。注意饮食卫生,做到一日三餐定时定量,饥饱适中,细嚼慢咽,是促进溃疡愈合的良好习惯。

(5)避免服用对胃黏膜有损害的药物:有些药物,如阿司匹林、地塞米松、强的松、消炎痛等,对胃黏膜有刺激作用,可加重胃溃疡的病情,应尽量避免使用。如果因疾病需要非得要服用,或向医生说明,改用他药,或遵医嘱,配合些其他辅助药物,或放在饭后服用,减少对胃的不良反应。

(6)消除细菌感染病因:以往认为胃溃疡与胃液消化作用有关,与神经内分泌机能失调有关,因而传统疗法是制酸、解痛、止痛。近年据有关学者研究发现,有些胃溃疡是由细菌感染引起的,最常见的是幽门螺杆菌。这类患者必须采用抗生素治疗。

五、心理治疗

1.心理疗法

(1)乐观和畅法

以乐观豁达的态度对待人生,以开朗豪放的情怀处理世事,从而保持心情和顺畅快,及时消除不良情绪,遇事多思其有利的一端,待人多念其友善的一面。

充分估计自己的能力,不仅有利于人际交往,更能使心神恬愉安泰。另外,多闻令人愉快之事,多交性格开朗之人,从中受其感染。

(2)认知疗法

胃疡患者社会生活事件变化明显多于正常人,并多有一些不良习惯如吸烟,这些都是诱发胃疡的因素。在治疗中要结合临床症状,给予恰当的解释,让患者了解病情本质及发病过程,明了本病与情绪障碍的关系。注意生活规律,做到劳逸结合,避免过度劳累和精神紧张,改变不良习惯,改善认识,通过自我训练,从根本上矫治不良个性特征,促进康复,防止复发。

2.导引吐纳疗法

(1)功法:内养功、保健功。

(2)操作要点:①练功姿势以卧式为主,体质尚好者,可结合平坐式。按一般要求调整好身体姿势。②行保健功叩齿 18 次,搅海左右各 3 次,漱津 3 次,然后将津液分为三小口慢慢咽下,随着吞咽动作,自感有一股热流直达小腹部。③行整体放松法 5 分钟,未掌握放松要领之前,不可进行下面的练习。④内养功停闭呼吸训练。按照第一种呼吸法"吸—停—呼"的呼吸方式,呼吸过程中,结合默念字句和舌体起落,所念字数从 3 个字开始。具体操作方法为:吸气时意想气吸入丹田,舌尖抵上颚,同时默念第一个字;以默念"自己静"三字为例。——吸气时默念"自"字,舌尖抵上腭。接着闭气,不呼不吸,舌体不动,默念第二个字;——默念"己"字,舌尖仍抵上腭不动。接着呼气,意想气至丹田呼出,同时舌体落下,并默念剩余的字。——呼气时默念"静"字。舌尖随之落下。如此反复练习,逐步达到 30~60 分钟。⑤接上步,两手搓热并重叠,以掌面直接置于胃脘部皮肤表面,呈逆时针方向轻快摩动,至腹部透热为度。按照上述方法进行练习,每天 2~4 次。

3.音乐疗法

胃痛与肝、脾、胃之脏腑功能失调关系密切。然无论木旺、土虚,均可用流畅舒展的徵调火性音乐进行治疗,泻子补母皆相宜。每日 1 次,每次 30 分钟。

七、诊治案例

案例:李某,男,40 岁。有慢性胃溃疡病史 3 年,胃痛时作时止,5 天前因饮食不调而引发胃脘部疼痛。刻诊:胃脘疼痛,绵绵不止,喜暖喜按,遇冷加重,神疲乏力,面色不华,四肢欠温,食少便溏,舌质淡嫩,苔薄白,脉沉细弱。

诊断:胃脘痛。

辨证:中焦阳气虚衰,阴寒内生,脉络失于温养。

治宜:温中健脾、散寒止痛。

方用:

黄芪健中汤加味:炙黄芪 30g,桂枝 10g,炒白芍 20g,炙甘草 6g,荜澄茄 6g,高良姜 10g,生姜 12g,大枣 7 枚,饴糖 30g。水煎服,每日 1 剂。服药 6 剂,诸证已去大半,继以此方加减调治临床治愈。

第二节　肠道易激综合征(泄泻)

小何的妈妈经常反复便秘和腹泻,便秘时三四天排 1 次大便,最长时 1 个星期才排 1 次;但有时又连续腹泻,1 天 3~4 次。去医院检查后,医生告诉小何,他妈妈患的是肠易激惹综合征。肠易激综合征是一种常见的消化系统疾病,该病发病率女性高于男性,尤以白领阶层居多,爱运动人群发病率很少。其主要分为腹泻型、便秘型两种。便秘型肠易激综合征主要表现为大便干燥,想便时,迟迟解不下,腹部肿胀疼痛、肠道痉挛。腹泻型肠易激综合征则表现为大便稀,一天排便三次以上,有时,自己控制不了。专家说,根据临床经验,肠易激综合征的致病因素很多,诸如精神因素、生活工作压力大、高强度工作、不良生活习惯等。

一、疾病概述

(一)概念

肠道易激综合征(irritable bowel syndrome,IBS)又称为痉挛性结肠或结肠激惹综合征。这是临床上最常见的一种肠道功能性疾病,是以一种特殊病理生理基础的、独立性的肠功能紊乱性疾病。其特征是肠道壁无器质性病变,但整个肠道对刺激的生理反应有过度或反常现象。表现为腹痛、腹泻或便秘或腹泻与便秘交替,有时粪中带有大量黏液。精神、饮食、寒冷等因素可诱使症状复发或加重。它属于中医泄泻范畴,泄泻是指排便次数增多,粪质稀薄或完谷不化,甚至泻出如水样的病证。大便溏薄而势缓者为泄,大便清稀如水而势急者为泻。

(二)病因

一般的病因是机体应激反应与心理因素相互作用的结果,不同的个体都可能涉及遗传、环境、心理、社会和胃肠感染等因素,导致胃肠动力改变、内脏高敏感、脑—肠轴相互作用的紊乱、自主神经和激素的变化等,伴有精神障碍(如恐慌、焦虑、创伤后应激紊乱等)、睡眠障碍和心理应对障碍的患者,应激性生活事件常可导致症状的加重,但对心理因素与IBS之间的确切联系还不十分清楚。

WHO的CIOMS提出:IBS是适应精神紧张和刺激而产生的一种肠功能障碍的肠运动性疾病,精神心理障碍是肠易激综合征发病的重要因素。引起肠易激综合征的原因现在仍不明确,主要是胃肠动力学异常、内脏感知异常、精神因素、食物不耐受等。较多专家认为精神心理障碍是肠易激综合征发病的重要因素。也有人认为肠道感染也是肠易激综合征的诱因,因为不少肠易激综合征患者有急性肠道感染的病史。

(三)临床表现

(1)腹痛:IBS以腹痛最为突出,多位于下腹或左下腹,便前加剧,冷食后加重,多在清晨4~5点出现。Heaton发现IBS的腹痛是健康人的6倍。

(2)腹泻:常为黏液性腹泻或水样腹泻,可每日数次,甚至几十次,并常有排便不尽的感觉。

(3)腹胀:腹胀是常人的3倍,并常与便秘或腹泻相伴,以下午或晚上为重,肛门排气或排便后减轻。

(4)便秘:多见于女性,其排便费力是常人的9倍,排便紧迫感是常人的4倍,每周大便少于1次或每日粪便少于40g,有些IBS患者10余日才大便1次,粪便干而硬。IBS患者常便秘与腹泻交替出现。

(5)消化道外症状:IBS患者约40%~80%有精神因素,对各种外界反应过敏,表现为心烦、焦虑、抑郁、失眠多梦等。约50%的患者伴有尿频、尿急、排便不尽的感觉。还有的患者可能出现性功能障碍,如阳痿、性交时疼痛等。

(四)检查

多次(至少3次)大便常规培养均阴性,便隐血试验阴性,血尿常规正常,血沉正常,对于年龄40岁以上患者,除上述检查外,尚需进行结肠镜检查并进行黏膜活检以除外肠道感染性、肿瘤性疾病等。

二、病因病机

泄泻病变脏腑主要在脾、胃和大小肠。其致病原因,有感受外邪、饮食不节、情志所伤及脏腑虚弱等,脾虚、湿盛是导致本病发生的重要因素,两者互相影响,互为因果。

病因:感受外邪,饮食所伤,情志失调,病后体虚,禀赋不足。

(1)感受外邪:外感寒湿暑热之邪常可引起泄泻,其中以湿邪最为多见。寒湿邪或暑湿热侵袭皮毛、肺卫,脾胃升降失司,运化失常,清浊不分导致泄泻。

(2)饮食所伤:误食不洁之物、饮食过量、恣食肥甘、恣啖生冷化生寒、湿、热、食滞之邪,使脾运失职,升降失调,清浊不分导致泄泻。

(3)情志失调:忧郁恼怒、忧思伤脾使肝气郁结,土虚木乘,脾失健运,气机升降失常导致泄泻。

(4)病后体虚:久病失治,脾胃受损,日久伤肾,脾失温煦,运化失职导致泄泻。

(5)禀赋不足:先天不足,素体脾胃虚弱,禀赋虚弱,不能受纳运化某些食物导致泄泻。

三、辨证论治

1.寒湿泄泻

主证:大便次数增多,粪质稀薄,甚至如水样。腹痛肠鸣,食欲缺乏,或伴有发热畏寒,鼻塞头痛。

舌脉:舌质淡,苔薄白。脉濡缓或浮。

治法:疏表散寒,芳香化湿。

方药:藿香正气散加减。

2.湿热泄泻

主证:腹痛即泻,泻下急迫,或泻而不爽,粪色黄褐而臭。肛门灼痛,烦热口渴,尿黄少。

舌脉:舌质红,苔黄腻,脉濡数或滑数。

治法:清热利湿。

方药:葛根芩连汤加减。

3.伤食泄泻

主证:腹痛肠鸣,泻下粪便臭如败卵,夹有未消化食物,泻后痛减。脘腹胀满,嗳败酸臭,不思饮食。

舌脉:舌质淡红,苔垢浊或厚腻。脉滑。

治法:消食导滞。

方药:保和丸加减。

4.脾虚泄泻

主证:泄泻日久,大便时时溏泻,稍进油腻之物,则大便次数增多,水谷不化。脘腹胀闷不适,饮食减少,面色萎黄,肢倦乏力。

舌脉:舌质淡,苔白,脉细弱。

治法:健脾益胃。

方药:参苓白术散加减。

5.肾虚泄泻

主证:泄泻日久,多在黎明之前,脐腹作痛,肠鸣即泻,完谷不化,泻后则安。形寒肢冷,腰膝酸软,喜温恶寒。

舌脉:舌质淡,苔白,脉沉细弱。

治法:温补脾肾,固涩止泻。

方药:四神丸加减。

6.肝郁泄泻

主证:每因抑郁恼怒或情绪紧张,诱发,肠鸣攻痛,腹痛即痛,泻后痛减。平时多有胸胁胀闷,嗳气食少,矢气频作。

舌脉:舌淡红,苔薄白,脉弦细或弦。

治法:抑肝扶脾。

方药:痛泻要方加减。

四、西医治疗

(1)胃肠解痉药抗胆碱能药物最常用,尚可部分拮抗胃结肠反射和减少肠内产气,减轻餐后腹痛,钙通道阻滞药如:硝苯地平(硝苯吡啶)、匹维溴铵。

(2)胃肠道动力相关性药物洛哌丁胺、多潘立酮(吗丁啉)、西沙必利等。

(3)泻药通常避免使用,但对严重便秘者可短期使用,首选半纤维素或渗透性泻药,睡前服乳果糖15~30mL,效果亦较好,尤其适用于老年人。

(4)精神药物对具有明显精神症状的患者,适当予以镇静剂,抗抑郁药,抗焦虑药有一定帮助。

(5)消除胃肠道胀气二甲硅油,药用炭(活性炭)具有消气去泡作用,临床常用。

(6)肠道益生菌部分腹泻型患者可能有肠道菌群的紊乱,应用肠道益生菌类制剂有帮助。

(7)其他5-HT4受体部分激动药替加色罗对便秘型IBS有效,并可明显改善患者的腹痛症状,5-HT3受体拮抗药阿洛司琼对腹泻为主的IBS有效。

五、心理治疗

1.心理疗法

(1)精神转移法

将患者的精神意念活动从疾病及其内心思虑的焦点上转移或分散至其他方面去,以缓解或消除这些精神意念的恶性刺激引起的病理改变,促使疾病康复。患者异常的精神意念活动主要表现为:尤其是属情感内倾型性格者来说,其注意力多集中在自身的病痛上,诸如害怕疾病的恶化、猜疑身患绝症而忧心忡忡。这些对自身疾苦的过分关注,往往成为其疾病久治不愈的关键所在。如果不设法分散患者的注意力,使之移情或分心于他处,则虽处以针药亦多无效。精神转移的方法很多,除了医生可以运用言语开导疗法解脱其心理障碍之外,还有很多方法,如借助于音乐、歌舞、琴棋书画、游览观光等来移情易性而起到和畅情志、疏理气机等治疗作用。

(2)认知疗法

治疗有支持性和对症性,医师具有同情心的理解和引导非常重要,医师必须解释基础疾病的性质,并令人信服地向患者证实没有器质性疾病的存在,这就需要时间去倾听患者诉说并向他们解释正常肠道生理和肠道对应激食物或药物的高敏感性,这些解释工作使我们有基础尝试重新建立肠道运动的正常规律和选择适合于该患者的具体疗法。

通过心理咨询加强医患间心理交流,对患者进行疏导、解释,使患者改善认知。了解疾病本质,消除疑虑和恐癌心理,树立战胜疾病的信心。通过家访对家人进行心理咨询和指导,改善患者与家人的关系。如在工作中人际关系紧张,可建议领导出面协调或调整工作。

(3)催眠治疗

在改善情绪的同时暗示腹部发热,肠道功能恢复正常,并尽可能让患者在催眠状态下体验肠道的正常活动。

2.导引吐纳疗法

(1)保健功　可选练叩齿、咽津、搓腰和带脉,每日 2~3 次。

(2)内养功　用第一种呼吸法,每次练习 30~40 分钟,每日 1~2 次。

3.音乐疗法

音乐疗法适用于情志失调导致者。忧思恼怒、木旺乘土所致之泻,除用徵调火性音乐泻其于外,尚可选用柔和慰藉、温馨美好的宫调土性音乐实其本脏。每日 1 次,每次 30 分钟。

六、诊治案例

孙某,女,46 岁。主诉:腹胀,便溏 1 年,加重 2 个月。患者自从去年夏天多吃生冷饮品后,经常大便稀烂。近 2 个月来大便更为稀溏,并有不消化的食物残渣,每天 2~5 次不等,不思饮食。食后觉胃脘部胀闷不舒服。面色萎黄,肌肉消瘦,舌质淡,舌苔白,脉弱。

方药:党参 12g,白术 9g,茯苓 12g,木香 3g,砂仁 5g,薏苡仁 15g,炙甘草 3g,6 付,水煎服。

6 付药后症状明显好转,后以上方加减,调理 1 月而愈。

本案慢性腹泻,病机为脾虚失运。患者多食生冷后伤及于脾,脾失运化,清浊不分,以致腹泻便溏并带有不消化食物,不想吃东西,食后脘闷不适等脾虚运化功能减弱的症状;面黄肌瘦,舌质淡苔白,脉弱是脾虚气弱的征象。故以四君子汤健脾益气为主,加木香、薏苡仁、砂仁以起理气化湿之功。

〔资料卡〕 ···

心理压力与消化性溃疡

消化性溃疡病的病因和发病机理相当复杂,其中,心理因素的作用不可忽视。中医理论认为:情志不舒、肝郁气滞,致脾的运化功能失常,胃肠失和(指消化及吸收功能),最后发生胃或十二指肠溃疡。所谓"病从思虑而得"。

从医学心理学角度来说,人的性格和长期反复的消极情绪,都与消化性溃疡病发生有着密切的联系,这是高级神经功能改变导致了自主神经功能紊乱,从而影响胃和十二指肠的分泌与运动功能,最后发生溃疡病。

当一个人在一定的内外界刺激作用下,伴随着情绪体验,会发生一系列生理变化。长期紧张不安、忧郁焦虑、沮丧恐惧的情绪,可引起胃酸持续性分泌增高,故此,焦虑症、抑郁症等一些情绪病也常常伴发溃疡病,而且,焦虑、抑郁问题常被忽视。医学心理学把消化性溃疡病等一类疾病列为心身疾病。

消化性溃疡就是心身疾病,不能单一使用治疗消化性溃疡药物,心理治疗与心理调整极为重要。同时还要配合抗焦虑、抗抑郁治疗,调整自主神经。这需要有一定的心理专科知识才能准确诊断与治疗。

"故智者之养生也，顺四时而适寒暑，和喜怒而安居处，节阴阳而调刚柔。如是，则辟邪不至，长生久视。"　　　　　　　　　　　　　　　　——《内经》

你唯一改变得了的人就是自己。　　　　　　　　　　　——《与心灵对话》

无保留的、正面的自我喜爱一直是健康的主要因素。　——《关爱·治疗·奇迹》

第九章　内分泌系统心身疾病

第一节　糖尿病（消渴）

王女士，47 岁，性格内向，遇到不顺心的事情时，虽然心里又烦又怒，但不表现在脸上，也不爱找人聊，凡事能不求人就不求人，怕找麻烦。最近一段时间她发现诸事不顺：年近七旬的老母突然病重；18 岁的儿子明年就要高考；刚拿到钥匙的新房子也没带来快乐，与房屋开发商的扯皮、购买装修材料等已让她心力交瘁。王女士两年前就有 2 型糖尿病，通过服药，血糖控制一直还算稳定，这段时间却明显感到全身乏力。到医院复查，空腹血糖已达到 14.2mmol/L，尿糖显示 3 个加号。大夫提醒要尽快控制血糖，否则有发生严重并发症的危险。心理压抑也会引发糖尿病，面对压力要勇于寻求帮助，告别不良生活方式。

一、疾病概述

（一）概念

糖尿病是由于胰岛素分泌缺陷或胰岛素作用缺陷而引起以慢性高血糖为特征的代谢疾病群。引起体内糖、蛋白质及脂肪代谢紊乱，久病导致眼、肾、心脏等器官的慢性并发症。糖尿病是一种典型的内分泌系统心身疾病，其主要标志是高血糖、糖尿。糖尿病根据病因可分为原发性糖尿病和继发性糖尿病。它属于中医消渴证的范畴。

（二）分型

继发性糖尿病是一类病因明确的，继发于各种胰腺疾病（如胰腺炎、胰腺切除术等）或其他内分泌疾病（如肢端肥大症、甲亢等）引起胰岛素分泌不足所致的糖尿病，临床少见。

原发性糖尿病（即俗称糖尿病），临床多见，且发病率日益增高。根据对胰岛素反应的不同，可分为胰岛素依赖型糖尿病和非胰岛素依赖型糖尿病两种，又分别称为 1 型糖尿病和 2 型糖尿病。

（三）常见病因

糖尿病的病因和发病机制十分复杂，目前尚未完全清楚，认为本病是多因素综合作用并通过一定的中介机制而引起的结果。

1.躯体因素

(1)遗传:糖尿病具有明显家族性,其家族发病率显著高于一般人群。目前认为 1 型是在遗传易感性的基础上由病毒感染等诱发的针对 β 细胞的自身免疫反应性疾病,β 细胞损伤致胰岛素分泌绝对不足。患者 HLA-DR3、HLA-DR4 检出率明显增高,可能是 1 型糖尿病发病的生理始基。2 型糖尿病被称为多基因遗传病,其遗传倾向比 1 型更明显。

(2)自身免疫因素:在 1 型患者体内可测得胰岛细胞抗体和细胞表面抗体,且常与其他自身免疫性疾病并存。

(3)感染:动物实验证实,病毒(柯萨奇 B4 病毒、风疹病毒等)感染可致糖尿病。在 1 型患者血清中也测得抗病毒抗体滴度显著增高。

(4)其他:肥胖被认为是 2 型糖尿病发病的重要因素,可使胰岛素分泌相对不足或组织对胰岛素敏感性降低引起糖尿病。年龄、胰高血糖素等在发病中也起一定的作用。

2.心理社会因素

长期过度的紧张、焦虑、抑郁等因素可产生一定的情绪反应,破坏机体防御能力,导致胰岛功能减退,胰岛素分泌不足。

(四)临床表现

1.多饮、多尿、多食和消瘦

严重高血糖时出现典型的"三多一少"症状,多见于 1 型糖尿病。发生酮症或酮症酸中毒时"三多一少"症状更为明显。

2.疲乏无力,肥胖

多见于 2 型糖尿病。2 型糖尿病发病前常有肥胖,若得不到及时诊断,体重会逐渐下降。有的兼有皮肤外阴瘙痒、双眼模糊、视物不清。

(五)诊断新标准

(1)空腹血浆葡萄糖(FPG):FPG<6.0mmol/L(110mg/dL)为正常,≥6.0~<7.0mmol/L(≥110~<126mg/dL)为空腹血糖受损(IFG),≥7.0mmol/L(126mg/dL)为糖尿病,需另一天再次证实。

(2)口服葡萄糖耐量试验(OGTT)中 2 小时血浆葡萄糖(2hPG):2hPG<7.8mmol/L(140mg/dL)为正常,≥7.8~<11.1mmol/L(≥140~<200mg/dL)为 IGT,≥11.1mmol/L(200mg/dL)为糖尿病,需另一天再次证实。

(3)糖尿病的诊断标准:糖尿病症状+随机血糖≥11.1mmol/L(200mg/dL),或 FPG≥7.0mmol/L(126mg/dL),或 OGTT 中 2hPG≥11.1mmol/L(200mg/dL)。症状不典型者,需另一天再次证实,不主张做第三次 OGTT。

儿童的糖尿病诊断标准与成人一致。

二、病因病机

(1)禀赋不足:先天禀赋不足,五脏虚弱,特别是肾脏素虚,阴虚体质者,是消渴病的重要内在因素。

(2)饮食失节:长期过食肥甘,醇酒厚味,辛辣香燥,损伤脾胃,致脾胃运化失职,积热内蕴,化燥伤津,消谷耗液,发为消渴。

(3)情志失调:长期过度的精神刺激,如郁怒伤肝,肝气郁结,或劳心竭虑,营谋强思等,以致郁久化火,火热内燔,消灼肺胃阴津而发为消渴。

(4)劳欲过度房事不节:劳欲过度,肾精亏损,虚火内生,则火因水竭益烈,水因火烈而益干,终致肾虚肺燥胃热俱现,发为消渴。

消渴病的病机主要在于阴津亏损,燥热偏盛,而以阴虚为本,燥热为标,两者互为因果,阴愈虚则燥热愈盛,燥热愈盛则阴愈虚。消渴病变的脏腑主要在肺、胃、肾,尤以肾为关键。三脏之中,虽可有所偏重,但往往又互相影响。

阴虚为本,燥热为标;燥热耗伤气阴,日久阴损及阳;燥热耗伤正气,正虚易受邪毒;久病络脉瘀结,血瘀变生百证。

三、辨证论治

1.上消

主证:烦渴多饮,口干舌燥,尿频量多。

舌脉:舌边尖红,苔薄黄,脉洪数。

治法:清热润肺,生津止渴。

主方:消渴方。

处方举例:生地 32g,天花粉 24g,玄参 24g,知母 15g,葛根 25g,黄连 6g,麦冬 15g,乌梅 15g,五味子 9g。

2.中消

主证:多食易饥,口渴尿多,形体消瘦,大便干燥。

舌脉:舌苔黄,脉滑实有力。

治法:清胃泻火,养阴增液。

主方:玉女煎。

处方举例:生地 32g,麦冬 15g,玄参 24g,生石膏 45g,知母 15g,川牛膝 12g,黄连 9g,山栀 6g,大黄 6g。

3.下消

主证:小便频多,混浊如膏或尿甜,乏力,腰膝酸软,头晕耳鸣,咽干。

舌脉:舌红,苔少,脉细数。

治法:滋阴补肾,润燥止渴。

主方:六味地黄丸。

处方举例:生地 24g,山萸肉 12g,山药 12g,云苓 9g,泽泻 9g,丹皮 9g,地骨皮 25g,玄参 25g,知母 15g。

四、西医治疗

(一)口服降糖药

1.磺酰脲类

第一代磺酰脲类:甲磺丁脲(D860)、氯磺丙脲。

第二代磺酰脲类:格列苯脲(优降糖)、格列齐特(达美康)、格列吡嗪(美吡达)、格列喹酮(糖适平)、格列波脲(克糖利)。

2.双胍类

苯乙双胍(降糖灵):目前已较少应用,应用不慎可引起乳酸酸中毒。

二甲双胍:目前国际、国内主要应用的双胍类,引起乳酸酸中毒的机会较少,但仍应警惕。

3.α葡萄糖苷酶抑制剂

用药方法:开始量小,缓慢增加。在就餐时服药。老年人用量酌减。

副作用:胃肠反应,如排气增多或腹泻、腹胀。

常用药物:阿卡波糖、伏格列波糖。

4.噻唑烷二酮类

适应证:治疗2型糖尿病,单独应用或与磺脲类、胰岛素合用。

禁忌证:不宜用于1型糖尿病、孕妇、儿童。

常用制剂:罗格列酮、吡格列酮。

(二)胰岛素

1型糖尿病;糖尿病酮症酸中毒、高渗性昏迷和乳酸性酸中毒伴高血糖;合并重症感染、消耗性疾病、视网膜病变、肾病、神经病变、急性心梗、脑血管意外;因伴发病需外科治疗的围术期;妊娠和分娩;2型患者经饮食及口服降糖药治疗未获良好控制;全胰腺切除引起的继发性糖尿病。

短效,每日3~4次(三餐前半小时及睡前)皮下注射,最为常用。多用病情控制不良者,不稳定型、急症、慢性DM;中效,一日2次(早餐前、睡前/晚餐前);长效早餐前或后,每日1次2/3用于病情较稳定者。

五、心理治疗

1.心理疗法

(1)澄心静志:《内经》强调"精神内守""恬淡虚无"。保持"精神内守"。扫除一切思想杂念,抛弃一切恩怨荣辱,不为病痛所扰,以求内心平静。

(2)肌电反馈松弛训练:精神和身体之松弛是治疗糖尿病的一个有效的辅助治疗方法。

(3)支持性心理疗法:通过交谈、劝慰、疏导、保证,患者大多能心情开朗,坚强乐观,积极配合治疗,树立信心,争取战胜病魔。糖尿病患者情绪的好坏影响到直接影响糖尿病的治疗,在控制血糖的同时,也要注重糖尿病患者的心理治疗。

(4)与人倾诉不良情绪:如患者想与人吐露自己对患糖尿病的内心感受,渴望生活能够尽快安定,恢复到正常状态时,倾听者应耐心地倾听,给予患者更多的理解与支持。

(5)认真倾听,稳定情绪:情绪在心理异常中起着核心的作用,所以调整情绪是必要的。以下两种方法有助于缓解不良情绪:适当宣泄不良情绪。如哭、发发脾气,都没有关系,之后如能让患者静下来,冷静地思考一下问题,这一过程实际上就是在进行情绪调整。

(6)调整认知,改变行为:糖尿病初期患者,有些因对疾病知识了解不多,担心自己再也不能和常人一样生活、工作,因此而心灰意冷、痛不欲生。对这样的患者应通过学习相关知识,让其主动掌握有关防止或延缓各种糖尿病并发症的发生和发展的知识,改变不良认知,了解病情变化及规律。使其认识到目前糖尿病虽然还不能根治,只能做到有效控制,但只要采取积极的治疗措施,重视体育锻炼和药物治疗,保持乐观的心态,提升自己的生活质量,也会享有正常人的寿命和生活质量。

(7)接纳现实:面对自我不能坚持正确对待糖尿病,病情的良好控制就无从谈起。面对糖尿病,有的人是满不在乎,这种人可能不了解糖尿病及其危害的严重性,对糖尿病采取不承认、不检查、不治疗、听之任之的做法,这是一种逃避心理,其结果只会加重病情的发展;也有的人是过分在乎,这种人对糖尿病是怨天尤人、悲观失望,或者是紧张焦虑,使病情也得不到有效控制。

(8)集体心理疗法:同一种病,否认自己有心理因素,编组 5~10 人一组,每周 2 次,每次 1~2 小时,集体讲解、探讨、自我病情介绍分析、相互联系、交流启发、书面总结、医生解答、分析、总结,提出希望及注意事项。

2.导引吐纳疗法

导引吐纳对本病有较好的疗效。在《诸病源候论》中,巢元方就主张用导引和散步来治疗本病。

(1)调身

在床上或特别的坐凳上,解衣宽带,从容入座,单盘或双盘,亦可自然盘坐。把右掌背叠在左手掌心上,贴近小腹,轻放在腿上。

然后左右摇动身体 7~8 次,端正身体,脊背勿挺勿曲。头颈端正,令鼻与脐成一直线,不低不昂。

开口吐腹中秽气,吐毕舌抵上腭,由口鼻徐徐吸入清气 3~7 次,闭口,唇齿相着,舌抵上颚。

再轻闭两眼,正身端坐,坐毕以后应开口吐气十数次,令身中热气外散,慢慢摇动身体,接着动肩胛及头颈,然后慢慢舒放两手两脚。用两大指背互相摩擦生热以后,擦两眼皮,然后闭眼,再擦鼻部及两侧。

用两手掌相搓令热,擦两耳轮,遍摩头部,以及胸、腹、手臂、足腿,至足心而止。

待汗干后,方可随意动作。

(2)调息

注意使呼吸极缓极轻,长短均匀。也可用数息法,或数出息,或数入息,从 1 数至 10,反复循环。若未数至 10,心想他事以致中断,可再从头数起。不断练习,久久纯熟,自能息息调和。

(3)调心

放下一切,专心一念,存想小腹中间,自然能够徐徐安定。如出现心中昏沉,容易瞌睡,可提起意念,注意鼻端,使精神振作。

练习时间最好选择在静室,每天练习 3~4 次,每次 30~40 分钟。

3.音乐疗法

上消患者以肺热律伤为主,证属实,宜泻之,可用高、轻、宁静的羽调水性音乐治疗。中消当属胃热炽盛,宜选用商调金性音乐以泻之。下消常见肾阴亏虚,当以商调金性音乐以实其母。每日或隔日 1 次,每次 30~60 分钟。

六、诊治案例

吴某,男,68 岁,退休干部。2013 年 10 月初诊,患糖尿病十余年,长期服西药降糖药治疗,现"三多"症状已不明显。近一年来反复出现下肢水肿,重时按之凹陷没指,甚则行走困难,夜尿频,量少不利,足趾麻木,间有针刺感,伴见畏寒肢冷、气短乏力、精神不振、少言淡漠、腰酸膝软、纳食尚可、舌边齿痕、舌质淡红、苔薄白、脉沉细无力。血压:130/80mmHg,化验检查:尿蛋白++++,24小时尿蛋白定量4.8g,血尿素氮6.50mmol/L,血肌酐180μmol/L,总胆固醇7.60mmol/L,空腹血糖8.7mmol/L,人血总蛋白70.4mmol/L,白蛋白40.2mmol/L,诊断为2型糖尿病合并糖尿病肾病,辨为阴阳两虚,兼气虚血瘀证。

治法拟温肾益气,滋阴化瘀,利水消肿。

方以金匮肾气丸加减:制附片6g,肉桂5g,仙灵脾15g,巴戟天10g,首乌15g,黄精15g,熟地15g,黄芪30g,淮山药30g,茯苓30g,泽兰15g,车前子30g,芡实15g,益智仁15g,丹参15g,鬼箭羽15g。每日1剂,配合西药拜糖平50mg,每日3次,蒙诺4mg,每日1次,及金水宝等,服药7剂后,诸症即见明显改善,随证稍有加减,共服二十余剂,诸症悉除。复查尿蛋白+,血糖6.2mmol/L,血肌酐130μmol/L。

第二节　甲状腺肿瘤(瘿气)

38岁的吕女士,自觉脖子没有任何不适,但最近在单位组织的甲状腺彩超体检中,发现甲状腺上有一黄豆大小肿瘤,高度疑似甲状腺癌,手术切除后病理检查确诊,真的是甲状腺癌。目前吕女士正在接受化疗。流行病学资料显示,近年来,包括结节性甲状腺肿、甲状腺炎、甲亢、甲减、甲状腺瘤和甲状腺癌等甲状腺疾病高发,已成为不争的事实。年轻女性白领为何容易患甲状腺肿瘤呢? 甲状腺肿瘤属于激素依赖性肿瘤,年轻的女白领正处于雌激素、孕激素分泌旺盛时期,很容易发病。再加上年轻女性情绪不稳定、精神压力大、晚育等情况,导致内分泌紊乱,容易受到癌细胞的侵袭,因此也就成为甲状腺疾病的高发人群。

一、疾病概述

(一)概念

甲状腺肿瘤是头颈部常见的肿瘤,女性多见。症状为颈前正中肿块,随吞咽活动,部分患者还有声音嘶哑和吞咽困难、呼吸困难。甲状腺肿瘤种类多,有良性和恶性,一般来说,单个肿块,生长较快的恶性可能性大,年龄越小的甲状腺肿块恶性可能性大。属于中医的瘿气范围。

(二)病因

临床总结下来,主要致病原因大致有这几种:内分泌失调导致雌激素过高,碘摄入过量,精神压力大等。

1.辐射

辐射会增加甲状腺肿瘤患病风险的辐射指的是电离辐射,它是一切能引起物质电离的辐射总称,包括高速带电粒子α粒子、β粒子、质子,不带电粒子中子以及X射线、γ射线,等等。要降低辐射风险,主要通过两个途径。

首先,对于从事与人工辐射相关工作的人员做好职业防护工作,这些行业包括核工业系统的和原料勘探、开采、冶炼与精加工,核燃料及反应堆的生产、使用及研究;农业的照射培育新品种,工业部门的各种加速器、射线发生器及电子显微镜、电子速焊机、彩电显像管、高压电子管等。其次,家居装修装饰时,要注意选择正规渠道、质检合格的石材。

2.碘含量

碘是人体必需的元素,用以制造甲状腺激素,以调控细胞代谢、神经性肌肉组织发展与成长。成人体内约含碘 25~36mg,主要在甲状腺内,少数分布在肌肉、皮肤、血液和中枢神经系统等组织。

碘含量过高或者过低,对于健康都不利。低碘和高碘,均会增加甲状腺癌的患病概率。因此建议大家,不要盲目补碘。在一些沿海不缺碘的地区,可适当少吃海鲜类食品。当然,由于碘也是人体必需的元素,不提倡无碘饮食。

3.情绪

甲状腺疾病属于内分泌系统疾病,它与情绪有关。一般而言,容易激动、焦虑、生活工作压力大的人,促甲状腺素(TSH)变化值大,更容易患甲状腺疾病。因此建议大家放松心态,积极调节生活状态,尽量保持好心情。

(三)临床表现

患者多为女性,年龄常在 40 岁以下,一般均为甲状腺体内的单发结节。病程缓慢,多数在数月到数年甚至时间更长,患者因稍有不适而发现或无任何症状而被发现颈部肿物。多数为单发,圆形或椭圆形,表面光滑,边界清楚,质地韧实,与周围组织无粘连,无压痛,可随吞咽上下移动。肿瘤直径一般在数厘米,巨大者少见。巨大瘤体可产生邻近器官受压征象,但不侵犯这些器官。有少数患者因瘤内出血瘤体会突然增大,伴胀痛,如乳头状囊性腺瘤;有些肿块会逐渐吸收而缩小;有些可发生囊性变。病史较长者,往往因钙化而使瘤体坚硬;有些可发展为功能自主性腺瘤,而引起甲状腺功能亢进。部分甲状腺腺瘤可发生癌变。具有下列情况者,应当考虑恶变的可能性:

(1)肿瘤近期迅速增大。

(2)瘤体活动受限或固定。

(3)出现声音嘶哑、呼吸困难等压迫症状。

(4)肿瘤硬实、表面粗糙不平。

(5)出现颈淋巴结肿大。

(四)检查

1.血 T3、T4

在正常范围。各项功能检查多正常。

2.B 超检查

可进一步明确肿物为实性或囊性,边缘是否清楚,肿物多为单发,也可多发,为 2~3 枚小肿物,同侧腺叶也相应增大,实性为腺瘤,囊性为甲状腺囊肿。

3.同位素扫描

^{131}I 扫描示甲状腺为温结节,囊腺瘤可为凉结节。甲状腺核素扫描多为温结节,也可以是热结节或冷结节。

4.颈部 X 线片

若瘤体较大,正侧位片可见气管受压或移位,部分瘤体可见钙化影像。

5.甲状腺淋巴造影

显示网状结构中有圆形充盈缺损,边缘规则,周围淋巴结显影完整。

二、病因病机

目前仍认为由于水土因素及情志内伤,使机体气机不畅而形成气滞。气机郁滞,不能输布津液,凝聚成痰,壅于颈前而成本病。

1.体质因素

(1)先天禀赋不足,天癸虚弱。

(2)情志不遂,气郁痰结。

(3)郁而化火,更伤肝阴。

(4)素体阴虚,津液亏少,更易于结痰化火,使病程缠绵。素体阴虚,疏泄失常,气郁化火,津烁为痰,造成气郁痰凝化火。痰气郁结化火,火热耗伤阴液,而致阴虚火旺。故较男性而言,女性更易患瘿气。

2.情志失调

(1)忧思郁虑,恼怒太过。

(2)气机郁滞,凝结生痰。

(3)气郁痰结,壅于颈前。

(4)其消长又与情志变化有关。

肝失疏泄,气机郁滞,郁久化火,煎熬津液,气结痰凝化火。气滞日久,使血行亦受到障碍而发生血瘀,以致使瘿肿较硬或有结节。

三、辨证论治

1.气滞痰凝

主证:烦热,手指震颤,颈前肿胀,两目外突,烦躁易怒;胸闷胁痛,攻窜两肋,精神抑郁,双乳胀痛,女子月经不调,或心悸,多食易饥,恶热出汗。

舌脉:舌质淡红,舌苔白腻;弦或弦滑。

治法:疏肝理气,化痰散结。

方药:逍遥散合二陈汤加减。

2.肝火旺盛

主证:烦躁易怒,恶热汗多,消谷善饥,面部烘热,手指震颤,眼突颈大;常夹口苦咽干,头晕目眩;或渴欲冷饮,大便秘结;或心悸胸闷;或失眠、女子月经量少及衍期等。

舌脉:舌质红,舌苔黄;脉弦数。

治法:清肝泻火,消瘿散结。

方药:龙胆泻肝汤加减。

3.阴虚火旺

主证:心悸汗出,多食易饥,消瘦,五心烦热,烦躁失眠,手颤,眼突颈胀;或饥不欲食,口干;或头晕乏力,目干而赤,胸胁胀满;或女子月经延期,量少,闭经。

舌脉:舌质红,舌体小,或舌体颤动,苔少;脉弦细数。

治法:滋阴降火,消瘿散结。

方药:天王补心丹加减。

4.气阴两虚

主证:心悸怔忡,汗出气短,手足心热,手指震颤,颈大眼突,饥不欲食,消瘦;神疲乏力,失眠,虚烦潮热;或渴不欲饮,胀胀脘闷,大便溏薄;或头晕耳鸣,腰酸齿摇。

舌脉:舌质红,或淡红,苔少;脉弦滑细而无力,或细数无力,或缓而无力,或结代促。

治法:益气养阴,消瘿散结。

方药:生脉散加味。

四、西医治疗

1.手术治疗

甲状腺癌的手术治疗包括甲状腺本身的手术以及颈淋巴结的清扫。甲状腺的切除范围目前仍有分歧,尚缺乏前瞻性随即对照试验结果的依据。但是完全切除肿瘤十分重要,荟萃分析资料提示肿瘤是否完全切除是一项独立的预后因素。因此即使是分化型甲状腺癌,小于腺叶的切除也是不适当的。范围最小的是腺叶加峡部的切除,最大至甲状腺全切除。甲状腺切除范围的趋势是比较广泛的切除。有证据显示甲状腺近全切或全切除术后复发率较低。低危组病例腺叶切除后 30 年复发率为 14%,而全切除术为 4%,一般对高危组的患者,首次手术的范围并无太多争论,有报告 TNM Ⅲ 期的病例腺叶切除后局部复发率为 26%,全切除后局部复发率为 10%,而甲状腺全切除和近全切除之间并无区别。广泛范围手术的优点是降低局部复发率, 主要缺点是手术后近期或长期并发症增加, 而腺叶切除很少导致喉返神经损伤,且几乎不发生严重甲状旁腺功能减退。

2.内分泌治疗

甲状腺癌做次全或全切除术后患者应终身服用甲状腺素片, 以预防甲状腺功能减退及抑制 TSH。乳头状癌和滤泡癌均有 TSH 受体,TSH 通过其受体能够影响甲状腺癌的生长。甲状腺素片的剂量,应根据 TSH 水平来调整,但是对于 TSH 抑制的精确范围,尚缺乏足够有效的数据支持。一般来讲,有残余癌或复发高危因素的患者,TSH 应维持在 0.1mU/L 以下;然而复发低危的无病患者 TSH 应维持在正常下限附近(稍高或稍低于正常值下限);对于有实验室检查阳性但无器质性病变(甲状腺球蛋白阳性、影像学阴性)的低危组患者,TSH 应维持在 0.1~0.5mU/L;对于长年无病生存的患者,其 TSH 或许可以维持在正常参考值内。可用左甲状腺素钠片(优甲乐),每天 75~150μg,并定期测定血 T4 和 TSH,根据结果调整药量。

3.放射性核素治疗(131 碘治疗)

对于乳头状癌、滤泡癌,术后应用碘适合于 45 岁以上患者、多发性癌灶、局部侵袭性肿瘤及存在远处转移者。主要是破坏甲状腺切除术后残留的甲状腺组织,对高危病例有利于减少复发和死亡率。

4.体外照射治疗(EBRT)

主要用于除了乳头状癌以外的其他甲状腺癌。

五、心理治疗

1.心理疗法

(1)和情御神:和情御神是指和畅性情,节制情感,消除各种不良情绪,以保持良好的心理状态。在日常生活中,令人烦恼、失望、悲忧、愤怒的事情时有发生,要保持良好的心理状态,就必须善于自我排遣和及时化解。在遇到佛逆不快之事,能忍则忍,可以缓和其刺激程度;若忍之不却,以淡漠坐忘之法处置,即可摆脱困境,重新振作精神,达到和情御神作用。

(2)支持心理疗法:应给予甲状腺瘤患者解释、安慰、鼓励等心理支持治疗,以消除精神紧张,避免情绪激动,配合自我放松训练,有助于减轻精神症状。

(3)怡情畅神:七情不调,可生百病;调和七情,则可防病;善于怡情畅神,还可延年益寿。保持心境恬静愉快,必须知道满足,不要奢望过高。放下思想包袱,减轻精神负担,不要患得患失,做到志闲而少欲。把生活安排得丰富多彩,既要读书学习,又要广交朋友;或静坐登山,浇花种竹;或琴棋书画,品茶小酌,乐在其中,心神岂能不畅?

2.行为矫正法

帮助患者学会自我观察性格特征,矫正不良行为,克服时间紧迫感或争强好胜产生的敌意感。

3.暗示疗法

认真仔细检查,使其相信无严重疾病。对心理因素引起的经治疗无效的患者,用食管镜检查暗示往往能收到很好的效果。

4.松弛疗法

整体放松法。每日练习2次,每次10分钟。可让患者学会自我训练的方法,长期练习,恢复心理状态的平衡。参加各种有趣的文体活动,使患者注意力从疾病转移列工作或活动中,从而达到消除不良情绪,缓解症状的作用。

5.导引吐纳法

(1)八段锦

1)两手托天理三焦:直立,两臂自两侧上举至头顶,两手手指相叉,翻掌掌心托天,两足跟离地(吸气),复原(呼气)。练习6~8次。

2)左右开弓似射雕:直立,右足横出一步,呈骑马蹲裆式,双手在胸前交叉后,左手手指呈剑指向左推出,头随之左转,目视左手食指,右手握拳平胸,如拉弓状(吸气),复原(呼气)。再向右做同样动作。练习6~8次。

3)调理脾胃须单举:直立,左手翻掌上举,五指并紧,掌心向上,指尖向右,同时右手下按,掌心向下,指尖向前(吸气),复原(呼气)。再向右做同样动作。练习6~8次。

4)五劳七伤往后瞧:直立,头慢慢左转,眼望后方(吸气),复原(呼气)。再向右做同样动作。练习6~8次。

5)摇头摆尾去心火:两足分开约三脚掌长之宽度,屈膝呈骑马势,两手扶大腿,虎口向身躯,头及上体前俯,随即向左做弧形摆动(吸气),复原(呼气)。再向右做同样摆动。练习6~8次。

6)两手攀足固肾腰:直立,上体前屈,膝盖挺直,两手攀握两足尖,头略高抬,随后恢复直立;再两手背抵住后腰,上体后仰,复原(本节采用自然呼吸)。练习6~8次。

7)攒拳怒目增气力:两足分开,蹲成马步,双手握拳,放在腰侧,拳心向上(吸气),复原(呼气)。练习6~8次。

8)背后七颠百病消:直立,两臂下垂,掌心紧贴大腿,两膝保持伸直,两足跟提起,离地1~2寸,同时头向上顶(吸气),复原(呼气)。练习6~8次。

6.音乐疗法

甲状腺功能亢进综合征之发作与肝、脾关系最为密切。因于暴怒伤肝者,宜用悲凉伤感的商调式乐曲治疗,以悲胜怒。木旺乘土者,尚可同时选用温馨、深沉静穆的宫调式乐曲治疗:以实本脏。因于肝阴亏虚者,当用羽调水性音乐补之。每日 1 次,每次 30 分钟左右,宜长期坚持治疗。

六、诊治案例

王某,女,28 岁。甲亢病史 3 年余。平素性情急躁易怒。3 年前因颈前肿大,身热多汗,心烦易怒就诊于当地医院。查出甲状腺功能亢进,FT3:16.5Pmol/L,FT4:66.5pmol/L（RIA 法）TSH:0.1mU/L。后服用他巴唑 5 片/天,甲状腺片 40mg,每日 2 次。3 年中病情时好时坏,颈前肿大日渐增大,症状无明显改善。就诊时,症见颈前Ⅲ度肿大,伴见全身乏力,低热自汗,心悸易惊,目胀目突,干涩作痒,眠少多梦,心情抑郁,饮食尚可,二便正常,舌嫩红少苔,脉细数。化验甲状腺功能如下:FT3:20.2pmol/L,FT4:78.5pmol/L(RIA 法),TSH:0.1mU/L。

属于甲亢的中期,瘿气。

证属痰瘀互结、气阴两虚型。治宜活血祛瘀,化痰散结,兼益气养阴。予益气消瘿汤加用太子参、生地、麦冬、茯苓、三棱、莪术、丹参、当归,水煎服。嘱西药继续服用。前后共服 60 余剂,自觉诸症改善,体力渐增,目胀有所缓解,睡眠较前为佳。化验检查甲功:FT3:9.1pmol/L,FT4:26.3pmol/L(RIA 法),TSH:0.6mU/L,已接近于正常值。继予益气养阴,祛瘀化痰散结方善后,渐减西药,又服用 60 余剂,诸证基本消除,甲功化验正常。嘱调畅情志,注意休息,清淡饮食,忌酒、辛辣之物。

（益气消瘿汤:药用生黄芪 30g,夏枯草 15g,连翘 12g,白芥子 9g,玄参 9g,生地 9g,鳖甲 10g,柴胡 9g,酸枣仁 30g。）

第三节 肥胖症

一、疾病概述

（一）概念

肥胖症是指摄食热量多于人体消耗量而以脂肪的形式贮存于体内,使体重超过标准体重的 20%或体重指数大于 24 的情况。肥胖症是一种较为严重的损害形体美并造成不良心理的心身疾病。肥胖症的患者往往都有着较严重的体像障碍。大多数肥胖症患者都有对自己的不接受,因此而产生自卑、恐惧与不安的心理。

肥胖可分为单纯性肥胖与继发性肥胖两种,均指机体的脂肪过多。继发性肥胖是指由某种疾病引起的肥胖,肥胖可成为诊断某种疾病的依据。引起肥胖的疾病种类众多,主要如内分泌性肥胖、下丘脑性肥胖、遗传性肥胖、药物性肥胖和代谢性疾病引起的肥胖等。继发性肥胖的治疗主要是针对原发性疾病。而肥胖人群中的绝大多数(约占 70%~90%)无明确的病因,仅是因为脂肪蓄积过多,超出正常比例,成为造成损害健康的一种疾病,称为单纯性肥胖,也就是本节要讨论的肥胖症。

（二）常见原因

1.情绪因素

大多数学者均接受情绪波动与食欲增减有关的观点,据相关资料表明,情绪波动时有约

74%的肥胖症患者食量增加,而非肥胖症者在心理障碍时吃得较少。心理学研究表明,一般人通常是在焦虑时食欲减退,食量减少,而肥胖者患者在焦虑时反而食量大增。

按照一般人经验,情绪好的时候人们往往胃口大开,但肥胖者却在焦虑时食量也会大增。对于这一特殊的现象,心理学家如此解释:婴儿的哭泣常是因多种原因所致,但父母在起初没有经验时,往往会误认为啼哭总是因为饥饿,故此,只要孩子一哭就立即喂奶,结果使婴儿无法辨别饥饿与难过。还有一种解释是:肥胖症患者在焦虑时爱吃,可能是因为学习带来的不良适应。因为当人处于咀嚼状态时,会使面部肌肉紧张度减低,间接地也使人感到情绪的紧张得到了缓解,如嚼口香糖的行为即有此作用。

2.社会文化因素

随着社会经济水平的提高,人们已不再为衣食担忧,而当温饱问题解决之后,胖子也就越来越多了。因此也可以说,肥胖是社会繁荣的衍生物。如肥胖症患者在城市的发病概率远远高于农村,其重要原因是生活在大都市的人们生活条件过于优越,运动严重不足。另外家庭的影响,如儿童肥胖者与成年人不同的是,儿童的饮食过量往往不是儿童本身主动的摄取,而是家长被动的施予,因为有些家长总是希望孩子多吃一些,营养充足一些,也就能更加聪明一些,所以难免会让孩子养成从小食量就大的习惯,而使胃肠道功能相应增强,多食易饥而且难以自控。同时,婴幼儿时期为人一生中生长发育最快的时期,该时期的过度喂养,可促使脂肪细胞数量大大超过不肥胖的幼儿,也就为成年后脂肪细胞体积增大打下了基础,而这也就是形成肥胖的主要原因之一。

3.运动过少

运动是最为重要的一种能量消耗的方式。一般来讲,喜欢安静,不喜运动,晚餐过于丰富并饮酒,餐后不活动的人群易发生肥胖。空腹运动会促进脂肪的分解,从这一角度讲,运动可以减轻体重。但运动往往又可增加食欲,如果因此而增加的食量超过了运动的消耗量,则反而可能使体重增加。

4.遗传因素

肥胖的发生与遗传有着密切关系。据相关资料表示,父母均不肥胖的家庭中,肥胖儿的发生率约为21%;父母任一方肥胖的家庭中,肥胖儿的发生率为40%;父母均肥胖的家庭中,肥胖儿的发生率为70%。

(三)临床表现

肥胖症主要表现可分为心身两个方面。肥胖与心理有着相互影响的密切关系。一方面肥胖症本身就是一种心身疾病,而另一方面肥胖对肥胖者的心理会产生明显的消极影响,女性在这方面表现得更为明显。大多数女性本来就有着较实际体重轻的理想体重目标,所以当发生肥胖后,有相当数量的人会造成严重的负性心理,她们懒于外出,疏于活动,心境逐渐压抑孤僻,而这些行为又使她们逐渐丧失社交机会,而形成一种恶性循环。此时,如果再受到社会及周围人群的歧视、排斥,那么心理压力便会越来越大。

肥胖症在身体上主要表现为不同程度的脂肪堆积,脂肪分布以颈及躯干或臀部为主,常有嗜睡、记忆力减退、呼吸困难、腰腿疼痛、下肢水肿等症状;显著肥胖者常伴热、多汗、行动不灵活、易感疲劳;因横膈抬高常觉呼吸短促,不能耐受较重的体力活动;严重肥胖时可有血压增高、左心室肥大,最易导致心力衰竭;有些患者可伴有糖尿病或高脂血症,易发生动脉粥样硬化及缺血性心脏病或胆石症。而且,中重度肥胖者会出现不同程度的性功能障碍,男性患者雄激素分泌减少,雌激素分泌增多,往往表现出性欲减退和阳痿。青春期的男孩表现为第二性征发育不良,出现女性化的表现,如胸腹部脂肪过多,尤其前胸脂肪堆积酷似女性乳房发育、臀部浑圆等,常会造成男性患者的心理负担。肥胖女性则有不同程度的雄激素分泌增加,雌酮与雌二醇比例失调,进而导致性欲减退、月经紊乱、不孕等证。而这其中,导致肥胖女性性欲低下的另一重要原因是体形肥胖所导致的性心理的压抑,这种心理压抑主要表现为对自己肥胖体形的自卑感,怀疑这种肥胖体形对丈夫的吸引程度,并担心丈夫会讨厌自己,移情别恋等。这些负性心理以及性激素的分泌紊乱共同作用,形成了一种恶性循环,从而出现性冷淡。因此,对于这类患者,心理方面的治疗是必须并且是首要的,只有解决了心理负担,其性功能障碍才能得以有效治疗。

(四)检查

(1)血脂检查:包括胆固醇、三酰甘油(甘油三酯)、高密度脂蛋白测定。

(2)血糖检查:包括葡萄糖耐量试验,血胰岛素测定。

(3)脂肪肝检查:B超、SGPT。

(4)水代谢检查:抗利尿激素测定。

(5)性激素测定:雌二醇、睾酮、FSH、LH。

(6)检查血皮质醇、T3、T4、TSH等。

用以除外间脑性、垂体性、肾上腺皮质功能、甲状腺功能和自主神经紊乱等。但注意由于肥胖症引起的一系列内分泌功能障碍也可引起上述检查不正常。

(五)诊断

(1)根据身高、年龄及性别查表或按下式推算标准体重。

标准体重(千克)=身高(厘米)-100

本法适用于身高155厘米以下者:

标准体重(千克)=[身高(厘米)-100]×0.9

实测体重在标准体重±10%以内,为体重正常。

实测体重≥标准体重10%~19.9%,为超重。

实测体重≥标准体重20%,为肥胖。

(2)体质指数又称为体重指数,被定义为千克体重除以身高平方米,简称BMI。

公式:$BMI=kg/m^2$

例如:一个52公斤的人,身高是155厘米,则BMI为:52(公斤)/1.55^2(厘米)=21.6

体重正常范围:BMI=18.5~24

用途:常用来对成人体重过低、体重超重和肥胖进行分类,是衡量人群肥胖的粗略而最为有用的基准。

WHO标准:将BMI≥25规定为超重,BMI≥30规定为肥胖。

中国卫生部标准:BMI在18.5~23.9规定为正常;BMI在24~27.9规定为超重;BMI≥28规定为肥胖。

成人的BMI数值:

* 过轻:低于18.5

* 正常:18.5~24.99
* 适中:20~25
* 过重:25~28
* 肥胖:28~32
* 非常肥胖:高于 32

专家指出最理想的体重指数是 24.99。

二、病因病机

(1)年老体弱:脾肾虚衰,聚湿生痰,水湿痰浊壅滞,变为脂膏,导致肥胖。

(2)饮食不节:暴饮暴食,过食肥甘,湿浊内聚,损伤脾胃,不能运化水湿,导致肥胖。

(3)缺乏运动:气血不畅,津滞为脂,导致肥胖。

(4)先天禀赋:胃热过食,痰湿堆积,水湿痰浊壅滞,变为脂膏,导致肥胖。

三、辨证论治

1.胃热滞脾

主证:多食,消谷善饥,形体肥胖,脘腹胀满,面色红润。口干口苦,胃脘灼痛,嘈杂,得食则缓。

舌脉:舌红苔黄腻,脉弦滑。

治法:清胃泻火,佐以消导。

方药:小承气汤合保和丸。

2.痰湿内盛

主证:形盛体胖,身体重着,肢体困倦,胸膈痞满,痰涎壅盛。头晕目眩,口干而不欲饮,嗜食肥甘醇酒,神疲嗜卧。

舌脉:苔白腻或白滑,脉滑。

治法:燥湿化痰,理气消痞。

方药:导痰汤。

3.脾虚不运

主证:肥胖臃肿,神疲乏力,身体困重,胸闷脘胀。四肢轻度水肿,晨轻暮重,劳累后明显,饮食如常或偏少,既往多有暴饮暴食史,小便不利,便溏或便秘。

舌脉:舌淡胖边有齿印,苔薄白或白腻,脉濡细。

治法:健脾益气,渗利水湿。

方药:参苓白术散合防己黄芪汤。

4.脾肾阳虚

主证:形体肥胖,颜面虚浮,神疲嗜卧,气短乏力。腹胀便溏,自汗气喘,动则更甚,畏寒肢冷,下肢水肿,尿昼少夜频。

舌脉:舌淡胖苔薄白,脉沉细。

治法:温补脾肾,利水化饮。

方药:真武汤合苓桂术甘汤。

5.气滞血瘀

主证:形体丰满,面色紫红或暗红。胸闷胁胀,心烦易怒,夜寐不安,大便秘结。

舌脉:舌暗红,或有瘀点,瘀斑,脉沉弦或涩。

治法:活血化瘀,行气散结。

方药:血府逐瘀汤合失笑散。

五、西医治疗

(一)控制总热能摄入量

轻度肥胖者,控制进食总量,采用低热卡、低脂肪饮食,避免摄入高糖类食物,使每日总热量低于消耗量,多做体力劳动和体育锻炼,如能使体重每月减轻500~1000g而渐渐达到正常标准体重,不必用药物治疗。

中度以上肥胖更须严格控制总热量,女性患者要求限制进食量在5~6.3MJ(1200~1500kcal)/d,如超过6.3MJ/d者,则无效。男性应控制在6.3~7.6MJ(1500~1800kcal)/d,以此标准每周可望减重1~2磅。食物中宜保证适量含必需氨基酸的动物性蛋白(占总蛋白量的1/3较为合适),蛋白质摄入量每日每千克体重不少于1g。脂肪摄入量应严格限制,同时应限制钠的摄入,以免体重减轻时发生水钠潴留,并对降低血压及减少食欲也有好处。此外限制甜食、啤酒等如前述。如经以上饮食控制数周体重仍不能降低者,可将每日总热量减至3.4~5MJ(800~1200kcal)/d,但热量过少,患者易感疲乏软弱、畏寒乏力、精神委顿等,必须严密观察。据研究,饮食治疗早期蛋白质消耗较多,以致体重下降较快而呈负氮平衡,当持续低热卡饮食时,发生保护性氮质潴留反应,逐渐重建氮平衡,于是脂肪消耗渐增多,但脂肪产热量约10倍于蛋白质,故脂肪组织消失量明显少于蛋白质组织量,而蛋白质相反合成较多时,反可使体重回升,这是人体对限制热卡后的调节过程,因此饮食治疗往往效果不显著,在此情况下,宜鼓励运动疗法以增加热量消耗。

(二)运动法

有氧运动:是指强度小,节奏慢,运动后心脏跳动不过快,呼吸平稳的一般运动,如散步、太极拳、自编体操等。有氧运动可增加心、脑血液的氧供应,增加大脑的活动量,对缺血性心脏病也十分有利。运动后可使人精力充沛、自我感觉良好。此外,足够的氧供应还可促使脂肪代谢,有利于消耗体内堆积的剩余脂肪,达到减肥的目的。

(三)手术疗法

腹部抽脂肪,胃部分切除。空回肠短路手术、胆管胰腺短路手术、胃短路手术、胃成形术、迷走神经切断术及胃气囊术等,可供选择。手术有效(指体重降低>20%)率可达95%,死亡率<1%,不少患者可获得长期疗效,术前并发症可不同程度地得到改善或治愈。但手术可能并发吸收不良、贫血、管道狭窄等,有一定的危险性,仅用于重度肥胖、减肥失败又有严重并发症,而这些并发症有可能通过体重减轻而改善者。术前要对患者的全身情况做出充分估计,特别是糖尿病、高血压和心肺功能等,给予相应的监测和处理。

(四)药物疗法

当饮食及运动疗法未能奏效时,可采用药物辅助治疗。药物主要分为六类:

(1)食欲抑制剂——中枢性食欲抑制剂、肽类激素、短链有机酸。

(2)消化吸收阻滞剂——糖类吸收阻滞剂、脂类吸收阻滞剂。

(3)脂肪合成阻滞剂。

(4)胰岛素分泌抑制剂。

(5)代谢刺激剂。

(6)脂肪细胞增殖抑制剂上述多类药物有的已较成熟,有的尚处研究开发阶段。

常用的药物有苯丙胺、芬氟拉明、马吲哚等。

不能仅靠药物,长期服药不免发生副作用,且未必能持久见效。

六、心理治疗

现代减肥的总体原则是:调整食谱,限量饮食,适当运动。常用的减肥治疗方法主要有四大类:①饮食治疗,又称基础治疗,是最为根本的治疗方法;②消耗疗法,主要通过适当增加运动量以消耗热量来实现;③西医治疗,含西药与手术;④中医治疗,含中药、针灸、气功等。虽然方法众多,但在现实生活中,减肥却大多以失败告终,这其中最为根本的就是心理方面的障碍。根据最近的一些资料表明,接受了心理治疗的肥胖患者的减肥效果要比未接受心理治疗的肥胖患者明显近一倍,而且能坚持完成减肥疗程的比例也明显增高。基于这一事实,心理学家们逐渐参与了减肥治疗的过程,并提出了心理减肥这一新课题。

在肥胖症的心理治疗方面,心理学家主要是矫正其对肥胖的不正确认识和态度,调整和改善其情绪状态,增强对心理应激的应付能力,控制自己的饮食量并增加体力活动量,也就是心理疗法和认知行为矫正疗法的联合应用。

(一)肥胖症的行为疗法

1.节食的行为学研究

节食是控制体重的核心,而节食的本质又是饮食的行为控制。从这个意义上说,减肥的失败主要是心理和行为方面的原因。合理的减肥是根据患者的体质、年龄、身材、健康状态等条件,采用行为疗法和心理指导,配合相应的药物和饮食控制等。而这些又取决于患者对肥胖的好恶程度,自制力的强弱,文化修养的高低以及所处生活、工作环境的好坏等。有研究表明,心理疗法配合相应的其他疗法能使减肥达到较好效果。

美国贝勒医学院营养研究所的心理学家指出,绝大部分单纯靠饥饿减肥的女性,都无法持之以恒,而这种饥而再食所造成的心身损害,会超过拒绝减肥者的心身损害。突然采取大量节食和完全节食的减肥者,会导致体内供需失常、内分泌紊乱、诱发酸中毒等。而因此重新进食者,体重又会直线上升,往往超越减肥前的体重标准。在这类减肥失败的女性中,有 2/3 的人会自责节食或禁食没有恒心,而不是自责节食的方法。急于求成、对减肥期望值太高,是女性常见的不良减肥心理。

所以,如果能从改变行为和自我的意识下手,减肥一定更容易成功。因此对肥胖症患者实施行为治疗的关键就在于肥胖者本人自觉地控制不良的饮食习惯,依靠意志来战胜肥胖。这一行为疗法可分为两步:一是肥胖症行为的分析与评价;二是行为疗法具体方案的实施。

2.肥胖症的行为分析与评价

在对肥胖症患者进行治疗以前,首先实施者要对与患者有关的各种因素做出分析和评价,以便能找出产生这种不良饮食习惯的原因所在。

(1)心理因素:情绪的波动是引起多食的主要原因,诸如紧张、焦虑、抑郁、烦恼等,在进行治疗前,首先要找出导致这些情绪变化的心理原因。毫无疑问,肥胖本身就已经是一个重要原因。对于肥胖者,应当劝导其经常进行自我心理调适,既要勇敢地面对肥胖给生活带来不便与困窘的客观事实,也要勇敢参与各种社会活动,培养良好的情绪和健康的心理来帮助自己取得事业上的成功,以此来转移或抵减公众对于自己肥胖的注意力。

(2)行为因素:分析与患者进食有关的行为活动,找出不良的行为习惯。如有人习惯于边看电视边吃东西,也有人习惯边听音乐边吃东西,那么,这些伴食行为就有可能使看电视或听音乐成为进食的条件信号,而使人产生条件反射。

(3)环境因素:有些额外的进食是由于环境所造成的。朋友正在吃香甜的蛋糕,电视上正播出令人垂涎的美食节目,身旁的人正吃得津津有味,这些行为都会刺激患者食欲,而引起额外的进食。特定的职业也可能会引起额外进食,如厨师、面包师等。

对于成年患者,一个好的治疗环境是非常重要的,在家庭和睦、心情舒畅、家人互相监督、朋友互相鼓励以及医生的正确指导下,对于饮食的控制应该是可以做到的。对于青少年肥胖症的患者,则可以成立相应的组织来互相帮助、互相督促。

3.减肥行为治疗的实施

(1)进食行为的矫正:尽量远离食物,把食物放在看不见或不能随手拿来的地方,控制额外进食,改掉各种不良的伴食行为或情绪变化时吃东西的毛病。进食时尽量细嚼慢咽,避免狼吞虎咽,以保持胃的充盈感而减少进食量。

(2)进食行为和运动的自我监测:包括了按日期每天记录食谱、进食时间、数量、自我感受、运动情况、体重等。根据这种形式的监测,可以不断尝试修正,找出最适合自己特点的减肥模式。而且尤其注意在减肥过程中不要操之过急,体重切忌不要下降太快,保持在每月体重减少 0.5~1 公斤就非常适度,若下降太快,会对人体造成损害。

(3)行为巩固:对于饮食的控制,最为重要的就是坚持了。尤其在开始节食时,总有很强的饥饿感,而 2 周以后一般就能适应。当体重终于达到标准后,也切不可以为大功告成而大吃特吃。对于儿童肥胖症的患者,在减肥治疗时尤其要注意以下几点:

1)父母与直接监护人参与实施治疗和分析评价是最为重要的。在医生的指导下,制定孩子能够接受的切实有效的节食方法。实施时,一方面要因势利导,同时也可在必要时使用一定的强制手段,尤其在最初的饥饿期。

2)鼓励和督促孩子参加文体活动,并且每天必须完成一定的运动量,一方面达到消耗热量的目的,同时也可以转移孩子对饮食的注意力。

3)可配合代币法,对进食行为的改善给予奖励以达到强化目的。

4)肥胖儿童家庭往往还有其他肥胖者,所以应当调整全家人的饮食习惯,否则是很难坚持治疗的。

5)由于儿童特别易于受暗示,模仿性强,来自周围环境的影响起着举足轻重的作用,尤其是电视广告的影响更是不可小视。

(二)肥胖症的精神分析治疗

精神分析能明显减低患者的体重,帮助其缓解精神压力并改善人格结构。而且在治疗肥胖的同时,有助于消除体像障碍,治疗后自我评价提高。

(三)催眠减肥术

催眠减肥术是运用催眠法与潜意识对话,并用暗示的语言直接输入所期待的积极正确信息,主要针对肥胖症患者的偏食与过食等具有根深蒂固的潜意识因素的行为,并通过催眠术的运用进行根本上的治疗。如果不拔除潜意识中的心理症结，即使纠正了过食、偏食等症状，也总不能持久，一段时间之后又会重新发作。催眠减肥术的关键在于催眠暗示，这种暗示并非说理论证，而是动机的直接移植，使被催眠者不加分析、判断和思维地接受，遵照执行。

催眠减肥术可分为 4 个阶段进行：①心理咨询与干预；②催眠易感性测定；③根据来访者的具体情况，编制催眠暗示语；④实施催眠减肥，循序渐进地催眠暗示，最后解除催眠状态。

催眠减肥可每日 1 次，或隔日 1 次，也可每周 1 次，一般治疗 6~8 次即可控制饮食，改变不良的生活习惯。

七、诊治案例

王某，男，45 岁。2013 年 4 月 10 日初诊。肥胖 2 年余。伴头晕、头沉，倦怠，多梦，记忆力减退，便溏，胃脘痞满，行走困难。检查：身体呈对称性肥胖，体重 93.5kg，身高 1.75m，血压 158/113mmHg，甲状腺无肿大，心肺(-)，皮肤无紫纹，腹壁脂肪厚，下肢轻度水肿，舌苔白腻，舌质淡胖边有齿痕，脉濡缓。

诊断：肥胖症。

辨证：脾虚湿阻，精微痰湿瘀积。

治法：温中健脾，祛痰利湿。

方药：茯苓 20g，白术 12g，泽泻 20g，玉米须 30g，法半夏 10g，桂枝 10g，厚朴 12g，砂仁 10g，广木香 6g，山楂 30g，鸡内金 12g，甘草 6g。水煎服。

上方连服 47 剂体重减至 80kg，头晕、头沉、多梦、水肿、便溏、胃脘痞满、倦怠等症状均消失。血压 128/90mmHg，行走正常。效不更方，照原方加党参 12g，枳壳 12g，嘱服 20 剂以巩固疗效。随访已恢复健康上班正常工作。

{资料卡}..

催眠减肥的方法

1.充分掌握患者的背景材料，尤其是家庭背景，个人的学习、经历，社交活动，恋爱婚姻，幼年生活经历(正性与负性的经验)等与患者肥胖有关的因素。

2.选择安静、温暖、静谧、昏暗的房间，尽量避免噪音、冷风、强光的刺激与干扰。

3.进行暗示敏感性的测定。

4.催眠诱导：其基本技术是进行语言诱导。因此，在实施催眠减肥术时，暗示性的诱导语言，必须是准确、清晰、简单、坚定的。模棱两可、含糊不清的语言，只能使被催眠者无所适从，而难以进入催眠状态，不能进行有效的催眠减肥。

5.实施减肥治疗：在患者进入催眠状态后，可以使用直接暗示，引发想象，催眠分析等方法进行治疗以解除患者的偏食、过食行为。这一环节是非常重要的，因为催眠的目的就是在于解除症状去除疾病。在整个治疗结束后，必须要有催眠后的暗示语，在整个治疗中如何运用催眠休息也是十分重要的。

"志闲而少欲,心安而不惧,形疲而不倦,气从以顺,各从其欲,皆得所愿。"

——《内经》

健康心理的一大特征就是及早面对危机的能力。我们还需赋予危机应有的尊严,只有透过这些痛苦与危机,我们才会成长。 ——《与心灵对话》

尽管乐观是必要的,但不应该隐瞒诊断的任何一部分。

——《关爱·治疗·奇迹》

第十章 神经系统心身疾病

第一节 血管神经性头痛(偏头痛)

30岁的周女士经常头痛,尤其熬夜、生气后更严重。昨早在一阵剧烈的头痛之后,她右侧的手脚突然不能动弹了。经总医院检查后确诊:中风偏瘫,罪魁祸首正是偏头痛。没有高血压、糖尿病,光偏头痛也会中风?神经内科医生解释,反复偏头痛,尤其有先兆的偏头痛会引起大脑血管出现氧化应激和炎症反应,造成血管内皮损伤,久而久之可能诱发局部脑血管梗死导致中风。研究证实,偏头痛会让中风风险增加2~3倍。偏头痛发作频繁者需治疗,同时保持良好心态,注意舒缓压力。

一、疾病概述

(一)概念

血管神经性头痛是一类有家族发病倾向的周期性发作疾病,表现为发作性的偏侧搏动性头痛,伴恶心及呕吐等,经一段歇期后再次发病。在安静、黑暗环境内或睡眠后头痛缓解。在头痛发生前或发作时可伴有神经、精神功能障碍,是与心理社会因素相关的常见心身疾病。

在现代医学中,偏头痛属于神经系统疾病头痛的一种类型。偏头痛是由于发作性血管功能不稳定以及某些体液物质暂时性改变所引起的疼痛,可有视幻觉、偏盲等脑功能短暂障碍的先兆,发作时可有恶心呕吐等自主神经功能紊乱表现。

(二)常见病因

是由于发作性血管舒缩功能不稳定以及某些体液物质暂时性改变所致的一种有或不伴有脑及自主神经系统功能暂时性障碍的头痛,分型较多,但在实际临床中,很少仅有单一类型的偏头痛存在,常常表现为几个类型的偏头痛,甚至和其他类型头痛如紧张型头痛等同时存在。

中外专家均称,偏头疼的病因目前尚不清楚,但可能与下列因素有关:

(1)遗传因素,由于约60%的患者可问出家族史,部分患者家庭中有癫痫患者,故专家认为该病与遗传有关,但尚无一致的遗传形式。

(2)内分泌因素,血管性偏头疼多见于青春期女性,在月经期发作频繁,妊娠时发作停止,分娩后再发,而在更年期后逐渐减轻或消失。

(3)饮食因素,经常食用包括含酪胺酸的奶酪、含亚硝酸盐的肉类和腌制食品、含苯乙胺的巧克力、含谷氨酸钠的食品添加剂及葡萄酒等的人均易患血管性偏头疼。

(4)精神因素,精神心理压力大、情绪抑郁或情绪变化剧烈:快节奏的社会环境、生活工作上的不顺心和压力、各种事务及关系的谨慎考量,往往使人大脑神经紧张、情绪低落,从而导致偏头疼的发生。情绪变化是偏头疼的显著诱发因素之一。情绪紧张、焦虑、抑郁、疲劳、行为冲突等是激惹和加重偏头痛的重要心理因素,文献报告家庭因素占57%,职业问题45%,人际关系紧张62%,心理应激适应不良62%。偏头痛患者习惯于把愤怒或敌意压在心里,这种内心的冲突,往往激发偏头痛的发作。个性调查显示,患者有情绪不稳定、过分因循,缺乏独创性思维,对问题处理欠灵活,缺乏对付紧张和心理压力的能力,极端关心身体,偏于抑郁、悲观,易于不满,缺乏自信,过低评价自己等个性特点。这些个性缺陷可能是偏头痛不易根治,易于复发的内在因素之一。另外,偏头痛患者在早期生活中,常有过重的负荷,家庭或环境的压力及心理应激等病史。

(5)其他因素:情绪紧张、精神创伤、忧虑、焦虑、饥饿、失眠、外界环境差以及气候变化也可诱发偏头疼。

(三)临床表现

偏头痛是一种高发性的头痛,偏头痛的临床表现主要为搏动性头痛,伴恶心、呕吐或畏光等。除了这一普遍存在的偏头痛临床表现外,由于偏头痛有典型偏头痛和普遍偏头痛之分,偏头痛的临床表现也出现不同。

典型偏头痛的临床表现:

(1)典型偏头痛的临床表现多分为先兆期和头痛期两期。

(2)在典型头痛的先兆期,患者会感觉有畏光,眼前闪光、火花等视觉幻觉。

(3)在典型头痛的先兆期,严重的出现视野缺损、暗点、偏盲或短暂失明等表现。

(4)典型偏头痛的头痛期发生在先兆期消退时。疼痛期典型偏头痛的临床表现主要是搏动性头疼,疼痛多始于一侧眶上,太阳穴,眶后部或额颞区,逐渐加重可扩展至半侧头部,甚至整个头部及颈部。

(5)典型偏头痛的头痛期疼痛的表现多为搏动性,有跳动感或者钻凿感。当头痛的程度逐渐加重后可发展成持续性剧痛。

(6)此时恶心、呕吐、畏光、畏声的表现也逐渐表现出来。

(四)检查

1.脑电图检查

偏头痛患者无论是在发作期或间歇期,脑电图的异常发生率皆比正常对照组高,但是,偏头痛患者的脑电图改变不具有特异性,因为它可有正常波形。普通性慢波、棘波放电、局灶性棘波、类波以及对过度通气、闪光刺激有异常反应等各种波形。小儿偏头痛脑电图的异常率较高,可出现棘波、阵发性慢波、快波活动及弥散性慢波。

2.脑血流图检查

患者在发作期和间歇期脑血流图的主要变化是两侧波幅不对称,一侧偏高或一侧偏低。

3.脑血管造影检查

原则上偏头痛患者不需进行脑血管造影,只有在严重的头痛发作,高度怀疑是否为蛛网膜下腔出血的患者才进行脑血管造影,以期除外有颅内动脉瘤、动静脉畸形等疾患。

4.脑脊液检查

偏头痛患者脑脊液的常规检查通常是正常的,一般情况下脑脊液的淋巴细胞可增高。

5.免疫学检查

一般认为偏头痛患者的免疫球蛋白 IgG、IgA、C3 及 E 花环形成试验等测定的数量及百分比可较正常人偏高。

6.血小板机能检查

偏头痛患者的血小板聚集性可升高。

二、病因病机

(1)情志失调:肝失疏泄,气郁化火,上扰清窍而头痛。

(2)年老,劳欲过度:肾阴亏虚,水不涵木,肝阳上亢,上扰清窍而头痛。或肾虚不能生髓,髓海空虚,脑失濡养而头痛。

(3)饮食不节,劳逸失度:脾失健运,痰浊内生,痰浊中阻,清阳不升,浊阴不降,蒙蔽清窍而头痛。脾失健运,生化之源不足,气血亏虚,脑脉失养而头痛。

(4)久病入络,跌仆脑损:气血瘀滞,脑脉不通而头痛。

三、辨证论治

1.肝火犯头

主证:头胀痛,或抽掣而痛,头痛多为两侧;头晕目眩,心烦易怒,面红目赤,口苦胁痛,失眠多梦。

舌脉:舌质红,苔薄黄,或少苔;脉弦或弦细数。

治法:清肝泻火。

方药:龙胆泻肝汤。

2.肝阳上亢

主证:头胀痛,或抽掣而痛,头痛多为两侧;头晕目眩,心烦易怒,面红目赤,口苦胁痛,失眠多梦。

舌脉:舌质红,苔薄黄,或少苔;脉弦或弦细数。

治法:平肝潜阳。

方药:天麻钩藤汤。

3.气虚头痛

主证:头痛隐隐,时发时止,遇劳加重;头晕,神疲乏力,气短懒言,自汗,面色㿠白。

舌脉:舌淡红或淡胖,边有齿印,苔薄白;脉细弱或脉大无力。

治法:益气升清。

方药:顺气和中汤。

4.血虚头痛

主证:头痛隐隐,缠绵不休;面色少华,头晕,心悸怔忡,失眠多梦。

舌脉:舌质淡,苔薄白;脉细或细弱。

治法:滋阴养血。

方药:加味四物汤。

5.肾虚头痛

主证:头痛而空;腰膝酸软,眩晕耳鸣,健忘,遗精带下,神疲乏力;偏肾阳虚则见畏寒肢冷;偏肾阴虚则见面色潮红,五心烦热,盗汗。

舌脉:舌淡胖,或舌红,苔薄白,或少苔、剥苔;脉沉细无力或细数。

治法:补肾填精。

方药:大补元煎。

6.痰浊头痛

主证:头痛昏蒙重坠;胸脘痞闷,纳呆呕恶,眩晕,倦怠无力。

舌脉:舌淡红,苔白腻;脉滑或弦滑。

治法:燥湿化痰,降逆止痛。

方药:半夏白术天麻汤。

7.瘀血头痛

主证:头痛剧烈,或刺痛,经久不愈,痛处固定不移;日轻夜重,头部有外伤史,或长期头痛史。

舌脉:舌暗红,或舌边尖夹有瘀斑、瘀点,或舌下静脉充盈,苔薄白;脉弦细或细涩。

治法:活血化瘀,行气止痛。

方药:通窍活血汤或血府逐瘀汤。

四、临床体会

太阳头痛:羌活、蔓荆子、葛根。

阳明头痛:葛根、白芷。

少阳头痛:柴胡、川芎。

厥阴头痛:藁本、吴茱萸。

太阴头痛:苍术。

少阴头痛:细辛。

五、西医治疗

1.一般治疗

(1)避免过度疲劳和精神紧张,保持安静,卧床休息。

(2)避免声光刺激。

(3)节制饮食,不吃刺激性食物。

(4)戒烟戒酒等。

2.药物治疗

急性期主要用曲坦类、麦角碱类、非甾体类抗炎镇痛药。

(1)曲坦类药(5-HT受体激动剂):舒马曲坦(英明格)、佐米曲坦(佐米格)、利扎曲普坦等。

(2)麦角碱类:双氢麦角胺、麦角胺等。

(3)非甾体类抗炎镇痛药:阿司匹林、对乙酰氨基酚、布洛芬、萘普生、双氯芬酸等。

六、心理治疗

1.心理疗法

(1)心理咨询法:通过咨询使患者了解疾病的本质与转归,发生与心理反应的关系,指导患者养成良好的生活及饮食习惯,鼓励其战胜疾病的信心,以减少疾病的发生。

(2)自律训练法:按照具体的程序使患者渐渐学会这种方法,可以改变患者的心理紧张状态。

(3)放松疗法:可利用放松治疗磁带,做放松训练,消除紧张状态。

(4)自我暗示法:早在20世纪60年代就有人研究通过提高手温放松训练治疗偏头痛,有一定的效果。其方法简单。当患者感到头痛即将发作时立即将双手呈半握拳状,并设想自己的双手确实在逐渐变热,额肌在逐渐变凉。在进行这项治疗方法时,注意力一定要高度集中于"额凉手热"这一自我暗示。

2.导引吐纳疗法

(1)放松功:在练习三线放松法的基础上,重点练习局部放松法,把注意力集中在头疼一侧,默念"松"字,放松20~30分钟。每天练习2次。

(2)保健功:做保健功中的"擦鼻""目功""擦面""项功"。在放松功后练习,每日2次。

3.音乐疗法

音乐疗法适宜于内伤头痛。病起于情志过激,肝阳上亢或肝火犯头者,当以金克木,选用商调金性音乐进行治疗。商调式音乐有凄凉、伤感、忧思的特点,达到以悲胜怒之目的。固于痰浊阻络者,当用徵调及宫调式乐曲健脾化痰为治。

七、诊治案例

女,32岁。患者反复发作性右侧头痛12年。近3年来发作日益频繁,平均每星期发作1~2次,每次10小时左右。发作时头痛剧烈,伴恶心呕吐,月经期发作更甚,颈项板滞,腰酸,神疲,烦躁,梦多,长期服用麦角胺咖啡因等以止痛。体检:颅神经正常,血压134/84mmHg。苔中腻,脉弦滑。脑电图正常,血5-羟色胺含量正常,血雌二醇含量正常。

方药:安颅镇痛煎(川芎、红花、赤芍、白芍、丹参、生铁落、炙地龙、炙僵蚕、杞子、仙灵脾、生南星、菖蒲、葛根)。

第二节 抑郁症(郁证)

有一些人,他们不快乐……(一位抑郁症患者的自述)他们宅在家里;饮食不规律,或暴食,或绝粒;昼夜颠倒,晚上睡不着,白天睡不醒;情绪低落,自我贬抑,对很多事失去兴趣;喜欢泡在网上;很少和朋友联络;习惯把事情拖到最后一刻;对生活看不到意义,也看不清未来。

他们为什么宁肯睡在垃圾上,也不愿意起身打扫房间?他们说需要帮助,但为什么不论别人的劝慰多么苦口婆心,辞情恳切,似乎都不能撼动他们分毫?他们安静地听着,却显然根本没打算听从任何建议。

对于那些关切或指责,他们常常保持沉默。如果能够推心置腹,他们会说,他已经感觉不堪重负了,对这种状态,他真的无能为力,也许只有某种强大的外力才能指引他逃离困境。

这些说辞,可能让人很恼怒。为什么他们自己不能振作一点儿,而要放任情绪控制他们的生活,或者把期待完全寄托在别人身上?他们是想振作起来。你不知道他们的愿望有多强烈,强烈到有时候,他们觉得自己几乎要"五内俱焚"。可是他们真的做不到。他们好像被卡住了,无法拿出足够的力量做任何事。就像中国神话里的捆仙索,一旦缚住,手脚俱在,意识清醒,但却不能动弹,也无法挣脱。如果对他们说:"出去散散心吧,一切会好的。多做运动,晒晒太阳,坚持住,加油!……"他们的回应常常是沉默以对,或者笑笑不再说什么。他们明白你说的都对,只是,越是向他们的意愿呼吁,他们就越是感到单纯有意愿还是做不成什么。

因为,他们病了。

一、疾病概述

(一)概念

郁,本意为滞而不通,涩而不畅,塞而不流,不得发越。郁病是由于七情内伤导致了气机不畅,郁滞不通,临床上是以心情抑郁,情绪不宁,胸胁脘腹胀闷疼痛,或易怒善哭,或咽中如有异物梗阻为主要表现的一种病证。

(二)西医病名

郁证主要见于西医学的抑郁症、神经衰弱、癔症及焦虑症等。另外,也见于更年期综合征及反应性精神病。

(三)常见病因

(1)心理因素:情志因素,抑郁体质。

(2)生物因素:遗传因素、神经生化、神经内分泌功能异常、脑电生理改变和神经影像变化等。

(四)发病情况

近年来,随着社会竞争日趋激烈,各种应激性生活事件不断增加,人们的心理压力增大,使抑郁症的患病率呈上升趋势,它已成为威胁人类健康和影响生活幸福度的严重疾病。

首次发病年龄多在 16~45 岁之间。女性多于男性,有自杀想法(60%~70%),有过自杀行为(10%~15%),住院患者伴有重症抑郁约 8%,各种抑郁性障碍约为 15%~16%,门诊患者4.8%~9.2%有重症抑郁,9%~20%有各种抑郁性障碍。

(五)就诊情况

国内就诊的抑郁症患者不足 20%,正确诊断、治疗的患者不足 10%,原因是:①抑郁症本身的特征;②缺乏客观诊断指标;③医生注重躯体症状;④患者隐蔽情绪症状,特别是悲观厌世和自杀观念。

(六)病程特点

(1)反复发作,急性发作者 70%~80%可明显或完全缓解。时相持续平均 6~12 个月,多数少于 6 个月。

(2)时相、周期的长短与疾病严重程度、发病年龄、发作次数等有关。

（七）临床表现

（1）抑郁心境：昼重夜轻改变是内源性抑郁症的典型症状。

（2）思维障碍：兴趣丧失、无价值、无望、无助和无用的负性自我评价是内源性抑郁症的核心症状。

（3）精神运动性障碍：精神运动性迟缓是典型症状之一（思维发动迟缓和思流的缓慢，伴注意力、记忆力下降；运动性迟缓、工作效率下降，直至木僵）。部分患者又表现为激越，反复苦思冥想、焦虑不安。

（4）躯体症状：睡眠障碍、食欲减退、体重减轻、性欲减退甚至阳痿或闭经。

（八）诊疗方案

1.中医诊断标准

郁病是由于情志不舒、气机郁滞、脏腑功能失调所引起的一类病证。临床表现主要为心情抑郁，情绪不宁，胸胁胀痛，或易怒喜哭，或咽中如物梗阻，不寐等。以情志内伤为主要因素，病机发展以气郁为先，进而变生它郁。

2.西医诊断标准

（1）抑郁发作：①抑郁发作须持续至少2周；②在患者既往生活中，不存在足以符合轻躁狂或躁狂标准的轻躁狂或躁狂症状；③须除外的常见情况：此种发作不是由于精神活性物质使用或任何器质性精神障碍所致。

（2）轻度抑郁发作：

至少具有下述三条症状中的两条：①抑郁心境，对个体来讲肯定异常，存在于一天中大多数时间里，且几乎每天如此，基本不受环境影响，持续至少2周；②对平日感兴趣的活动丧失兴趣或愉快感；③精力不足或过度疲劳。

附加下述症状，共计至少4项：①自信心丧失或自卑；②无理由的自责或过分和不恰当的罪恶感；③反复出现死的想法，或任何一种自杀行为；④主诉或有证据表明存在思维或注意能力降低，例如犹豫不决或踌躇；⑤精神运动性活动改变，表现为激越或迟滞（主观感受或客观证据均可）；⑥任何性质的睡眠障碍；⑦食欲改变（减少或增加），伴有相应的体重变化。

（3）中度抑郁发作：①至少具有以上3个症状中的两条；②附加症状共计至少6条症状。

二、病因病机

郁病发病，主要由情志内伤所致。由七情内伤导致了五脏气机不和，主要病变在肝、脾、心三脏，病理关键是气血失调，病性可虚可实。郁病发病与体质因素有关，郁怒、忧思、悲哀忧愁是直接发病的原因。郁病初起，病变以气滞为主，常兼血瘀、化火、痰结、食滞等，多属实证。病久则易由实转虚，随其影响的脏腑及损耗气血阴阳的不同，而形成心、脾、肝、肾亏虚的不同病变。

三、辨证要点

（一）辨发病特点

郁病的起因多由七情内伤，精神刺激，有病因可循，郁怒、忧思悲恐均可致病。证候学特征以三组表现为主：

（1）情绪波动症状：心情抑郁，情绪不宁，喜悲伤欲哭，急躁易怒。

（2）气机郁滞表现：见胸胁脘腹胀闷疼痛。

（3）梅核气表现：咽中如有异物梗阻，吐之不出，按之不下，胸中窒闷。

（二）辨气血虚实

郁病早期肝气郁结，或气滞挟痰湿、食积，或兼郁证，多由气及血，气滞血瘀，以实证为主。日久可由实转虚，或虚实并见。后期可表现为心脾两虚，忧郁伤神和阴虚火旺等不同证候群。

四、辨证论治

1.肝气郁结

主证：胸胁脘腹胀闷疼痛，痛无定处，每因情绪波动而加重。精神抑郁，情绪不宁，善太息，嗳气，纳少腹胀，恶心呕吐，月经不调。舌质淡红，苔白，脉弦或弦滑。

治法：疏肝解郁，理气止痛。

主方：柴胡疏肝散加减。

常用药：柴胡、白芍、香附、枳壳、当归、陈皮、绿萼梅、百合、合欢花、徐长卿、佛手、川芎、甘草。

针灸：太冲、膻中、神门、内关、公孙。

2.气郁化火

主证：胸胁胀闷疼痛，心烦，急躁易怒。头晕，头痛，面红目赤，口苦口干。嘈杂泛酸，大便秘结。舌质红，苔黄，脉弦数。

治法：清肝泻火，解郁和胃。

主方：丹栀逍遥散加减。

常用药：柴胡、薄荷、郁金、制香附、当归、白芍、白术、茯苓、丹皮、栀子。

针灸：行间、膻中、鱼际、期门。

3.痰气互结

主证：咽中如有异物梗阻感，咳之不出，咽之不下。胸中窒闷，或胸胁胀闷疼痛，纳少恶心。舌苔白腻，脉弦滑。

治法：理气解郁，化痰散结。

主方：半夏厚朴汤加减。

常用药：厚朴、紫苏、半夏、茯苓、生姜、栝蒌皮、旋覆花、代赭石、郁金、制香附。

针灸：膻中、百会、大陵、血海、太冲。

4.忧郁伤神

主证：悲忧善哭，精神恍惚。心神不宁，时时欠伸。舌淡苔薄白，脉弦细。

治法：养心安神。

主方：甘麦大枣汤加减。

常用药：甘草、小麦、大枣、茯神、夜交藤、珍珠母、远志。

针灸：脾俞、心俞、足三里、三阴交。

5.心脾两虚

主证：多思善虑，心悸胆怯。头晕神疲，面色少华，少寐健忘，气短乏力，纳少。舌质淡，脉弦细。

治法：益气健脾，养血安神。

主方：归脾汤加减。

常用药：党参、茯苓、白术、甘草、黄芪、当归、龙眼肉、酸枣仁、远志、茯苓、术香、神曲、砂仁、焦三仙。

针灸:脾俞、心俞、足三里、三阴交。

6.阴虚火旺

主证:眩晕耳鸣,心烦易怒,心悸少寐。五心烦热,腰膝酸软,盗汗遗精。舌质红,少苔,脉弦细数。

治法:滋阴清热,镇心安神。

主方:天王补心丹合六味地黄丸加减。

常用药:地黄、淮山药、山荣萸、天冬、麦冬、玄参、人参、茯苓、五味子、当归、柏子仁、酸枣仁、远志、丹参、丹皮、磁石、生龙齿。

针灸:肾俞、肝俞、行间、太溪、神门。

五、西医治疗

(一)抗抑郁药治疗

(1)三环类抗抑郁药:丙咪嗪、阿米替林、多虑平、马普替林、米安舍林。

(2)羟色胺回摄取抑制剂:氟西汀(百优解,优克)、帕罗西丁(赛乐特)、舍曲林(郁复乐)、西酞普兰(喜普妙)、氟伏沙明(兰释)。特点:安全性高、不良反应少、依从性高、服药简便。每日1次,不需要调整剂量。

(3)单胺氧化酶抑制剂:吗氯贝胺(贝苏)。

(4)SNRI(五羟色胺与去甲肾上腺素再摄取抑制剂):万拉法新,怡诺思。

(5)天然抗抑郁药:圣约翰草、银杏、Omega-3 不饱和脂肪酸。

(二)抗抑郁治疗中需注意问题

(1)坚持服药:由于抗抑郁药一般需 1~2 周方才起效,患者在这段时间里很可能因药效不明显而自行停药。

(2)系统、足量、足疗程:一般 4~6 周治疗后症状会获得缓解,但需进一步维持治疗;维持阶段越久,复发率越低。

(3)有副作用:目前大多有效的抗抑郁药都有口干,胃肠道反应等副作用,且起效较慢。而抑郁症患本身已有多种躯体不适的主诉,因而服药早期可能会有躯体不适加重的感觉。这时应当坚持治疗,随着时间的推移,绝大多数患者药物的副作用逐渐减轻的同时疾病得到了理想的控制。这一点是患者和医生都应该注意到的。

(4)抗抑郁症的禁用注意事项:心脏疾病,循环障碍,高、低血压,青光眼,肝肾功能不全,躁狂症患者等禁用。

六、心理治疗

1.精神转移法

将患者的精神意念活动从疾病及其内心思虑的焦点上转移或分散至其他方面,以缓解或消除这些精神意念的恶性刺激引起的病理改变,促使疾病康复。患者异常的精神意识活动主要表现为:尤其是属情感内倾型性格者来说,其注意力多集中在自身的病痛上,诸如害怕疾病的恶化、猜疑身患绝症而忧心忡忡。这些对自身疾苦的过分关注,往往成为其疾病久治不愈的关键所在。如果不设法分散患者的注意力,使之移情或分心于他处,则虽处以针药亦多无效。

2.认知疗法

针对患者对于现实的不正确评估认识,通过自我监察、自我说理和自我强化,建立正确的认识,情绪也随之好转。

3.催眠治疗

有些病例无需药物,催眠一次即愈。首先就引起郁病的心理因素进行分析、解释和疏导,消除抑郁情绪,增强信心。

(1)暗示语:"催眠治疗对你的病有特效,你能在催眠中回忆起郁病的心理因素,我们帮助你彻底从困境中摆脱出来。你现在想想是什么原因影响你的情绪?"此时,受术者进行回忆,也可帮助启发他回忆,然后针对其心理问题进行分析、解释和疏导,以消除抑郁。

(2)第二步针对失眠、多梦等症状进行暗示:"今天主要帮助你改善失眠和多梦,催眠治疗后睡眠会很深沉。现在你非常舒适,头部及全身肌肉都在放松、头痛消失,再也不会出现心悸了,你体验一下吧!""是的,已痊愈了。""通过今天成功的催眠治疗,将让你身心愉快,精力充沛。"当经过数次催眠治疗病情好转后,应教会患者自我催眠,以巩固疗效,增强抗病能力和达到自我保健的目的。

4.导引吐纳

(1)放松法:取坐式,自然呼吸,用三线放松法,每日练习 1~2 次,每次 30 分钟。

(2)保健法:依顺序做,每日 2~3 次。

5.音乐疗法

郁病多以七情不畅为因,起于肝郁者,以徵调火性音乐疏泄之;起于忧思伤脾者,当以怒胜思,以喜解忧,宜用角调从徵调音乐治疗。病久见肝阴不足者,当以羽调水性音乐以滋水涵木。每日 1 次,每次 30 分钟,共治疗 20 次结束。

七、诊治案例

病例:陈某,女,29 岁。产后 2 月,形体偏瘦,因生产女婴,家人时露不满,渐至奶水不足,精神恍惚,心神不定,多疑易惊,悲伤哭泣,时时欠伸或太息,纳谷不香,二便如常,舌质淡红而瘦,苔薄白,脉弦细。

西医诊断:产后抑郁症。

中医诊断:郁病(心神惑乱夹肝阴不足)。

治则:治宜养心安神,滋补肝阴。

中医方剂:甘麦大枣汤合二至丸加减:甘草 10g,浮小麦 30g,大枣 15g,女贞子 15g,旱莲草 30g,丹参 20g,鸡血藤 30g,郁金 15g,山茱萸 15g,淮山药 30g,丹皮 15g,白芍 15g。每日 1 剂,加水 1000mL,文火煎至 300mL,分 2 次温服。

疗效:前后加减服用 600 余剂,诸证大减。患者病愈,已能参加工作。

第三节　脑卒中(中风)

35 岁的患者钟丽,是本地某大型公司总裁助理,熬夜加班是家常便饭,经常出现头晕。

但她很注重身体健康,体检中从未发现异常。一次熬夜加班后,突发脑卒中,导致偏瘫。医生检查后表示,钟丽经常在高度紧张状态下,血压会迅速升高,随后又会回落,这些血压变化没什么症状,普通体检无法发现,但在持续损伤血管,最终导致中风。近年来,脑卒中患者年轻化趋势明显,15~59岁人口的死亡原因中,脑卒中被列为第五位。

一、疾病概述

(一)概念

脑卒中是脑中风的学名,是一种突然起病的脑血液循环障碍性疾病,又叫脑血管意外。它是指在脑血管疾病的患者,因各种诱发因素引起脑内动脉狭窄,闭塞或破裂,而造成急性脑血液循环障碍,临床上表现为一过性或永久性脑功能障碍的症状和体征。脑卒中分为两种类型:缺血性脑卒中和出血性脑卒中。中风是中医学对急性脑血管疾病的统称,它是以猝然昏倒,不省人事,伴发口角㖞斜、语言不利而出现半身不遂为主要症状的一类疾病。

(二)范围

西医学的急性脑血管病,如脑梗死、脑出血、脑栓塞、蛛网膜下腔出血等属本病范畴。西医学将本病主要分为出血性和缺血性两类,高血压、动脉硬化、脑血管畸形、脑动脉瘤常可导致出血性中风;风湿性心脏病、心房颤动、细菌性心内膜炎等常形成缺血性中风。另外高血糖、高血脂、血液流变学异常及情绪的异常波动与本病发生密切相关。头颅CT、核磁共振检查可确诊。

(三)常见病因

(1)高血压:高血压是原因,中风是后果,血压与中风的发病率和死亡率成正比。高血压会使血管的张力增高,也就是将血管"紧绷",时间长了,血管壁的弹力纤维就会断裂,引起血管壁的损伤,使血液中的脂质物质容易渗透到血管壁内膜中,这些都会使脑动脉失去弹性,动脉内膜受到损伤,形成动脉硬化、动脉变硬、变脆、管腔变窄。而脑动脉的外膜和中层本身就比身体其他部位动脉的外膜和中层要薄。在脑动脉发生病变的基础上,当患者的血压突然升高,就很容易引起中风。

(2)糖尿病:糖尿病属于中风疾病的易患因素之一。据国内资料统计,约有20%的脑血管病患者同时患有糖尿病,并且糖尿病患者动脉硬化的发生率较正常人要高5倍,由于糖尿病患者胰岛β细胞分泌胰岛素绝对或相对不足,引起糖、脂肪和蛋白质代谢紊乱,其中以糖代谢紊乱为主。胰岛素不足使葡萄糖转化为脂肪而使葡萄糖的贮存量减少,大量脂肪被分解成甘油三酯和游离脂肪酸,尤以胆固醇增加更为显著,以致造成高脂血症,加速糖尿病患者动脉硬化,这是一个值得注意的问题。一般来说,糖尿病患者常伴有微血管病变和大动脉硬化两种病变。

(3)高血脂:血脂是人体中一种重要的物质,有许多非常重要的功能,但是不能超过一定的范围。如果血脂过多,容易造成"血稠",在血管壁上沉积,逐渐形成小斑块(就是我们常说的"动脉粥样硬化")这些"斑块"增多、增大,逐渐堵塞血管,使血流变慢,严重时血流被中断。这种情况发生在脑,就会出现缺血性中风。

(4)肥胖体态:临床观察发现,肥胖者与一般人比较,发生中风的机会要高40%。为什么胖人容易发生中风呢?国医康护院专家称,这与肥胖者内分泌和代谢功能的紊乱,血中胆固醇、甘油三酯增高,高密度脂蛋白降低等因素有关。此外,胖人还常伴有糖尿病、高血压、冠心病等疾病,这些都是中风的危险因素。

(5)吸烟:烟草中含有大量的尼古丁,尼古丁可使人的体重下降、食欲减轻,但同时又有胰岛素抵抗和皮质醇增加,这些都是导致血糖和血压升高的因素,最终形成以上原因导致中风。

(6)疲劳与精神紧张:患有高血压、糖尿病、冠心病的人,大脑过度劳累,如工作到深夜、睡眠不足,应酬频繁,旅途劳累,看电视时间过长,都可能会导致中风的发生。在精神紧张、情绪激动时,血液中的儿茶酚胺、血管紧张素等增多,导致血管痉挛、血压增高、血液凝固性增高加速动脉硬化和促进血栓形成,成为中风发病的病理基础。

(7)情绪:日常生活中常见到有的中老年人平时性情暴躁,而且在情绪激动与暴躁发作时发生中风,这是因为暴躁时血中儿茶酚胺增多,血压升高,导致脑动脉瘤破裂。医学研究也证明性格与中风的发生有一定的关系。中风与冠心病患者的性格特征非常相似,表现为:个性好强,容易激动,遇事急躁,难以自抑,过分自负,情绪紧张或者爱生闷气,思虑过多,个性怪僻,不听劝告。也有人将性格分为急躁型、忍耐型和中间型三型。研究发现,急躁型中老年人患出血性中风的危险性是一般人的5倍。

(四)疾病诊断

脑脊液、眼底检查及头颅CT、核磁共振等有助中风的准确诊断。早期头颅CT检查有助于鉴别中风属于出血性或者缺血性,还可以区分不同部位的出血,是中风必需的首要检查。具体标准:

(1)缺血性中风:常于安静状态下发病,发病急骤,多数无明显头痛、呕吐等先兆症状;有颈动脉系统和(或)椎-基底动脉系统的症状和体征;脑血管造影检查显示不同部位脑动脉狭窄、闭塞或扭曲;造影摄片时应将颈部包含在内;急性脑缺血性中风发作24~48小时后,头部CT可显示缺血病灶。核磁共振检查提示动脉系统的狭窄和闭塞;局部脑血流测定,可提示局部脑缺血病变。

(2)出血性中风:既往有高血压动脉硬化病史;突然出现意识障碍和偏瘫;CT表现为高密度影区,出血可破入脑室。临床上根据患者意识清醒与否、是否昏迷、偏瘫程度等将出血性中风分为三级。

二、病因病机

(1)内伤积损:素体阴亏血虚,年老体衰,将息失宜,致使肝肾阴虚,肝阳偏亢,气血上逆、蒙蔽神窍。

(2)劳欲过度:烦劳过度、房事不节,损伤肾阴,水不制火,阳亢风动,蒙蔽神窍。

(3)饮食不节:肥甘厚味、辛香炙愽、饮酒过度,脾失健运,聚湿生痰,痰湿生热,热极生风,风火痰湿,窜犯络脉,气血上逆,蒙蔽神窍。

(4)情志所伤:五志过极以抑郁恼怒为主,烦劳紧张,素体养盛,肝气不舒,气郁化火,肝阳暴亢,引动心火,气血上逆,上蒙清窍。

(5)气虚邪中:气血不足,脉络空虚,风邪入侵;痰湿素盛,风邪痹阻经络或痰浊闭阻经络,气血上逆,上蒙清窍。

三、辨证论治

(一)中经络(急性期)

1.风痰入络

主证:肌肤不仁,手足麻木,突然发生口眼㖞斜,语言不利,口角流涎,舌强语塞,甚则半身不遂,或兼见手足拘挛,关节酸痛等证。

舌脉:舌苔薄白,脉浮数。

治法:祛风化痰通络。

方药:真方白丸子加减。

常用药:半夏、南星、白附子、天麻、全蝎、当归、白芍、鸡血藤、豨莶草。

加减:语言不清加菖蒲、远志;痰瘀互阻,酌加丹参、桃仁、红花、赤芍。

2.风阳上扰证

主证:平素头晕头痛、耳鸣目眩,突然发生口眼㖞斜,舌强语塞或手足重滞,甚则半身不遂等证。

舌脉:舌质红苔黄,脉弦。

治法:平肝潜阳,活血通络。

方药:天麻钩藤饮加减。

常用药:天麻、钩藤、珍珠母、石决明、桑叶、菊花、黄芩、山栀、牛膝。

加减:夹有痰浊、胸闷、恶心、苔腻,加陈胆星、郁金。

3.阴虚风动证

主证:平素头晕耳鸣、腰酸,突然发生口眼㖞斜、言语不利,手指瞤动,甚或半身不遂。

舌脉:舌质红,苔腻,脉弦细数。

治法:滋阴潜阳,熄风通络。

方药:镇肝熄风汤加减。

常用药:白芍、天冬、枸杞子、龙骨、牡蛎、龟板、代赭石、牛膝、当归、天麻、钩藤。

加减:痰热较重,苔黄腻,泛恶,加胆星、竹茹、川贝母清热化痰;阴虚阳亢,肝火偏旺,心中烦热,加栀子、黄芩清热除烦。

(二)中脏腑(急性期)

1.闭证

(1)痰热腑实证

主证:素有头痛眩晕,心烦易怒,突然发病,半身不遂,口舌㖞斜,舌强语塞或不语,神志欠清或昏糊,肢体强急,痰多而黏,伴腹胀、便秘。

舌脉:舌质暗红,或有瘀点瘀斑,苔黄腻,脉弦滑。

治法:通腑泄热、熄风化痰。

方药:桃仁承气汤加减。

常用药:桃仁、大黄、芒硝、枳实、陈胆星、黄芩、全瓜蒌、赤芍、丹皮、牛膝。

加减:头痛、眩晕严重者加钩藤、菊花、珍珠母平肝降逆;烦躁不安,彻夜不眠,口干、舌红,加生地、沙参、夜交藤养阴安神。

(2)痰火瘀闭证

主证:闭证症状加面赤身热、气粗口臭、躁扰不宁。

舌脉:苔黄腻,脉弦滑而数。

治法:息风清火,豁痰开窍。

方药:羚羊钩藤汤加减。

常用药:羚羊角、钩藤、珍珠母、石决明、胆星、竹沥、半夏、天竺黄、黄连、菖蒲、郁金。

(3)痰浊瘀闭证

主证:闭证症状加面白唇暗,静卧不烦,四肢不温,痰涎壅盛。

舌脉:苔白腻,脉沉滑缓。

治法:化痰熄风,宣郁开窍。

方药:涤痰汤加减。

常用药:半夏、茯苓、橘红、竹茹、郁金、菖蒲胆星、天麻、钩藤、僵蚕。

2.脱证阴竭阳亡

主证:突然昏仆,不省人事,目合口张,鼻鼾息微,手撒肢冷,汗多,大小便自遗,肢体软瘫。

舌脉:舌痿,脉细弱或脉微欲绝。

治法:回阳救逆,益气固脱。

方药:参附汤合生脉散加减。

常用药:人参、附子、麦冬、五味子、山萸肉。

(三)恢复期

1.风痰瘀阻

主证:口眼㖞斜,舌强语塞或失语,半身不遂,肢体麻木。

舌脉:苔滑腻,舌暗紫,脉弦滑。

治法:搜风化痰,行瘀通络。

方药:解语丹加减。

常用药:天麻、胆星、天竺黄、半夏、陈皮、地龙、全蝎。

2.气虚络瘀证

主证:肢体偏枯不用,肢软无力,面色萎黄。

舌脉:舌质淡紫或有瘀点,苔薄白,脉细涩或细弱。

治法:益气养血,化瘀通络。

方药:补阳还五汤加减。

常用药:黄芪、桃仁、红花、赤芍、归尾、川芎、地龙、牛膝。

3.肝肾亏虚证

主证:半身不遂,患肢僵硬,拘挛变形,舌强不语,或偏瘫,肢体肌肉萎缩。

舌脉:舌红脉细,或舌淡红,脉沉细。

治法:滋养肝肾。

方药:左归丸合地黄饮子加减。

常用药:干地黄、首乌、枸杞、山萸肉、麦冬、石斛、当归、鸡血藤。

加减:腰膝酸软,加杜仲、桑寄生、牛膝补肾壮腰;肾阳虚,加巴戟天、苁蓉补肾精;附子、肉桂温补肾阳;家有痰浊挟菖蒲、远志、茯苓化痰开窍。

四、西医治疗

(一)急性期

1.内科治疗

(1)一般治疗:①安静卧床;②镇静、止痉和止痛药;③头部降温。

(2)调整血压。

(3)降低颅内压。

(4)注意热量补充和水、电解质及酸碱平衡。

(5)防治并发症。

2.手术治疗

(1)缺血性中风:对缺血性中风手术治疗的目的,在于重新建立缺血部位的血液循环。目前已开展的有颅内外动脉搭桥术、大网膜颅内移植术、椎动脉减压术、动脉内膜切除术等。

(2)出血性中风:轻型脑出血内科保守治疗效果尚好,故一般采用内科保守治疗;而病情严重、出血迅速、出血量在 60mL 以上者,因预后不好,手术治疗危险性大,也不适合手术治疗。脑出血的手术适应证是:①中等量脑出血,经保守治疗病情逐渐加重者;②小脑出血,保守治疗效果不佳者;③蛛网膜下腔出血,病情稳定后,经脑血管造影检查,证实为动脉瘤或脑血管畸形者,手术治疗可防止再出血。

(二)恢复期

治疗的主要目的为促进瘫痪肢体和语言障碍的功能恢复,改善脑功能,减少后遗症以及预防复发。

(1)防止血压过高和情绪激动,生活要规律,饮食要适度,大便不宜干结。

(2)功能锻炼。

(3)药物治疗:可选用促进神经代谢药物,如脑复康、胞磷胆碱、脑活素、r-氨酪酸、辅酶 Q10、维生素 B 类、维生素 E 及扩张血管药物等,也可选用活血化瘀、益气通络、滋补肝肾、化痰开窍等中药方剂。

五、心理治疗

脑血管患者的脑卒中发作,具有病死率高、致残率高、再发率高、恢复期长的特点,因此极易产生特殊的心理压力,表现恐惧、发怒、猜疑、悲观抑郁和社会隔离感等心理行为反应。即使疾病稳定的患者,看到自己肢体瘫痪,言语障碍,生活不能自理需人照顾,就易产生无价值感和孤独感,甚至悲观厌世的心境;在治疗上采取抗拒态度,对生活没兴趣,烦躁、抑郁、缄默;也有的情感幼稚、脆弱,因小事哭泣、伤感以及行为上的退化、依赖等。因此,对脑血管病人不能只偏重于瘫痪肢体的药物治疗,还要根据患者不同心理特点进行心理干预。

1.心理支持疗法

(1)一般心理支持措施:与患者进行必要的交谈,给予热情的鼓励和支持,引导患者对自身现状采取接纳的态度,增强战胜疾病的信心。注意倾听这些患者的倾诉,让其感到受重视,使他们情绪稳定,医务人员在工作中表现出高度的责任心和精湛的医疗技术,使他们有安全感。

(2)环境温馨心理支持措施:准备清洁、舒适、无噪音、接近家庭的环境,利于患者身心放松,介绍其自身疾病及治疗方法,解除他们因对疾病及治疗方法的陌生而产生的紧张。

(3)家庭及社会心理支持措施:让患者的家人、亲属尽量多地探望他们,并注重将他们的关爱传达给患者。

(4)陪伴心理支持措施:采取专人陪伴,给予一些指导及生活上的护理,使其感到有依靠。

2.暗示转移疗法

脑中风患者由于心理负担较重,对疾病的治愈及康复信心不足,如:即使自己可以进行站立行走训练,也不愿意去进行康复锻炼。此时,护理人员就应利用其他方法,转移患者的注意力,诱导患者自行站立,以加速康复进度;若患者压力很大对疾病的担心、忧虑很多,则应以其他的话题,转移患者对自身疾病的忧虑,使之身心放松,以利于康复。当然,还可以根据患者的具体情况,采取多种多样、灵活多变的方式方法。

3.移情易性疗法

中风患者除了注意克制自己的不良情绪外,还应培养自己的生活情趣,以转移不良情绪对其造成的心理影响,如可以在房间里养几盆鲜花,经常为它浇水、松土、施肥、剪枝,不仅可欣赏它的鲜艳、美姿,还可领略自然的生机;枝头绽放的花朵不仅会使环境幽雅,也可祛除由于疾病所带来的烦恼;还可养几条金鱼,观察它从容不迫的姿态,可以使人改变急躁性格自然进入恬淡虚无、精神内守的状态,使气血平和、脏腑功能协调,从而防止中风的再发,并促进身心尽快康复。根据患者的爱好,适当参加一些文体活动等,让患者精神有所寄托,能够促使早日康复。

六、脑卒中后遗症的康复治疗方法

1.中医传统疗法

(1)中药:所有的患者都需要用中药,与针灸有相辅相成的作用,能够降血脂、通血脉。除了喝汤药外,还有静脉给药的中药品种。

(2)针灸:针灸是利用经络治疗疾病,经络参与人体的一切活动,包括外在的活动和内部的情感。取穴主要遵循通督调神法和醒脑开窍法,在肢体、颈部、头部取穴。用来促进患者神智、肢体和语言功能的恢复。

(3)推拿按摩:能减轻关节挛缩、变形,是肢体关节功能恢复的重要手段。大约30%的患者需要这种治疗。

(4)恢复性仪器,如中风治疗仪、脑血管病超生治疗仪等,前者主要解决肌肉功能恢复;后者对解决患者的精神症状效果很好。

2.物理治疗

目前常用于脑血管病康复的PT主要有电疗法和运动疗法,其中前者常用的有肌电生物反馈和功能性电刺激,后者包括Rood方法、Bobath方法、Brunnstrom方法、PNF和MRP等。

3.作业治疗

根据患者的需要(包括日常生活、家庭生活和社会生活),将经过选择的、有目的的作业活动用于脑血管病患者的功能训练。作业活动包括运动技能与素质、感觉功能、认知功能、心理素质、社交能力。

4.言语治疗

用于脑血管病康复主要是针对失语症的治疗,以提高患者的语言理解和表达能力恢复其交流功能,为重返社会创造条件。国内外的文献报道,言语治疗可以明显改善失语症患者的语言功能。治疗开始越早,效果越好。

5.心理治疗

通过言行,或结合其他特殊的手段(如音乐、生物反馈等)来纠正患者异常行为(如情绪障碍、不正确的认识活动)的治疗方法。心理治疗的目的是使患者充分发挥其主观能动性,积极参加有关的治疗活动,以获得更好的治疗效果。

6.娱乐康复工程

娱乐不但有助于身体功能的改善,还可振奋患者的精神和情绪,避然产生孤独寂寞感。方式有听音乐、练习乐器、缝纫、绘画等。

七、诊治案例

张××,女,年龄 46 岁,已婚。以"突发右侧肢体活动不灵 27 天"之主诉于 2009 年 12 月 17 日入院。患者 27 天前做饭时无明显诱因感头晕,无头痛,无视物旋转,遂卧床休息,四五分钟后起床接电话时出现言语不利,右侧肢体活动无力,无头痛,无恶心呕吐,无二便失禁,家人急送往医院,途中出现意识不清,小便失禁,入院测血压 160/85mmHg,急查头颅CT:脑出血,量约 20mL(未见单)随即转往××医院,给予脱水降颅压对症支持治疗,经治疗现患者病情较前好转,但仍言语欠清晰,右侧肢体活动无力,为进一步针灸康复治疗,收住院治疗,现患者言语欠清晰,右侧肢体活动无力,右上肢不能活动,右下肢可抬离床面,无饮水呛咳,无吞咽困难,无头痛、头晕,无心慌、胸闷,无视物旋转,饮食及睡眠可,大小便正常。既往高血压病史一年余,血压最高为"160/95mmHg",间断服用降压药(具体不详),血压基本平稳;舌质淡红,苔黄腻,脉弦滑。

中医诊断:中风,风痰阻络。

西医诊断:脑出血恢复期;高血压病 2 级。

诊疗计划:①Ⅱ级护理;②低脂低盐饮食,监测血压;③完善各项入院检查。

中医治疗原则:利湿化痰,疏经通络,针灸治疗:针刺以取足太阴脾经和足少阳胆经经穴为主,头体针结合,针用泻法,日针 1 次,留针 30 分钟,10 次为一疗程,并配合远红外照射。取穴如下:(均以右侧为主)

顶区　　额区　　颞区　　廉泉

手三里　外关　　合谷　　血海

阴陵泉　丰隆　　足三里

中药治疗:桑钩温胆汤加减。

西医治疗:静脉点滴改善脑细胞代谢、对症支持药物。

治疗过程:

(1)治疗第四天,患者诉病情较前稍有好转,右侧前臂可在床位上稍微挪动。右下肢可抬离床面 5cm 左右,无右侧肩关节及右下肢疼痛。无饮水呛咳,无吞咽困难,食纳可,二便正常,夜休可。继续以针刺治疗为主。

(2)配合远红外照射。指导患者良肢位摆放,扩大关节活动度,增强肌张力,继观。

治疗一个疗程,患者在家人搀扶下可缓慢行走。右侧髋关节屈曲力量尚可。右侧膝关节控制力量较差,无头痛,无心慌,无恶心、呕吐,食纳可,二便正常,夜休可。治以"利湿化痰,疏经通络"方药以桑钩温胆汤加减。继观。

(3)治疗 3 个疗程后,言语清晰流利,右侧肢体活动较前有力,右上肢屈伸无明显受限,右手拿物力量欠佳,偏瘫步态,无饮水呛咳,无吞咽困难,无头痛、头晕,无心慌胸闷,无恶心、呕吐,食纳可,夜休可,二便正常。

查体:心肺听诊阴性,右上肢近端肌力Ⅳ级,右上肢远端肌力Ⅲ级,右下肢肌力Ⅳ肌张力可。右侧各种腱反射稍亢进,左侧肢体肌力Ⅴ,肌张力正常,右侧浅感觉减退,舌淡红,苔薄白,脉弦滑。

出院医嘱:

(1)畅情志,避风寒,低盐低脂饮食。

(2)遵医嘱口服药物,勤测血压。

(3)加强肢体功能训练。

(4)如有不适及时就诊。

资料卡

神经病和精神病的区别

在很多人的头脑中,常常存在一种错误的概念,就是把神经病和精神病混为一谈。每当听到人家说"神经病",马上就会想到"疯子""傻子",所以,不少文艺刊物和电视、电影中常常出现将精神病称为神经病的错误叫法。其实,精神病和神经病是两种完全不同的疾病,不能混为一谈。

精神病,也叫精神失常,是大脑功能不正常的结果。现有的仪器设备还查不出大脑结构的破坏性的变化。根据现有的资料表明,精神病是由于患者脑内的生物化学过程发生了紊乱,有些患者的中枢神经介质多了,有些则是缺少某些中枢神经介质,或是某些体内的新陈代谢产物在脑内聚集过多所致。由于精神病患者大脑功能不正常,所以这些患者出现了精神活动的明显不正常,如莫名其妙地自言自语,哭笑无常,有时面壁或对空怒骂,有时衣衫不整,甚至赤身裸体于大庭广众面前……

神经病是神经系统疾病的简称。前面已提到神经系统是人体内的一个重要系统,它协调人体内部各器官的功能以适应外界环境的变化,起着"司令部"的作用。凡是能够损伤和破坏神经系统的各种情况都会引起神经系统疾病。例如头部外伤会引起脑震荡或脑挫裂伤;细菌、真菌和病毒感染会造成各种类型的脑炎或脑膜炎;先天性或遗传性疾病可引起儿童脑发育迟缓;高血压脑动脉硬化可造成脑出血等。那么,常见的神经系统疾病有哪些症状呢?头痛、头晕、睡眠不正常、震颤、行走不稳定、下肢瘫痪、半身不遂、肢体麻木、抽风、昏迷、大小便不能自己控制、肌肉萎缩以及无力等均是最常见的表现。概括地说,可以将症状分为两类:一类是刺激症状,表现为疼痛、麻木;另一类是破坏症状,表现为瘫痪。当然,有些神经病患者也可以表现出一定程度的精神失常,但这种精神失常和精神患者的精神失常有所不同,医生根据症状、检查以及各种化验等可以把这两者区别开来。

由此可见,神经病和精神病是不同范畴的两种疾病,其发病原因、临床表现等均不一样,所以在日常生活中应该把这两种概念搞清楚。如果遇到精神病患者看病的话,应当建议他到精神病院或精神科去;而神经病患者,则应该到神经科去看病。

"恬淡虚无,真气从之,精神内守,病安从来。"　　　　　　　　　　——《内经》

整合的过程需要我们坦然面对各种互相冲突的力量、观念,以及生活中的压力。

　　　　　　　　　　　　　　　　　　　　　　　　　　——《与心灵对话》

有一个简单的真理:快乐的人通常不会生病! 一个人对自己的态度,是治疗或保持健康的最重要的因素。

　　　　　　　　　　　　　　　　　　　　　　　　——《关爱·治疗·奇迹》

第十一章　呼吸系统心身疾病

第一节　支气管哮喘(哮病)

30 岁的小赵是本市开发区某外资企业的一名会计,平时工作多、强度大,尤其月底结账时更是忙得不亦乐乎。多年下来,他一到月末就心情沉重、抑郁寡欢,接着便咳嗽、喘促、胸闷、呼吸困难。

想到哮喘,大家首先意会到的是过敏、感染等发病原因,可是据相关的调查显示,因恐惧、悲伤、紧张、抑郁等不良情绪心理因素诱发哮喘的患者渐增,而哮喘的心理诱因却往往被人忽视。哮喘发作或加重 100%和恐惧、焦急、伤心、紧张、抑郁等情绪、心理因素有不同程度的关系,良好的情绪和轻松的心态对防治哮喘有重要作用。

哮喘,医学上全称为支气管哮喘,是当今世界最常见的慢性疾病之一。目前全球约有 3 亿哮喘患者,在我国该病发生率为 1%~4%,死亡率高达 36.7/10 万。哮喘诱发因素很多,如接触过敏源(花粉、动物毛屑、粉尘、有害气体)、病毒性感染等,而情绪、心理因素往往被人忽视。国内专家研究后指出,情绪、心理因素曾使 30%~40%的哮喘患者发病,甚至是个别患者首次发作的直接原因。

一、疾病概述

(一)概念

支气管哮喘是由多种细胞及细胞组分参与的慢性气道炎症, 此种炎症常伴随引起气道反应性增高,导致反复发作的喘息、气促、胸闷和(或)咳嗽等症状,多在夜间和(或)凌晨发生,此类症状常伴有广泛而多变的气流阻塞,可以自行或通过治疗而逆转。它属于中医的哮病范畴,是由于宿痰伏肺,遇诱因或感邪引触,以致痰阻气道,肺失肃降,气道挛急所致发作性的痰鸣气喘疾患。发作时喉中哮鸣有声,呼吸气促困难,甚则喘息不能平卧为主要表现。

（二）常见病因

目前认为支气管哮喘是一种有明显家族聚集倾向的多基因遗传性疾病，它的发生既受遗传因素又受环境因素的影响。

1.遗传因素

近年随着分子生物学技术的发展，哮喘相关基因的研究也取得了进展，第5、6、11、12、13、14、17、19、21号染色体可能与哮喘有关，具体关系尚未清楚，哮喘的多基因遗传特征为：外显不全；遗传异质化；多基因遗传；协同作用。

这就导致在一个群体中发现的遗传连锁有相关性，而在另一个不同群体中则不能发现这种相关。

2.变应原

（1）变应原尘螨是最常见的变应原，是哮喘在世界范围内重要的发病因素。常见的有4种，即屋尘螨，粉尘螨，宇尘螨和多毛螨。屋尘螨是持续潮湿气候最主要的螨虫。真菌亦是存在于室内空气中的变应原之一，常见为青霉、曲霉、交链孢霉等。花粉与草粉是最常见的引起哮喘发作的室外变应原。木本植物（树花粉）常引起春季哮喘，而禾本植物的草类粉常引起秋季哮喘。

（2）职业性变应原常见的变应原有谷物粉、面粉、动物皮毛、木材、丝、麻、木棉、饲料、蘑菇、松香、活性染料、乙二胺等。低分子量致敏物质的作用机制尚不明确，高分子量的致敏物质可能是通过与变应原相同的变态反应机制致敏患者并引起哮喘发作。

（3）药物及食物添加剂药物引起哮喘发作有特异性过敏和非特异过敏两种。前者以生物制品过敏最常见，而后者发生于交感神经阻滞剂和增强副交感神经作用剂。食物过敏大多属于Ⅰ型变态反应，如牛奶、鸡蛋、鱼、虾蟹等海鲜及调味类食品等可作为变应原，常可诱发哮喘患者发作。

3.促发因素

（1）感染哮喘的形成和发作与反复呼吸道感染有关，最常见的是鼻病毒，其次是流感病毒、副流感病毒、呼吸道合胞病毒及冠状病毒等。

（2）气候改变当气温、湿度、气压和空气中离子等发生改变时可诱发哮喘，故在寒冷冬季或秋冬气候转变时较多发病。

（3）吸烟香烟烟雾（包括被动吸烟）是户内促发因素的主要来源，是一种重要的哮喘促发因子，特别是对于那些父母抽烟的哮喘儿童，常因吸烟引起哮喘发作。

（4）环境污染与哮喘发病关系密切。诱发哮喘的有害刺激物中，最常见的是煤气（尤其是SO_2）、油烟、被动吸烟、杀虫喷雾剂等。烟雾可刺激处于高反应状态的哮喘患者的气道，是支气管收缩，甚至痉挛，致哮喘发作。

（5）精神因素患者紧张不安、情绪激动等，也会促使哮喘发作，一般认为是通过大脑皮层和迷走神经发射或过度换气所致。因为焦急、恐惧、伤心等不良情绪，均可导致人体肾上腺皮质功能紊乱，迷走神经功能亢进，进而引起支气管痉挛，分泌物增多，诱发哮喘。可见，情绪、心理因素在哮喘的发生、发展中起着重要作用，因此哮喘被国际医学界公认为是一种心身疾病。

（6）运动哮喘患者在剧烈运动后诱发哮喘发作，常表现为咳嗽、胸闷、喘鸣，听诊可闻及哮鸣音，多数患者在1小时内可自行缓解。有些患者虽无哮喘症状，但运动后诱发支气管平滑肌痉挛。

(7)药物有些药物可引起支气管哮喘发作,主要有包括阿司匹林在内的非甾体类抗炎药物和含碘造影剂,或交感神经阻断剂等。

(8)月经、妊娠等生理因素不少女性哮喘患者在月经前3~4天有哮喘加重的现象,可能与经前期黄体酮的突然下降有关。

(9)围生期胎儿的环境妊娠9周的胎儿胸腺已可产生T淋巴细胞,且在整个妊娠期胎盘主要产生辅助性Ⅱ型T细胞(Th2)因子,因而在肺的微环境中,Th2的反应是占优势的,若母亲已有特异性体质,又在妊娠期接触大量的变应原或受到呼吸道病毒特别是合胞病毒的反复感染,即可能加重其调控的变态反应,以致出生后存在变态反应和哮喘发病的可能性。

(三)临床表现

(1)典型的支气管哮喘出现反复发作的胸闷、气喘及呼吸困难、咳嗽等症状。在发作前常有鼻塞、打喷嚏、眼痒等先兆症状,发作严重者可短时间内出现严重呼吸困难、低氧血症。有时咳嗽为唯一症状(咳嗽变异型哮喘)。在夜间或凌晨发作和加重是哮喘的特征之一。哮喘症状可在数分钟内发作。有些症状轻重可自行缓解,但大部分需积极处理。

发作时出现两肺散在、弥散分布的呼气相哮鸣音,呼气相延长,有时吸气、呼气相均有干啰音。严重发作时可出现呼吸音低下,哮鸣音消失,临床上称为"静止肺",预示着病情危重,随时会出现呼吸骤停。哮喘患者在不发作时可无任何症状和体征。

(2)根据临床表现可分为急性发作期、慢性持续期和临床缓解期。慢性持续期是指不同频度和(或)不同程度地出现症状(喘息、气急、胸闷、咳嗽等);临床缓解期是指经过治疗或未经治疗,症状、体征消失;肺功能恢复到急性发作前水平,并持续3个月以上。

(四)检查

1.变应原检测

有体内的变应原皮肤点测试验和体外的特异性1gE检测,可明确患者的过敏症状,指导患者尽量避免接触变应原及进行特异性免疫治疗。

2.肺功能测定

主要有通气功能检测、支气管舒张试验、支气管激发试验和峰流速及其日变异率测定。是评估现场控制程度的重要依据之一,有助于疾病确诊。

3.胸部X线检查

多无明显异常。但哮喘严重发作者应常规行胸部X线检查,注意有无肺部感染、肺不张、气胸、纵隔气肿等并发症的存在。

4.其他

痰液中嗜酸性粒细胞或中性粒细胞计数、呼出气NO(FeNO)可评估与现场相关的气道炎症。

二、证候特征

(1)痰阻气道,肺失肃降,气道挛急引起的喉中哮鸣有声,呼吸气促困难,甚则喘息不能平卧等,为哮喘病的各种证候所共有,是哮喘病的证候特征。

(2)本病呈发作性,一般以傍晚、夜间或清晨为最常见。

（3）常有鼻痒、咽痒、流涕、咳嗽、胸闷等先兆症状。

（4）发作时患者常突感胸闷窒息，咳嗽，迅即呼吸气促困难，呼气延长，伴有哮鸣，发作可持续数分钟、几小时或更长，可自行缓解或用药后缓解。

（5）哮喘病反复发作，正气必虚，故哮病缓解期，多表现为肺、脾、肾虚的症状。

三、病因病机

哮喘病的发生，为宿痰内伏于肺；每因外感、饮食、情志、劳倦等诱因而引触，以致痰阻气道，肺失肃降，气道挛急。

（1）外邪侵袭　外感风寒或风热之邪，失于表散，邪蕴于肺，壅阻肺气，气不布津，聚液生痰。或吸入风媒花粉、烟尘、异味气体等，影响肺气的宣发，以致津液凝聚，痰浊内蕴。

（2）饮食不当　贪食生冷，寒饮内停，或嗜食酸咸甘肥，积痰蒸热，或因进食鱼蟹虾等发物，而致脾失健运，饮食不归正化，痰浊内生，上干于肺。

（3）情志失调　忧思郁虑，愤懑恼怒，肝气郁结，上逆犯肺，木叩则金鸣。肝郁久化火，木火刑金或七情郁结，阴血暗耗，血燥生风，阴虚风动，内风上扰，摇钟而鸣。

（4）体虚病后　体质不强，或病后体弱，如幼年患麻疹、顿咳，或反复感冒、咳嗽日久等，以致肺气亏虚，阳虚阴盛，气不化津，痰饮内生；或阴虚火盛，热蒸液聚，痰热胶固。体质不强多以肾虚为主，而病后所致者多以肺脾虚为主。

上述各种病因，既是引起本病重要原因，亦为每次发病的诱因，如气候突变、饮食不当、情志失调、劳累过度等俱可诱发，其中尤以气候因素为主。本病多在气候变化，由热转寒，及深秋、冬春寒冷季节，发病率增高。病位在肺，与肝、脾、肾关系密切。病理因素以痰为主，病机关键为气郁、气逆，发作时的病理环节为痰阻气闭，以邪实为主。

四、辨证论治

1.痰气互结

主证：呼吸急促，喉中哮鸣有声，胸膈满闷如塞，咳不甚，痰少咯吐不爽，面色晦暗带青，口不渴，或渴喜热饮，天冷或受寒易发，形寒怕冷。

舌脉：舌苔白滑，脉弦紧或浮紧。

治法：温肺散寒，化痰平喘。

方药：苏子降气汤。

2.脾肾阳虚

主证：咳喘不已，呛咳少痰，或喘鸣气逆，伴胸胁胀满，脘闷纳减，心中懊恼，发病与情志有关，女子则与月经关系密切。

舌脉：苔薄腻，脉弦。

治法：温补脾肾。

方药：理中汤合肾气丸。

3.肺肾阴虚

主证：气粗息涌，喉中哮鸣，胸高胁胀，咳呛阵作，咳痰色黄或白，黏浊稠厚，排吐不利，烦闷不安，汗出，面赤，口苦，口渴喜饮。

舌脉：舌质红，苔黄腻，脉弦滑或滑数。

治法：滋补肺肾。

方药:都气丸。

五、西医治疗

1.吸入给药

(1)局部抗炎作用强。

(2)药物直接作用于呼吸道,所需剂量较少。

(3)全身性不良反应较少。

2.口服给药

(1)急性发作病情较重的哮喘或重度持续(四级)哮喘。

(2)吸入大剂量激素治疗无效的患者。

(3)一般使用半衰期较短的糖皮质激素,如泼尼松、甲泼尼龙。

3.静脉用药

(1)严重急性哮喘发作时,静脉大剂量琥珀酸氢化可的松(400~1500mg/d)或甲泼尼龙(80~500mg/d)。

(2)无糖皮质激素依赖倾向者,可在短期(3~5 天)内停药;有激素依赖倾向者应延长给药时间,控制哮喘症状后改为口服给药,并逐步减少激素用量。

4.急性发作期治疗

(1)哮喘发作时,患者要取坐位或半卧位,保持室内空气新鲜、流畅。

(2)解痉平喘:立即吸入速效受体激动剂,如万托林等,必要时可重复吸入,或同时服用家中常备的止喘药,如氨茶碱、舒喘灵、博利康尼等。

(3)最好吸入湿化氧气,若无条件吸氧,可用一杯热水让患者吸入热蒸汽,以湿化气道,使痰液变稀薄。

(4)若合并呼吸道细菌感染,如发热、咳较多黄脓痰等,可口服抗菌药物。

(5)采取上述措施后,症状仍难以控制,发作持续时间过长,应速送医院救治,以防哮喘重度发作。

(6)一旦哮喘重度或危重程度急性发作时,如出现烦躁、不能讲话、大汗淋漓、脉搏大于12 次/分、呼吸大于 30 次/分等情况,应吸氧后立即送往医院急救。

六、心理治疗

1.心理疗法

(1)家庭心理疗法:同患者及其家属一道分析病情以及可能诱发的心理因素和理化因素,避免接触或积极消除之。

(2)工娱疗法:通过太极拳、欣赏音乐、练习绘画等培养患者乐观向上的性格,矫正其自卑、情绪不稳定、软弱等不良行为习惯,增强社会适应能力。

(3)系统脱敏疗法:如对母亲过于依赖的儿童支气管哮喘患者,可让患儿与母亲进行短暂分离,逐渐延长分离时间,直到完全脱离家庭环境,在此期间辅以音乐、游戏等活动,培养其独立性格达到减少发作的目的。

(4)催眠治疗:应用催眠治疗可以改善患者情绪,调整支气管功能,最终减轻或消除哮喘发作。首先在催眠状态下应用年龄倒退发现和提示心理遭遇,哮喘症结合患者自我评价。然后,改善情绪,并针对个性上的缺陷,提高社会适应能力,再进行症状消除。如对呼吸困难,给予暗示:"你在催眠状态下呼吸逐渐平稳、深沉,你正处在轻松、熟识而安宁的状态之中,你呼吸着林海溪边的新鲜空气,舒服极了。""胸部放松全身变得轻松了,心情舒畅极了。""现在熟睡吧!睡得越深越轻松。""你情绪已变得愉快了,焦虑和抑郁情绪已消失,醒来后焦虑和抑郁将不会影响你的呼吸,任何气候变化不再起作用,不会引起哮喘了。"一般情况下,催眠治疗1~2次后胸部窘迫感消失,睡眠改善,情绪愉快,继续3~5次,哮喘可明显减轻,然后教会患者自我催眠,哮喘发作将会逐渐得以控制甚至消失。

2.导引吐纳疗法

(1)放松功:取平卧式或坐式,自然呼吸,呼气时默念"松——",同时意念从头达足逐段放松,使全身逐渐进入松静自然的状态。每日练习2次,每次20~30分钟。

(2)内养功:体质较差也可练内养功,第二种呼吸法,每日练习1次,每次20分钟。

(3)音乐疗法:音乐疗法用于情志失调诱发之哮病。七情过激,肝郁不舒为因者,当以徵调火性音乐治之。病久肺、脾、肾虚者,可选用综合调式乐曲治疗。

七、诊治案例

患者:余某某,男,36岁。

主诉:咳嗽气喘西医诊断为支气管哮喘已3年。

病史:经常在感冒之后发作性咳嗽、气喘、胸痞,两年来经中西医诊治,服用西药麻黄素、氨茶碱等药物可短时间缓解。经西医治疗1年多不效。于是改为中医治疗,用中成药、中药服过小青龙汤、麻黄汤等仍无显著效果,特来和顺堂国医馆中医门诊治疗。

病证:咳嗽气喘,胸痞不舒,咳痰不爽,颇有气闭欲窒之状。察其舌质淡红、舌苔薄白而腻,中见光剥,诊其脉缓细弱,两尺略带涩象。患者嗜好喜渴热饮,食不知味。初步判断为肺肾虚寒、下元失纳、脾弱失运、积痰随气而升。拟以固肾、健脾、降逆为治。

治疗:方用金水六君煎加减。《景岳全书》卷五十一。

方药:药用姜半夏、杏仁各12g,茯苓、熟地各20g,当归、陈皮、炙草各10g,别直参、五味子各6g,苏子、白芥子、莱菔子、葶苈子各10g,款冬花15g。并让每天食胡桃三枚以固肾气。

复诊:服三剂咳嗽已减,气促渐平,胸痞见舒,精神转爽。又再服药五剂后咳嗽已止,动则微喘。患者住香港经常去北京出差,经治疗在深圳、香港哮喘未发作,每当去北京第二天就会发作。在原方易直参、五味子加干姜、细辛各3g,取药六剂,嘱其带去北京发作时服两剂,咳嗽、气喘即止。

第二节　过度换气综合征(厥证)

在某国企市场部工作的宋小姐,每天工作任务量极大。周末本想休两天假,她还定好了计划——去风景区一日游。但当她把手头所有的事情都做完要放松时,又接到上司要求紧急开会的电话。当晚,她回家就感觉胸闷、气短、呼吸困难。她匆匆赶去医院,经过一系列检查却未发现身体有任何异常。医生说,这种现象在医学上被称为"过度换气综合征"。

一、疾病概述

（一）概念

过度换气综合征是一种心身疾病。由于患者疲倦过度、精神紧张，刺激了自主神经兴奋，引起呼吸频率加快。这使得吸入的氧气、呼出的二氧化碳都增加，但血液携氧已饱和，所以过多的氧气并不能交换入血，相当于 CO_2 排出过多。而 CO_2 是血液中 H_2CO_3 的原材料，所以血液 H_2CO_3 减少，打乱了血液酸碱平衡，引发呼吸性碱中毒。如得不到改善，可能引起器官衰竭。它属于中医厥证范畴，是以突然昏倒、不省人事、四肢厥冷为主要表现的一种病证。

（二）常见病因

这种病多发生于 16~30 岁的女性，多因恐惧不安、精神紧张、兴奋激动、哭泣或疲劳过度引起。甲状腺功能亢进、发热等患者或是洗澡时间过长以及服用某些药物如肾上腺素、雌性激素等也可引起过度换气综合征的发生。

（三）临床表现

(1)发作性呼吸急促：胸部紧缩感或胸闷、胸痛、濒死感，因恐惧而更用力呼吸，造成恶性循环。

(2)头痛、头晕、意识障碍，少数患者晕厥，头脑昏沉感，恐惧不安等。

(3)手足紧张性抽搐：表现为战栗、震颤、局部肌肉抽搐、四肢强直、无力等。

(4)全身或四肢、脸部、手足、口唇异常麻木感。

本综合征发作时临床表现颇严重，不仅引起患者恐惧，家属亦常十分紧张，如临床医师对本综合征不熟悉，往往误诊为心脏病、肺部疾病、低血糖、手足抽搐症等。另一方面由于此综合征常在器质性病变基础上发生，故应重视对原发性疾病检查、诊断，以免贻误原发性疾病的治疗。

二、病因病机

1.气厥

情志过极，气机逆乱；体弱又遇悲恐，或因疲劳过度，以致阳气匮乏，气虚下陷，从而清阳不升，造成突然昏厥。

2.血厥

肝阳素旺，又加暴怒，血随气逆，气血上塞，清窍不利，昏倒无知；久病血虚及产后或其他疾病失血过多，气随血脱，亦可发生昏厥，是为血厥。

3.痰厥

形盛气弱之人，痰浊内阻，气机不利，偶因恼怒气逆，痰随气升，上蒙清窍，以致突然眩仆而厥。

4.食厥

饮食不节，暴饮暴食或过饱，积滞内停，转输失常，气机受阻，以致窒闷而厥。儿童过食；成人饱食，骤逢恼怒，气逆夹食；饮酒过量，或逢恼怒或醉饱入房，则酒气与谷气交结于中，逆而上冲，清窍及胸中为之壅塞，遂失神明。

厥证的病机主要是气机突然逆乱，升降乖戾，气血运行失常，所谓气机逆乱是指气上逆而不顺。情志变动最易影响气机运行，轻则气郁，重则气逆，逆而不顺则气厥。气盛有余之人，骤遇恼怒惊骇，气机上冲逆乱，清窍壅塞而昏倒为厥；素来元气虚弱之人，徒遇恐吓，清阳不升,神明失养而昏仆发厥。

三、辨证论治

(一)气厥

1.实证

主证:由情志异常、精神刺激而发作,突然昏倒,不知人事,或四肢厥冷,呼吸气粗,口噤拳握。

舌脉:舌苔薄白,脉伏或沉弦。

治法:开窍,顺气,解郁。

方药:急救:通关散,搐鼻取嚏。

调治:五磨饮子。通关散以皂角辛温开窍,细辛走窜宣散,合用以通诸窍。五磨饮子,方中以沉香、乌药降气调肝,槟榔、枳实、木香行气破滞。可再加檀香、丁香、藿香等以理气宽胸。

2.虚证

主证:发厥前有明显的情绪紧张、恐惧、疼痛、劳倦等诱发因素,发作时眩晕昏仆,面色苍白,呼吸微弱,汗出肢冷。

舌脉:舌淡,脉沉细微。

治法:补气,回阳,醒神。

方药:急救:生脉注射液、参附青注射液。

调治:四味回阳饮。

首先应急用生脉注射液、参附青注射液静脉推注或滴注,补气摄津醒神。亦可用四味回阳饮加味,方中用人参大补元气,附子、炮姜温里回阳,甘草调中缓急,共奏补气温阳之效。

(二)血厥

1.实证

主证:多因急躁恼怒而发,突然昏倒,不知人事,牙关紧闭,面赤唇紫。

舌脉:舌黯红,脉弦有力。

治法:平肝潜阳,理气通瘀。

方药:羚角钩藤汤或通瘀煎。

前方平肝潜阳熄风,后方活血顺气。

2.虚证

主证:因失血过多而发,突然昏厥,面色苍白,口唇无华,四肢震颤,自汗肢冷,目陷口张,呼吸微弱。

舌脉:舌质淡,脉芤或细数无力。

治法:补养气血。

方药:急用独参汤灌服,继用人参养营汤。

独参汤即重用一味人参,大补元气,所谓"有形之血不能速生,无形之气所当急固"。亦可用人参注射液、生脉注射液静脉推注或滴注。

(三)痰厥

1.实证

主证:素有咳喘宿痰,多湿多痰,恼怒或剧烈咳嗽后,突然昏厥,喉有痰声,或呕吐涎沫,呼吸气粗。

舌脉:舌苔白腻,脉沉滑。

治法:行气豁痰。

方药:导痰汤。

本方以二陈汤加枳实、胆南星而成。方中用陈皮、枳实理气降逆,半夏、胆南星、茯苓燥湿祛痰。可加苏子、白芥子化痰降气。

2.虚证

主证:因失血过多而发,突然昏厥,面色苍白,口唇无华,四肢震颤,自汗肢冷,目陷口张,呼吸微弱。

舌脉:舌质淡,脉芤或细数无力。

治法:补养气血。

方药:急救用独参汤灌服。丽参注射液、参麦注射液、生脉注射液静注。

(四)暑厥

主证:发于暑热夏季,或高温作业时,突然昏仆,甚至谵妄,面红身热,眩晕头痛。

舌脉:舌红干,脉洪数。

治法:清暑益气,开窍醒神。

方药:急救。首先将患者迅速移至阴凉通风之处,吸氧,输液,采取有效措施降温。

用清开灵注射液静脉推注或滴注,灌服万氏牛黄清心丸,或紫雪丹,以开窍醒神。

调治:白虎加人参汤或清暑益气汤。

(五)食厥

主证:由暴饮多食,复遇恼怒而发,不过临床上比较少见。食后突然昏厥,气息窒塞,脘腹胀满。

舌脉:舌苔厚腻,脉滑实。

治法:和中消导。

方药:食后不久而发厥,先用盐汤探吐祛邪,再用神术散、保和丸加减治之。

食后腹胀,大便不通者,可用小承气汤导下。

四、西医治疗

(1)积极防治原发病。

(2)降低患者的通气过度,如精神性通气过度可用镇静剂。

(3)为提高血液 PCO_2 可用纸袋或长筒袋罩住口鼻,以增加呼吸道无效腔,减少 CO_2 的呼出和丧失。也可吸入含 $5\%CO_2$ 的氧气,达到对症治疗的作用。

(4)手足搐搦者可静脉适量补给钙剂以增加血浆$[Ca^{2+}]$(缓注 10%葡萄糖酸钙 10mL)。

五、心理治疗

1.心理疏导

该类患者多存在精神刺激等方面的诱因,或因失恋、家庭不和、夫妻吵架等原因导致发病。护士要同情、关心患者,多与其倾心交谈,积极沟通,努力寻找其发病的诱因,耐心进行心理疏导与劝慰。

2.暗示疗法

(1)首先要让送其来医院的家人、朋友或同事不要惊慌失措,不要在患者面前谈论该病如何如何严重等内容,勿流露出紧张、焦虑情绪等,因不良的刺激会加重其发作。

(2)嘱患者全身放松,均匀呼吸,有意识地减慢呼吸频率或屏气,以减少 CO_2 的呼出,改善碱中毒,缓解症状。

(3)症状严重者,可以用硬纸片围成喇叭状罩在患者的口鼻处,增加呼吸无效腔,让呼出的 CO_2 重新吸入体内,以改善碱中毒症状。

(4)稳定患者情绪,必要时给予镇静剂口服或肌注。

(5)肌注维生素 B 类药物,并告诉患者这是治疗该病的特效药,疗效颇佳。很多患者受暗示后即能终止发作。

3.预防与调摄

(1)加强锻炼,注意营养,增强体厥。

(2)注意思想修养,陶冶情志,避免恶性的精神和环境刺激。

(3)对已发厥证者,要加强护理,密切观察病情的发展、变化,采取相应措施救治。患者苏醒后,要消除其紧张情绪,针对不同的病因予以不同的饮食调养,如暑厥者宜给予清凉素淡饮食,并多进食鲜水果或果汁。所有厥证患者应严禁烟酒及辛辣香燥之品,以免助热生痰,加重病情。

六、诊治案例

杨某某,男,13 岁,县二中初一学生。时值盛夏,晴雨相间,因放假 2 天,母亲带杨到 5 公里外的老家莲花村拔花生地中草。这天,天气多云,郁闷,患者感胸闷不舒,口称"好难过",到花生地中劳动不久,患者即呼眼睛看不见,头昏欲倒,乡医以"中暑"治之,患者仍感不适,频繁换气,呼多吸少,张口摇头,即回县城家中,仍间时发作,经县人民医院血象、胸片、B 超及各项检查,均未见异常,住院 2 天,症不减,而求诊于余。诊见:患者频繁过度换气,眼不时上翻与闭目,睫毛频眨,面红目赤,但口唇无发绀,舌红、苔黄微腻,脉弦有力。问其学习情况,其母曰:"不甚好。"母亲常骂他,或以回家种田相胁,这次去莲花,也是勉强而行。

西医诊断:过度换气综合征。

中医诊断:肝郁气逆,肺气不降。

治宜疏肝清热,降气理肺。

拟丹栀逍遥散加味,服药 3 剂,症略减,发作次数减少,他症同,乃思患者虽有肝郁,但逢盛夏,湿热郁蒸。肝胆湿热不清,则郁结不除,投龙胆泻肝汤加减:龙胆草 6g、山栀 10g、黄芩 10g、柴胡 10g、佛手 6g、生地 10g、泽泻 10g、远志 10g、车前草 10g、杏仁 10g、甘草 6g。3 剂,症大减,面色好转,始有笑容,药已对证,照前处方,分量略减,服药 10 余日,证渐消失,后数月未见复发。

{资料卡}

心理作用对哮喘病的影响

医学上称为支气管哮喘,是一种变态反应性疾病。在哮喘发作时,由于小支气管的广泛痉挛,引起呼气性呼吸困难,并伴有哮鸣音,患者在呼气时可以听到带金属音响的声音。哮喘病如果早期治疗,可以缓解小支气管的痉挛,如果持久地发作,便会引起肺小动脉的阻力增加,使心脏的负担加重,结果造成肺源性心脏病。

哮喘病的病因有三:变态反应源、感染和心理因素。变态反应源有吸入物和食物两大组,通常以花粉、住房内的灰尘、动物的羽毛屑、杀虫粉或异类蛋白质为主。感染以五官的慢性感染居多,如反复发作的慢性支气管炎、咽炎、副鼻窦炎等,以冬春季易发作。心理因素不会单独引起发病,但它能激发强烈的情绪反应,影响人体的免疫功能,使呼吸系统的抵抗力降低,因此当患者接触到变态反应源或发生感染时非常容易引起哮喘发作。

哮喘患者的心理暗示性强。曾有人做临床试验,挑选40名有过敏病史的哮喘患者同正常人做对比,向他们全体宣称:为了做空气污染性研究,每个人必须吸入几种浓度不同的刺激物,结果患者组有1/3的人出现呼吸困难,有12个人引起哮喘发作,健康人组则一个人也没有出现不良反应。然后,告诉全体试验者,他们所吸入的都是根本无害的盐水溶液,那些有呼吸困难或哮喘发作的患者也就恢复正常了。以后,又进一步说,这里有些溶液中含有治疗的药物,竟有几个人的呼吸得到了改善。由此可见,哮喘病和暗示的关系密切。

焦虑、困扰等情绪反应也可以诱起哮喘发作。有人试验8名学龄期患儿,让他们看枯燥无味的电影或是许多道数学题,结果8名儿童全部显示呼吸减慢、呼吸道阻力增加、逐渐有哮喘发作。

有人认为,家庭关系,特别是母子关系是哮喘发作的另一个心理因素。例如有些对异性蛋白质过敏的孩子,在家里哮喘病一再复发,很难治疗,可是一离开家庭,即使异性蛋白质仍然存在,孩子却很少发病,这说明家庭环境中的某些心理因素对发病有一定作用。我们有时也见到有些哮喘患者,在父母面前发作很重,离开父母在医务人员的照料下,症状却很少发作。按照心理动力学派的理论,哮喘是母亲过分溺爱孩子、孩子过分依恋母亲的结果。从个性方面来分析,哮喘患者表现为依赖、顺从、胆小、内向、自我中心、好幻想、缺乏信心、难以忍受挫折、不善于表达自己的情感。总的说来,属于内向性格。行为主义学派比较强调后天学习的因素,他们认为由于哮喘症状的出现,使父母焦虑不安,给予孩子较多的照顾和关怀,以致有些孩子的依赖性增强,也强化了哮喘的症状。这是后天学习得到的结果。另外,有部分患者是因为吸入花粉才发生哮喘病的,如果给他们看人造的塑料玫瑰花也同样会出现症状,说明心理因素和后天学习因素起了作用。

心理作用是怎样引起哮喘发作的呢?我们已经知道,当中枢神经系统兴奋的时候,皮质下中枢管理副交感神经的部分也兴奋,而副交感神经的兴奋就会引起小支气管痉挛、收缩,使气流的阻力增加,哮喘发作。了解了哮喘病的心理因素之后,我们就可以预防心理因素的促发作用,如日常生活中除了避免接触变态反应源、防止感冒和受凉之外,还应当注意情绪的稳定,不要暴怒、悲伤和忧虑,心胸要开阔,此外,遇到和变态反应源有关的物体接触之后,也不必惊慌失措,而是及时治疗,防患于未然,这样就能减少哮喘发作。

"心者,五脏六腑之大主也,……故悲哀愁忧则心动,心动则五脏六腑皆摇。"

——《内经》

人生就是在你已定好的计划之外所发生的事。接受人生层出不穷的矛盾,是心理健康不可或缺的要素。

——《与心灵对话》

除非你完全接受自己,包括你的缺点,否则你不能改变它们。

——《关爱·治疗·奇迹》

第十二章　妇产科心身疾病

第一节　痛　经

21 岁的大学生小李每当"大姨妈"来的时候,就只能卧床不起。"痛得无法走路,连站直都困难。"她从 13 岁月经初潮起,每个月都要遭受这样的剧烈疼痛。此外,还伴随浑身无力、食欲缺乏等。去医院做了多次检查,也没发现有妇科器质性病变。从多个中医妇科专家处了解到,随着生活节奏加快、社会压力增大,永远忙不完的工作、复杂的人际关系、烦恼的婚姻、烦琐的家务——许多现代女性都承受着事业和生活的种种压力,都是造成痛经的直接原因。痛经群体近年来明显增加,且呈现年轻化趋势。

一、疾病概述

(一)概念

痛经是女性行经期间或经期前后发生下腹疼痛或伴有其他不适以致影响日常工作与生活。临床可分为原发性、膜样性、充血性与继发性痛经四种,尤以未婚未孕妇女多见。其中原发性者生殖系统无明显器质性病变,常在月经初潮即开始出现,心理因素常贯穿始终。

(二)分类

(1)原发性痛经:生殖器官无器质性病变,常于婚后或分娩后自行消失。

(2)继发性痛经:常见于子宫内膜异位症、急慢性盆腔器官炎症或子宫颈狭窄阻塞、子宫内膜增厚、子宫前倾或后倾等。

(三)病因

痛经的生物学因素包括组织解剖因素、内分泌因素以及遗传因素等。但痛经的心理因素是明显的。据资料反映,约有 5%~10% 青少年女性患心因性痛经,是由于初潮时对月经现象缺乏了解或错误的理解,造成紧张、厌恶等情绪,从而使子宫峡部张力增强,子宫肌须加强收缩才能排出经血,引起痛经。临床心理研究认为,心理发育不成熟、有神经质性格,为保持体型苗条而节衣缩食致消瘦体虚的当今女性,性情急躁、倔强、冲劲、对自身过于敏感、暗示性强、自控力差易感受应激者易发生痛经。

心因性痛经的治疗应从改变患者对月经的错误认识入手,这样才能消除紧张、焦虑及恐惧状态,减少机体的过度反应,促进良性循环;对于具有不良性格特征的人,应让他认识自己性格的缺陷,树立信心,使个性全面和谐发展,增强自己适应社会,战胜疾病的能力;对痛经紧张焦虑症状严重的,可运用心理放松疗法,通过听音乐看电视和做一些有兴趣的娱乐等分散对痛经的注意力,缓解其紧张情绪,从而减轻症状。另外,还要指导患者在经期避免寒冷潮湿,不吃生冷瓜果和饮食,避免过度疲劳。

(四)临床表现

原发性痛经从初潮开始,每次月经来潮即感到小腹坠胀与痉挛性疼痛,严重者伴有恶心与呕吐,疼痛区可放射至后背部与大腿内侧。疼痛时间持续48~72小时,尽管月经量多,有血块与组织物,但排出后疼痛方能缓解。一般排出的组织物呈粉红色,片状,大小不一,有时也有整片似三角形的管状物,此乃子宫内膜呈整片膜落所致,这种组织称子宫蜕膜管型。这种痛经亦称膜样痛经。经肛查(未婚者)均无明显阳性体征。

若痛经病史长久也可发现子宫活动度欠佳,双侧附件有包块形成或后陷凹处结节,有触痛。可能患有子宫内膜异位症、卵巢巧克力囊肿,常表现为继发痛经。

二、病因病机

痛经主要是冲任、胞宫气血阻滞,"不通则痛";冲任胞宫失于濡养,"不荣而痛"。

(1)气滞血瘀:肝郁气滞,气滞血瘀,瘀阻胞宫、冲任。经期气血下注冲任,胞宫气血更加壅滞,"不通则痛"。

(2)寒湿凝滞:内伤于寒,或过于贪凉,或久居阴湿之地,风冷寒湿客于冲任、胞宫,以致胞宫、冲任气血凝滞。

(3)阳虚内寒:素禀阳虚,阴寒内盛,冲任、胞宫失于温煦,经期气血下注冲任,寒凝血脉,使经血运行迟滞,发为痛经。

(4)湿热瘀阻:经期、产后(包括堕胎、小产后)摄生不慎而感湿热之邪,湿热与血相搏结,流注冲任,蕴结于胞宫,阻滞气血,经前、经期气血下注冲任,胞宫气血更加壅滞不畅,发为痛经。

(5)气血虚弱:脾胃虚弱,化源不足,或大病久病或大失血后,气血俱虚,冲任气血虚少,经期、经后血海气血更加空虚,冲任、胞宫失于濡养;兼之气虚血滞,无力流通,因而发生痛经。

(6)肝肾亏损:多因禀赋虚弱,肝肾本虚,或因多产房劳,损及肝肾,精亏血少,冲任不足,胞宫失养,经期、经后血海更虚,冲任、胞宫失于濡养,而致痛经。

三、辨证论治

(一)气滞血瘀证

主证:经前或经期小腹胀痛拒按,经血量少,行而不畅,血色紫黯有块,块下痛暂减,乳房胀痛,胸闷不舒。

舌脉:舌质紫黯或有瘀点,脉弦。

治法:理气行滞,化瘀止痛。

方药:膈下逐瘀汤(《医林改错》)。

(二)阳虚内寒证

主证:经期或经后小腹冷痛,喜按,得热则舒,经量少,经色黯淡,腰腿酸软,小便清长。

舌脉:舌淡胖、苔白润。

治法:温经扶阳,暖宫止痛。

方药:温经汤(《金匮要略》)加附子、艾叶、小茴香。

(三)寒湿凝滞证

主证:经行小腹冷痛,得热则舒,经量少,色紫黯有块,伴形寒肢冷,小便清长。

舌脉:苔白,脉细或沉紧。

治法:温经散寒除湿,化瘀止痛。

方药:少腹逐瘀汤(《医林改错》)加苍术、茯苓。

(四)湿热瘀阻证

主证:经前或经期小腹灼热胀痛,拒按,经色黯红,质稠有块,平素带下量多色黄,或平时小腹痛,经来疼痛加剧,或伴低热起伏,小便黄赤。

舌脉:舌紫红,苔黄而腻,脉滑数或涩。

治法:清热除湿,化瘀止痛。

方药:清热调血汤(《古今医鉴》)加红藤、败酱草、薏苡仁。

(五)气血虚弱证

主证:经期或经后小腹隐隐作痛,喜按或小腹及阴部空坠不适,月经量少,色淡,质清稀,面色无华,头晕心悸,神疲乏力。

舌脉:舌淡,脉细无力。

治法:益气养血,调经止痛。

方药:圣愈汤(《兰室秘藏》)去生地,加白芍、香附、延胡索。

(六)肝肾亏损证

主证:经期或经后小腹绵绵作痛,经行量少,色黯淡,质稀薄,腰膝酸软,头晕耳鸣。

舌脉:舌淡红,苔薄,脉沉细。

治法:益肾养肝,缓急止痛。

方药:调肝汤(《傅青主女科》)。

(七)其他疗法

1.体针

寒湿凝滞证,中极、水道、地机;

气滞血瘀证,气海、太冲、三阴交、内关;

湿热瘀阻证,次髎、阴陵泉;

气血虚弱证,命门、肾俞、关元、足三里、照海。

2.耳针

子宫、卵巢、内分泌、交感、肾、脾、肝。每次选2~4穴,用中、强刺激,留针15~20分钟。也可用耳穴埋豆或电刺激。适于各型痛经。

四、西医治疗

（一）一般治疗

精神疏导：尤是对月经来潮不久的女孩子，耐心给予一般医学卫生知识，说明"月经"是女孩子发育渐趋成熟的一种生理现象，可能出现一些生理反应为小腹坠胀，轻微腰酸均属正常范畴，当经血外流通畅，症状会很快消失。原发性痛经者随着多次月经来潮或生育后症状自然消失，如在小腹疼痛时热敷小腹部可使症状减轻。

（二）药物治疗

1.镇痛、镇静、解痉药

为可待因止痛，水杨酸盐退热止痛，氯丙嗪镇静，抗儿茶酚胺的药物，阻断儿茶酚胺受体，抑制外周副交感神经系统等。

2.口服避孕药

口服避孕药中的雌、孕激素联合治疗，每日服炔雌醇与炔诺黄体酮，连服20~22天可抑制排卵，也可用炔雌醇加炔诺酮每日1次，连服20~22天，达到抑制排卵的目的，使痛经消失。

3.前列腺素拮抗物

消炎痛栓是一种前列腺素拮抗药；月经来潮前与来潮时每日肛塞1次可降低子宫活动力，减少子宫收缩频率，使宫内压力降低，疼痛明显减轻，主要是可拮抗前列腺素的分泌。

五、心理治疗

1.心理疗法

（1）静心养神：静心养神即精神内守，如凝神敛思、闭目养神，呼吸吐纳等方法以调心入静，以达澄心静志、和畅气血、祛病强身。

（2）和情御神：和情御神是指和畅性情，节制情感，消除各种不良情绪，以保持良好的心理状态。

（3）认知疗法：痛经患者多对于月经有一种片面认识和评价。临床治疗要从改变患者对月经的错误认识入手，方可消除紧张、焦虑及恐惧状态，减少肌体的过度反应，促进良性循环。

（4）放松疗法：紧张、焦虑程度较大的患者可采用放松疗法，对消除紧张、焦虑等心理状态有明显的治疗效果。

2.导引吐纳疗法

（1）虚证：以内养功为主，平坐式，用第一种呼吸法，意守下丹田或命门，每日练习2~4次，每次30~60分钟。保健功可用搓腰、揉丹田、和带脉等。

（2）实证：以强壮功为主，由自然呼吸法过渡到逆呼吸法，意守命门，每日1~2次，每次30~40分钟。腹痛剧烈者，可先练放松功，每次10~15分钟，然后再练强壮功。保健功可采用织布式、和带脉、搓腰、揉丹田等。

注意：导引吐纳法治疗痛经要在月经期后开始，月经来潮时停止练习，以防经量过多。并注意练习期间避免着凉受寒。

3.音乐疗法

本病的主要机理是气血运行不畅。由肝郁气滞所致者，宜用徵调火性音乐泻之。徵调式乐曲轻松明快,以期达到疏肝理气活血之功效。肝肾亏损导致者,宜选用商调及羽调式音乐治疗。经前1周左右开始治疗,每日1次,每次30分钟。

总之,心理治疗以舒缓患者情志,是治疗痛经的重要方法之一。如语言开导疗法、音乐疗法娱神悦性,宣通气血,均是治疗痛经较好的中医心理治疗方法。并根据病情需要,结合中医辨证施治,用汤药内服,针灸、推拿等综合治疗,达到治愈痛经的目的。

六、诊治案例

马某,女,29岁,北京人。主诉:痛经10余年。

现病史:该患已婚两年,经行腹痛10余年,甚则疼痛剧烈,冷汗淋漓,服止痛药可缓解。12岁月经初潮,行经5天,周期28~30天。末次月经12月14日,月经正常,行经腹痛,夹有大量血块,色暗,白带多,少腹凉,喜温。舌淡红,苔薄白,舌下脉络瘀,脉沉涩。

诊疗经过:该患者2006年8月初,在他院诊断为"子宫内膜异位症"经治无效,转于我院治疗。

病机治则:肝经寒凝挟瘀;治宜温经散寒,活血化瘀,通络止痛。

方药:四逆散合失笑散加味。5剂,水煎服,日2次,药渣足浴。

二诊:服上药后经期腹痛减,冷汗已无。舌质淡红,苔薄白,络瘀减,脉沉弦。治宜养血活血,温经散寒,方取温经趸加味。1剂,水煎服,日2次,药渣足浴。

三诊:少腹转温,余无不适。舌脉同前。月经将至,继进前法,方取四逆散合血竭散加味。

四诊:月经来潮,腹部稍疼,未见冷汗,月经量可,血块减少。舌质红,苔薄,脉弦细。复用温经汤,酌加熟地黄15g、砂仁6g(后下),再进15剂。

后以此法交替治疗达4个月,痛经已无。

第二节　闭　经

"我才30多岁,怎么就是卵巢早衰了呢?"昨天,曹女士从市中医院妇科门诊处拿到了自己的病历,一下子就呆住了。曹女士说,几个月前她就发现经期有些不正常,不仅月经量骤减,还出现延迟。"不过,现在工作这么忙,也顾不上去留意这些小问题。"作为一名银行主管人员,曹女士工作压力大,面对月经不规律的问题时,刚开始并未放在心上。

正常女性每月都会来月经,一般进入更年期后才会逐渐绝经。可是市民曹女士今年不过35岁,却已经绝经近4个月,到医院一查竟是卵巢早衰。而记者从一些医院的妇科了解到,因卵巢早衰导致绝经的年轻女性越来越多见,一些年仅20岁的女性也会出现卵巢功能严重衰退的情况。专家提醒,保持身心健康和合理的生活方式是预防的重要方法。

一、疾病概述

（一）概念

闭经是女性常见症状,一般指女性年满18岁,月经尚未来潮者为原发性闭经;月经初潮之后又停经3个月以上者称继发性闭经。由心理因素造成者称心因性闭经,它是继发性闭经的一种。

(二)病因

1.原发性闭经

主要见于:无子宫,始基子宫,特纳综合征等。

特纳综合征——因性染色体异常引起,缺少一个 X 染色体或其分化不完全。表现为卵巢不发育,原发性闭经及第二性征发育不良。患者身材矮小,常有蹼颈、盾胸、后发际低、肘外翻、腭高耳低、鱼样嘴等临床特征,可伴主动脉缩窄及肾、骨骼畸形。

2.继发性闭经

主要见于:阿谢曼综合征、席汉综合征、闭经—溢乳综合征、多囊卵巢综合征、卵巢早衰、生殖道结核及精神心理因素引起的中枢神经及丘脑下部功能失常等。

阿谢曼综合征——是子宫性闭经中最常见的原因。因人工流产刮宫过度或产后、流产后出血刮宫损伤引起。

席汉综合征——属垂体梗死。因产后大出血休克,使垂体缺血坏死,促性腺激素分泌细胞坏死,出现闭经、无乳、性欲减退、毛发脱落等症状,第二性征衰退,生殖器官萎缩,还可有基础代谢率降低症状。

闭经溢乳综合征——催乳素升高引起,主要表现为闭经和异常的乳汁分泌。

卵巢早衰——40 岁前绝经者称之。

然而,临床上因为心理社会因素造成闭经的并不少见。如过度的精神紧张、恐惧、忧虑、悲伤,突然的环境改变,生活的规律打乱、剧烈的思想斗争、强烈的妊娠愿望等,都可以扰乱中枢神经与下丘脑间的联系,从而影响内分泌轴的功能,发生卵泡成熟障碍而致闭经。如女学生在临近重要考试前,新兵入伍后,女犯人拘禁期间等的闭经都属这类。

研究发现性格内向,依赖性强,不喜交往、多思多疑的女性易在心理刺激下产生不良情绪而致闭经。

闭经是妇女很敏感的问题,未婚女青年会担心影响健康,影响婚恋;已婚妇女担心会影响生育,因此忧心忡忡、敏感多疑、烦躁不安。这样的情绪应激又常会引起内分泌紊乱而加重病情。因此,治疗闭经很重要的是让患者了解月经的生理卫生及月经与情绪的关系,进行情绪放松训练,相信过份耽忧,多疑、紧张的情绪改善后,月经周期是可以恢复正常的。对有明显个性缺陷的妇女,应指导帮助她们提高对外界的适应能力,保持情绪的稳定性,阻断不良情绪导致闭经而闭经又加重不良情绪的恶性循环。少数闭经患者在全身调整的基础上可在医生指导下补充适当的雌激素,以调节卵巢功能,制造人工周期,当人工周期建立之后,患者的紧张及忧虑状态得以改善,易使月经恢复正常。

(三)临床表现

1.生理性闭经的临床表现

(1)青春前期闭经:女孩 6~9 岁可从尿中查出去氢表雄酮(DHEA)及其硫酸盐,10 岁起迅速升高,此乃肾上腺功能初现的表现,来源于肾上腺的雄激素促使阴毛、腋毛出现,身材迅速长高,因为下丘脑-垂体-卵巢轴尚待进一步发育完善,雌激素水平尚低,子宫内膜增殖较差,还不会引起出血,故月经推迟来潮。初潮前这一阶段未见月经来潮属于生理现象,有些女孩在初潮后尚有一年半载的月经数月来潮一次,且为无排卵月经也属正常。

(2)哺乳期闭经:母乳喂养的妇女在任何时候断奶,则常在断奶后 2 个月恢复月经。

(3)绝经过渡期及绝经后闭经:绝经过渡期可能数月出现一次子宫出血,绝经后生殖器官逐渐萎缩,子宫也缩小。

2.病理性闭经的临床表现

(1)子宫性闭经及隐经

1)无孔处女膜。

2)先天性无阴道。

3)阴道横隔。

4)阴道闭锁。

5)宫颈闭锁:若患者无子宫内膜,仅表现为原发性闭经,若有子宫内膜,其临床表现与先天性无阴道相似。

6)先天性无子宫。

7)始基子宫:患者表现为原发性闭经,肛诊及 B 超等影像学检查可发现一小子宫,仅 2~3cm 长,腹腔镜检或剖腹手术时可见一扁平实心,0.5~1cm 厚的子宫痕迹。

8)米勒管发育不全综合征:表现为原发性闭经,生殖道的缺陷包括先天性无阴道,子宫可正常,也可为各种发育畸形,包括双角子宫、单角子宫、始基子宫、残角子宫、双子宫等,罕为先天性无子宫。该征患者卵巢发育及功能均正常,因此第二性征发育正常。约 34%的患者合并泌尿道畸形,12%有骨骼畸形,7%有腹股沟疝,4%存在先天性心脏病。若为双子宫、双角或单角子宫、残角子宫,则不引起闭经。

9)创伤性宫腔粘连:临床表现与粘连部位和程度有一定关系,但二者间不完全一致。月经量少、经期缩短、闭经、不孕、流产及产科并发症是主要临床症状。

(2)卵巢性闭经

1)Turners 综合征:①16 岁后仍无月经来潮;②身材矮小、第二性征发育不良、蹼状颈、盾胸、肘外翻;③高促性腺激素,低性腺激素;④染色体核型为 45,XO;46,XX/45,XO;45,XO/47,XXX。

2)先天性性腺发育不良:染色体核型和身高正常,第二性征发育大致正常。余同特纳综合征。

3)卵巢早衰:①40 岁前绝经;②高促性腺激素和低性腺激素;③约 20%左右有染色体核型异常;④约 20%伴有其他自身免疫性疾病;⑤病理检查提示卵巢中无卵泡或仅有极少原始卵泡;⑥腹腔镜检查见卵巢萎缩;⑦有医源性损坏卵巢的病史;⑧对内源性和外源性促性腺激素刺激无反应;⑨氯米酚试验,于周期第 5 天起,口服氯米酚 50~100mg,1 次/天,共 5 天。于周期第 3 天和 10 天分别测血清 FSH,如第 10 天 FSH 值>20U/L,提示卵巢功能低下。

4)抵抗综合征:①原发或继发性闭经;②高促性腺激素和低性腺激素;③病理检查提示卵巢中有多量始基卵泡和未成熟卵泡;④腹腔镜检查见卵巢大小正常,但无生长卵泡和排卵痕迹;⑤对内源性和外源性促性腺激素刺激无反应。

5)多囊卵巢综合征:临床表现可见有月经稀发、闭经、不孕的慢性无排卵现象;有多毛、痤疮和黑棘皮病等高雄激素血征现象;肥胖。

(3)垂体性闭经

1)垂体肿瘤和高泌乳素血症:临床表现可见闭经或月经不调;泌乳;如垂体肿瘤较大可

引起头痛和视力障碍;如为空蝶鞍综合征可有搏动性头痛;排除服药引起的高泌乳素血症。

2)垂体功能衰竭:临床表现可见有产后大出血或垂体手术的病史;消瘦、乏力、畏寒、苍白,产后无乳汁分泌,无性欲,无卵泡发育,生殖道萎缩;检查有性激素水平低下及甲状腺功能低下和肾上腺功能低下的症状、体征。

(4)中枢和下丘脑性闭经

1)单一促性腺激素释放激素低下:①原发性闭经,卵泡存在但不发育;②有的患者有不同程度的第二性征发育障碍;③Kallmann 患者伴嗅觉丧失;④FSH、LH、E2 均低下;⑤对GnRH治疗有反应;⑥X 染色体(Xp22.3)的 KAL 基因缺陷。

2)功能性下丘脑性闭经:①闭经或不规则月经;②常见于青春期或年轻女性,多有节食、精神紧张、剧烈运动及不规律生活史;③体型多瘦弱;④TSH 水平正常,T3 和 T4 较低;⑤FSH和 LH 偏低或接近正常,E2 水平偏低;⑥超声检查提示卵巢正常大小,多个小卵泡散在分布,髓质反光不增强。

(四)妇科检查

1.内外生殖器的形态、发育情况。

2.辅助检查

(1)功能实验

1)药物撤退实验:评估雌激素水平。

孕激素实验:黄体酮注,20mg,Qd×5 天

停药 3~7 天出现撤药性出血(阳性)　　Ⅰ度闭经

停药 3~7 天无撤药性出血　　　　　　雌、孕激素序贯实验

2)雌孕激素序贯实验

己烯雌酚 1mg,po 或妊马雌酮 1.25mg,连续 20 日,最后 10 日加用甲羟孕酮 10mg,po

停药 3~7 天出现撤药性出血(阳性)　子宫内膜正常

Ⅱ度闭经　　　　　　　　　　　　进一步查找原因

无撤药性出血　　　　　　　　重复一次　　　子宫性闭经

3)垂体兴奋实验:LHRH 100μg 溶于生理盐水 5mL 中,30 秒静脉注射完毕,于注射前后15、30、60、120 分钟采血测定 LH。

注射后 15~60 分钟 LH 峰值升高 2~4 倍,说明垂体功能正常,病变在下丘脑。

无升高或升高不显著,说明垂体功能减退。

(2)激素测定

性激素六项(LH、FSH、P、E2、T、PRL)。

(3)影像学检查

B 超、CT、MRI、子宫输卵管造影。

二、病因病机

(1)肾气虚损:禀赋不足、房劳多产、久病大病造成精气不充、冲任亏损、肾气虚损,血海空虚,无血以下而闭经。

(2)气血亏虚:素体脾虚,饮食劳倦,忧思不节造成损伤脾胃,耗血伤精,气血亏虚,无血以下而闭经。

（3）阴虚血燥：失血伤阴、久病耗血、过食温燥使得阴虚血燥，血海涸竭而闭经。

（4）血瘀气滞：经产外感风冷寒湿，经产内伤寒凉生冷，七情内伤，肝气郁结使得血为寒凝，瘀滞不行，血瘀气滞，气滞血瘀而闭经。

（5）痰湿阻滞：肥胖妇人，脾虚失运，脂膜闭塞冲任胞脉，湿聚成痰闭塞子宫使得痰湿阻滞而闭经。

三、辨证论治

1.肾气虚损

主证：年逾16周岁尚未行经，或由月经后期、量少逐渐至经闭，身体虚弱，腰酸腿软，头晕耳鸣。

舌脉：舌淡红，苔少，脉沉弱或细涩。

治法：补益肝肾，养血通经。

方药：归肾丸加鸡血藤、首乌。

2.气血亏虚

主证：月经逐渐后延，量少，经色淡而质薄，继而停闭不行。素头晕眼花，或心悸气短，神疲肢倦，或食欲缺乏，毛发不泽或易脱落，身体羸瘦，面色萎黄。

舌脉：舌淡，苔少或薄白，脉沉缓或虚数。

治法：补中益气，养血调经。

方药：人参养荣汤。

3.阴虚血燥

主证：经量少而渐至停闭。五心烦热，两颧潮红，交睫盗汗，或骨蒸劳热，或咳嗽唾血。

舌脉：舌红苔少，脉细数。

治法：滋阴润燥，益精通经。

方药：加减一阴煎加山药、黄精、丹参、枳壳。

4.气滞血瘀

主证：月经数月不行。精神抑郁，烦躁易怒，胸胁胀满，少腹胀痛或拒按。

舌脉：舌边紫黯，或有瘀点，脉沉弦或沉涩。

治法：活血理气，祛瘀通经。

方药：血府逐瘀汤。

5.痰湿阻滞

妇科证候：月经后期、稀发、量少而渐闭。形体肥胖，胸胁满闷，呕恶痰多，神疲倦怠，或面浮足肿，或带下量多色白。

舌脉：舌淡，苔腻，脉滑。

治法：健脾除湿，化痰通经。

方药：四君子汤合苍附导痰丸。

四、西医治疗

1.病因治疗

找到引起闭经的器质性疾病给以恰当治疗。例如结核性子宫内膜炎即给抗结核治疗。宫腔粘连患者应扩张宫腔并放置节育环，以防再次粘连。垂体或卵巢肿瘤在诊断明确后，则根据肿瘤的部位、大小、性质确定治疗方案,选择手术、放疗、化疗其他综合措施。

2.性激素替代疗法

对先天性卵巢发育不良,或卵巢功能受损或破坏以致早衰者可用激素替代疗法。一般应用性激素人工周期疗法。应用性激素后,出现月经样的周期性撤药性出血,一方面纠正患者的生理和心理状态,另一方面促进生殖器官和第二性征有一定程度的发育。

(1)小剂量雌激素周期治疗:其作用是促进垂体功能,分泌黄体生成素,从而增加卵巢分泌雌激素,并促进排卵。

(2)雌、孕激素序贯疗法:其作用是抑制丘脑下部—垂体轴,停药后月经可能恢复并排卵。

(3)雌、孕激素合并治疗:其作用是抑制垂体促性腺激素,停药后偶有回跳作用,而使月经恢复并排卵。用口服避孕药每晚服 1 次,自月经第五天起服,连服 22 天停药。下次月经第 5 天起开始第二疗程,共用 3~6 个周期。

(4)诱发排卵:如卵巢功能未衰竭,并要求生育的患者,可采用激素或其类似物诱发排卵:①垂体功能不全采用绝经后妇女尿中提取的促卵泡成熟激素(hMG),以促使卵泡发育,分泌雌激素。并合并应用类似垂体黄体生成激素的绒毛膜促性腺激素(hCG),可促进卵泡成熟以致排卵,并促进黄体的形成与发育。②性功能低落时卵巢和垂体有正常反应,丘脑下部功能不足或不协调者,即用氯蒉酚胺促进丘脑下部促性腺激素释放激素的分泌,以纠正其功能而诱发排卵。

五、心理疗法

1.心理疗法

(1)乐观和畅法:以乐观豁达的态度对待人生,以开朗豪放的情怀处理世事,从而保持心情顺畅快。使心情恬愉安泰而益于健康。身受病困仍能保持乐观愉快的心情,心平气和地应付面临的各种困境。不妨听听笑话,哼哼小曲,均不失为使心情豁达的妙法。

(2)心理疏导:深入了解社会环境,评定个性特征,耐心进行语言疏导及情绪调控,帮助患者对闭经的有关知识进行了解,消除疑虑,建立信心,一般都可以恢复月经。

(3)放松方法:要耐心做好放松训练,转移不利的情绪因素。

2.导引吐纳疗法治疗功法

(1)虚证:

1)以强壮功为主,坐式,自然呼吸,气沉丹田,意守下丹田(关元部位),每日 3~4 次,每次 20~40 分钟。月经来潮后,每日练功减少到 2~3 次,并减轻意念活动。

2)内养功和强壮功交替应用,练功次数与强壮功相同。

3)可配全套保健功,也可选搓腰、搓尾闾、揉丹田等,每日 2~3 次,以静为主,动为辅。

(2)实证:可用强壮功逆呼吸法,每日 2~3 次,每次 15~30 分钟,意守下丹田。太极内功,用抓闭呼吸,意守会阴,每日 3~4 次,每次 15~30 分钟,月经来潮,练功次数减为 1~2 次。辅以保健功、行步功,由静练过渡到动静相兼。

注意:月经来潮量少者,可加强意守活动,如果来潮量多者,减弱意念活动,或改守中丹田(膻中)以防经量过多。

3.音乐疗法

实证闭经因于肝气郁结、气机不畅者,以疏肝解郁为先,当选流畅舒展的徵调火性音乐及明快激情的角调木性音乐治疗。虚证因于肾亏者,宜用商调金性音乐治疗,因于脾胃虚弱、化源不足者,宜选明亮、柔美、清新的徵调式音乐治疗。每日治疗 1 次,每次 30 分钟。

六、诊治案例

李某,女,35 岁,已婚。

主诉:月经停闭一年余。

现病史:患者近 2 年来工作压力大,月经延期,每 2~4 个月一至,量少,色淡红。现停经一年余,面色憔悴,肌肤不荣,眼眶黯黑,头晕耳鸣,腰酸膝软,烘热汗出,阴中干涩,阴毛腋毛稀疏,舌淡红,苔少,脉沉弦细。

妇科检查:外阴阴道黏膜平滑、充血,宫颈光滑,子宫稍小,质中,活动可,无压痛,双附件未见异常。

辅助检查:E2 和 P 下降,FSH 和 LH 升高。

诊断:继发性闭经。

处方:三紫调心汤加减。紫石英 15g,紫丹参 15g,紫参(正式名称为石见穿)15g,琥珀末5g,淮小麦 30g,合欢花 10g,柏子仁 12g,广郁金 12g,生卷柏 12g。

用法:先将紫石英加水入煎,沸后 30 分钟,除琥珀末外,将其他药加入共煎,合欢花后下,两次煎液合并,分早晚温服,琥珀末亦分 2 次吞服,每日 1 剂。七剂之后,月经即来。

第三节　功能失调性子宫出血症(崩漏)

今年 40 岁的张女士是一家外资企业的人事主管,可谓事业有成。但在她成功的背后,却有一种难言的病痛一直折磨着她。这就是阴道不规则出血。一开始,张女士只是以为自己月经不规则,经期长(每次要持续半个月左右),与她的工作压力大、内分泌紊乱有关,以后只要注意休息,保证睡眠,月经紊乱就能得到纠正,所以她也没当回事。可是在以后的时间里,虽然她注意休息了,但她的阴道出血不但没有停止,反而量更多,出血的时间也更长了。无奈之下,她只好求助于医生了。医生在为其做了一系列妇科检查后,确诊她患上了功能性子宫出血,而这才是她阴道不规则出血的真正原因。

一、疾病概述

(一)概念

功能失调性子宫出血简称功血,是指下丘脑-垂体-卵巢轴神经内分泌调节机制失常导致的子宫异常出血,而全身及内外生殖器官无器质性病变。临床主要表现为月经失调,即月经周期、经期、月经量的变化。功血多见于绝经过渡期占 50%,育龄期占 30%,青春期占20%。它属于中医崩漏范畴。崩漏是指经血非时暴下不止,或淋漓不尽,前者为"崩中",后者为"漏下"。出血量多,来势汹涌叫崩,出血量少,淋漓日久为漏。

(二)病因

(1)无排卵性功能失调性子宫出血:85%。

(2)引起排卵型功血的原因有 4 种:

1)黄体功能不足月经周期中有卵泡发育及排卵,但黄体期孕激素分泌不足或黄体过早衰退,导致子宫内膜分泌不良。

2)子宫内膜脱落不全即由于黄体萎缩不全,雌孕激素不能迅速下降,子宫内膜由于激素水平的失衡不能按期而呈不规则脱落,使出血期延长,血量增加,又称黄体萎缩不全。

3)子宫内膜修复延长由于月经期子宫内膜剥脱后,下一周期新的卵泡发育迟缓或欠佳,所分泌的雌激素不足,以致子宫内膜不能如期再生修复,而使月经延长。

4)排卵期出血由于排卵期激素短暂下降,使子宫内膜失去激素的支持而出现部分子宫内膜脱落引起撤退性出血,当雌激素分泌足够量时则内膜又被修复而止血。

(三)临床表现

(1)无规律地子宫出血血量时多时少,或突然增多。闭经时间长者,出血量多,并可持续数月不止。周期短于21天,时流时止。

(2)体检生殖器检查正常,或双侧卵巢对称性地轻度增大。

(3)基础体温为单相型。

(4)贫血症状失血过多可引起贫血,严重者可出现头晕、心慌、气短、乏力、水肿、食欲缺乏等现象。

(5)排出激素过多症状乳房胀痛、下腹坠胀、情绪激动等。

(四)检查

1.诊断性刮宫术

出血量多或持久不停的已婚患者,应首先采用诊断性刮宫术止血,并能探查宫腔,确定有无器质性疾病,病检子宫内膜。无排卵型子宫出血的内膜为增殖期变化,或为腺囊性、腺瘤性增生,不治疗可发展为非典型增生症或子宫内膜癌;排卵性出血者为"分泌期变化""分泌不良"。流血第5天仍能刮出分泌期子宫内膜者,为黄体萎缩不全。

2.宫颈黏液结晶

流血前宫颈黏液中见羊齿状结晶者,提示为无排卵型出血。

3.宫腔镜检查

有助于发现小型宫腔病变,如小型宫腔息肉、黏膜下子宫肌瘤等,并可在直视下选点活检,增加了该类器质性疾病的检出率。

4.B超检查

可以发现小型子宫肌瘤(肌壁间)及小型卵巢肿瘤,或者无卵巢囊性增大,并可发现宫腔病变及测定子宫内膜的厚度、质地等;在B超监测下行生理盐水通液以增加声像对比度,可提高宫腔小型病变如息肉、黏膜下肌瘤的诊断率。

5.激素测定

二、病因病机

发病机理是劳伤血气,脏腑损伤,血海蓄溢失常,冲任二脉不能约制经血,以致经血非时而下。

1.血热

素体阴虚,或久病失血伤阴,阴虚内热,虚火内炽,扰动血海,加之阴虚失守,冲任失约,故经血非时妄行;素体阳盛,肝火易动;或素性抑郁,郁久化火;或感受热邪,或过服辛温香燥

191

助阳之品,热伏冲任,扰动血海,迫血妄行而成崩漏。

2.肾虚

少女禀赋不足,天癸初至,肾气稚弱,冲任未盛;育龄期因房劳多产伤肾,损伤冲任胞脉;绝经期天癸渐竭,肾气渐虚,封藏失司,冲任不固,不能调摄和约制经血,因而发生崩漏。

3.脾虚

忧思过度,或饮食劳倦损伤脾气,脾气亏虚,统摄无权,冲任失固,不能约制经血而成崩漏。

4.血瘀

情志所伤,肝气郁结,气滞血瘀;经期、产后余血未尽又感受寒、热邪气,寒凝热灼而致血瘀,瘀阻冲任,旧血不去,新血难安,发为崩漏。元气虚弱,无力行血,血运迟缓,因虚而瘀或久漏成瘀者。

三、辨证论治

总纲:"塞流、澄源、复旧"。

1.出血期治疗(塞流为主,结合澄源)

塞流:即是止血。暴崩之际,急当止血防脱,首选补气摄血法。

生脉散:(人参、麦冬、五味子)。

参附汤:(人参、附子)加炮姜炭以回阳救逆,固脱止血。

同时针刺人中、合谷、断红穴,艾灸百会、神阙、隐白。血势不减者,宜输血救急。

澄源:即正本清源,根据不同证型辨证论治。

2.血止后治疗(复旧为主,结合澄源)

复旧:即固本善后,调理恢复。但复旧并非全在补血,而应及时地调补肝肾、补益心脾以资血之源,安血之室,调经固本。

在血止后根据患者不同年龄运用中药调整周期、促进卵泡发育成熟并排卵,多以调补肝肾佐以理气和血之法,方用大补元煎合寿胎丸、二至丸加减;通过B超监测卵泡发育接近成熟时,佐以活血通络之品,如茺蔚子、红花、路路通、鸡血藤、丹参等,同时酌加巴戟天、肉苁蓉、补骨脂等温补肾阳。如BBT监测体温上升,说明已排卵,此时当温肾暖宫,调肝养血以维持黄体功能,方用加减苁蓉菟丝子丸。

(一)血热证

1.虚热证

主证:经血非时而下,量少淋漓,血色鲜红而质稠;心烦潮热,小便黄少,或大便结燥。

舌脉:舌质红,苔薄黄,脉细数。

治法:养阴清热,止血调经。

方药:加减一阴煎(《景岳全书》)合生脉散(《内外伤辨惑论》)加山茱萸、阿胶。

2.实热证

主证:经血非时暴下,或淋漓不净又时而增多,血色深红或鲜红,质稠,或有血块;唇红目赤,烦热口渴,或大便干结,小便黄。

舌脉:舌红苔黄,脉滑数。

治法:清热凉血,止血调经。

方药:清热固经汤(《简明中医妇科学》)。

(二)肾虚证

1.肾阴虚证

主证:经乱无期,出血淋漓不净或量多,色鲜红,质稠;头晕耳鸣,腰膝酸软,或心烦。

舌脉:舌质偏红,苔少,脉细数。

治法:滋肾益阴,止血调经。

方药:左归丸(《景岳全书》)去牛膝,合二至丸(方见经间期出血)。

2.肾阳虚证

主证:经来无期,出血量多或淋漓不尽,色淡质清;畏寒肢冷,面色晦暗,腰腿酸软,小便清长。

舌脉:舌质淡,苔薄白,脉沉细。

治法:温肾固冲,止血调经。

方药:右归丸(《景岳全书》)去肉桂,加补骨脂、淫羊藿。

(三)脾虚型

主证:经血非时而至,崩中暴下继而淋漓,血色淡而质薄;气短神疲,面色㿠白,或面浮水肿,手足不温。

舌脉:舌质淡,苔薄白,脉弱或沉细。

治法:补气升阳,止血调经。

方药:举元煎合安冲汤(《医学衷中参西录》)加炮姜炭。

(四)血瘀型

主证:经血非时而下,时下时止,或淋漓不净,色紫黑有块;或有小腹疼痛。

舌脉:舌质紫黯,苔薄白,脉涩或细弦。

治法:活血化瘀,止血调经。

方药:桃红四物汤加三七粉、茜草炭、炒蒲黄。

四、西医治疗

1.止血

(1)雌激素:适用于青春期功血,尤其是内源性雌激素不足者。

苯甲酸雌二醇 2mg 肌注,6~8 小时一次,可达到快速止血。

己烯雌酚 1~2mg 口服,6~8 小时一次,有效者 2~3 天内血止,血止后均以己烯雌酚每三天减 1/3,直至维持量每日 1mg,2 周后加孕激素黄体酮 10mg 肌注每日 1 次,或甲羟孕酮 4mg 口服,每日 2 次,共 7~10 日,雌孕激素同时撤退,3~7 天后撤药性出血。

(2)孕激素:药物性刮宫,适用于体内有一定雌激素水平患者。

少量出血:黄体酮 20mg,每日一次肌注,3~5 天。

更年期加丙睾 25~50mg 每日一次肌注。

多量出血:妇康片 5~7.5mg、妇宁片 8mg 或甲羟孕酮 8~10mg,q6h,po,血少或止后改为 q8h,每 3 日递减 1/3,直至维持量,即分别为:2.5mg、4mg、4mg。

(3)联合用药:止血优于单一药物。

青春期功血:孕激素为主的口服避孕药 1 片,q6h,po,血止后按上述方法递减至维持量,每日 1 片,共 20 天停药。

围绝经期功血：孕、雌、雄联合：三合激素 2mL 肌注,q12h,血止后递减至每 3 日 1 次,共 20 日停药。

2.调整月经周期

(1)雌孕激素序贯法：适用于青春期功血,己烯雌酚 1mg 于第 5 日起每晚 1 次,连服 20 日,在第 11 日加黄体酮 10mg 肌注或甲羟孕酮 8mg 口服,同时撤药,3~7 天后出血,连续 3 个周期。

(2)雌孕激素合并应用：育龄期有避孕要求者或更年期功血。己烯雌酚 0.5mg 及甲羟孕酮 4mg,第 5 日起,每晚 1 次,连服 20 日。

3.促排卵：青春期和育龄期功血

(1)克罗米酚,弱雌激素样作用,适用于体内有一定雌激素水平者。第五日起,每晚 50mg,连续 5 日,若失败可增至 100~150mg。

(2)HCG 绒促：类 LH 黄体生成激素作用,适用于有 FSH 促卵泡成熟激素水平者。监测卵泡接近成熟时,连续 3 日肌注,依次为 1000U、2000U、5000U。

(3)HMG 尿促：含 FSH 促卵泡成熟激素、LH 黄体生成激素各 75U。血净后每日肌注 1~2 支,卵泡发育成熟后改用 HCG5000~10000U 共 2~3 日以提高排卵率。

(4)GNRH 天然促性腺激素：小剂量升调节作用,促排卵,大剂量降调节作用,药物去卵巢。

4.手术治疗

(1)诊刮、全宫切除。

(2)电凝或激光行子宫内膜去除术仅用于顽固性功血,尤其是对子宫切除有禁忌证者。

五、心理治疗

1.心理疗法

(1)静养心神：闭目养神是一种简便易行的凝神养心方法。在因思虑过度而心身疲乏时,微闭双目,澄心息虑,摒除一切杂念,养憩片刻,即可复归平和,如能结合调息、意导方法,其功效更为明显。

(2)疏导疗法：是以良好的医患关系为基础,对患者的阻塞性心理状态进行疏通开导。激励患者对情绪障碍的自我领悟,增强其抵抗疾病的信心和勇气。

(3)家庭疗法：对有性生活问题的患者,医生要同患者夫妻双方共同进行商讨,纠正不正确的性生活方式。改变错误的认识观念,重建和谐美满的家庭环境,放下思想包袱,以轻松、愉快的心情去工作、学习和面对人生,亦有较好疗效。

2.导引吐纳疗法

放松功：每日练习 1~2 次,每次 20 分钟。

3.音乐疗法

崩漏不定期多因肝郁、肾虚所致。大怒伤肝者,宜以悲胜怒,用商调金性音乐治疗。肝郁者,当以徵调火性音乐以解其郁;肾虚者,应选恬静幽雅的羽调水性音乐以实之。每日治疗 1 次,每次 30 分钟。

总之,舒缓患者情志心理治疗,是治疗崩漏的重要方法之一。如语言开导疗法以消除患者致病心因,纠正其不良情绪和情感活动;音乐疗法娱情悦性,宣通气血。临床还应注意结合中医辨证施治,以中药汤剂或针灸、推拿等治疗手段综合应用,才能达到彻底治愈月经先后无定期的目的。

六、诊治案例

患者蒙小姐,女,27岁,已婚。

主诉:阴道点滴出血3个月余。

既往史:患者13岁月经初潮,月经不规律,是初潮第二年开始出现阴道出血,断断续续13年了,最长的出血时间有半年。2009年那次,当时在医院用西医,用了激素,吃了4个月的激素,正常,后来停药一段时间,2011年3月又出现功血,挂的急诊,有过一次大出血,5月那次,阴道流血不多,就是一滴一滴的,2011年6月开始中医调理,刚开始周期40天,来了2次正常,又开始不行了。每次来月经拖得很长,15天干净。有血块,用止血药才干净。2012年开始中西结合,效果一般。患者诉没有卵泡,一直没有受孕成。

现病史:2013年1月24日初诊;面色黄暗,无光泽,精神状态困倦,少气乏力,舌淡胖,有齿印,苔白腻,脉沉。口苦、口干、胃口不佳,睡眠多梦,有夜尿1次,月经量少,有血块,周期40~55天,月经拖尾,有黑褐色分泌物,白带有血丝。

体重135斤,身高158cm,没有卵泡。2012年10月2日开始点滴,褐色分泌物,中途干净10天,又出现褐色分泌物。

妇科检查:双侧附件未扪及包块样。

体重135斤,身高158cm,没有卵泡,常年不排卵,卵巢包膜厚;B超显示:子宫后位,宫体大小,形态正常,左侧卵巢大小41mm×33mm,右侧卵巢大小40mm×32mm,内膜5mm。

性激素检查:经期检查,LH、FSH比值2;孕酮雌激素低,泌乳素高。

临床诊断:功能失调性子宫出血病。

分析:患者久病十余年,久病多虚多瘀,激素使用频繁,身体出现虚胖,内分泌失调,子宫卵巢功能早衰。

长期的服用激素药物,面部稍许水肿,胃口不佳,浅睡眠。激素的副反应开始出现。

脾胃功能运化失职,必然导致机体气血不足,脾主统血,脾虚不摄血,固摄失职。

证型:脾气虚,肝脾不和。

治则:健脾、疏肝、提气+止血。首先调和肝脾为主,调整脾胃为先,加止血中药。

基本方:生黄芪,当归,阿胶珠,寄生,蒲黄炭,山药,茯神,木香,炒香附,川断,三七粉,焦四仙,枳壳,厚朴,白术,大腹皮。整个调理过程中药需要辨证加减为主。

第四节　更年期综合征(绝经前后诸证)

王女士43岁,最近睡不着、没力气,经常觉得口干,自己怀疑会不会是更年期。浙江大学医学院附属妇产科医院妇女保健科杨筱英副主任医师也说:"20多年前我在医学院读书的时候,老师上课几乎不提早衰的概念,但现在门诊中,四十挂零绝经的很平常,三十六七岁也常会碰到,40岁进入更年期的也越来越多。"

更年期标志着卵巢功能逐渐衰退。中国女人的更年期多出现在 45~55 岁,平均绝经年龄为 52 岁。不过不少女性到四十岁就绝经,这个不应叫更年期,而是卵巢早衰。

更年期是指女性从雌激素水平下降一直到绝经前后的那个阶段,卵巢早衰的患者,没有到更年期的年纪,但可能已经有了潮热、出汗、睡眠不好等更年期症状。为啥四十岁才出头就开始更年期?浙江省中医院中医妇科王幸儿副主任医师说:"每个人情况不一样。有的是先天性早衰,有的是遗传,不过有一点很要紧,就是压力,它对体内激素水平有很大影响。"

一项问卷调查资料显示,在 30 岁到 40 岁的白领女性中,27%存在着不同程度的隐性更年期现象,如身心疲惫、烦躁不安、性趣降低等。而知识层次越高、生活条件越优裕、工作压力大的女性,更年期往往开始越早,症状也越明显。

一、疾病概述

(一)概念

更年期综合征指妇女绝经前后出现性激素波动或减少所致的一系列以自主神经系统功能紊乱为主,伴有神经心理症状的一组症候群。妇女在绝经前后的一段时间,是卵巢功能减退及内生殖器逐渐萎缩的过渡时期。在这段时间,常出现月经紊乱,烦躁易怒,精神疲乏,头昏耳鸣,心悸失眠,心烦燥热,面部阵发性潮红,易汗出,口干纳减等,甚至情志失常。

这些症状表现可延续 2~3 年之久,中医属于绝经前后诸证。中医认为本病由于肾气虚,冲任精血不足,不能濡养他脏而导致脏腑功能紊乱、阴阳平衡失调,涉及心、肝、脾、肾等。临床常见脾肾阳虚、肝气郁结等证型。

(二)病因

(1)更年期妇女,由于卵巢功能减退,垂体功能亢进,分泌过多的促性腺激素,引起自主神经功能紊乱,从而出现一系列程度不同的症状,如月经变化、面色潮红、心悸、失眠、乏力、抑郁、多虑、情绪不稳定,易激动,注意力难于集中等。大多数妇女由于卵巢功能减退比较缓慢,机体自身调节和代偿足以适应这种变化,或仅有轻微症状。少数妇女由于机体不能很快适应,症状比较明显,但一般并不需要特殊治疗。极少数症状严重,甚至影响生活和工作者,则需要药物治疗。

(2)心理因素:妇女进入更年期后,家庭和社会环境的变化都可加重其身体和精神负担,使更年期综合征易于发生或使原来已有的某些症状加重。有些本身精神状态不稳定的妇女,更年期综合征就更为明显,甚至喜怒无常。更年期综合征虽然是由于性生理变化所致,但发病率高低与个人经历和心理负担有直接关系。对心理比较敏感的更年期妇女来说,生理上的不适更易引起心理的变化,于是出现了各种更年期症状。因此,注意心理调适十分重要。

(三)检查

(1)促卵泡生成激素(FSH)升高。

(2)雌二醇(E2)与孕酮水平下降。

(3)促黄体生成或激素(LH)绝经期可无变化,绝经后可升高。

(4)分段诊刮及子宫内膜病理检查:除外子宫内膜肿瘤。

(5)盆腔超声、CT、磁共振检查可展示子宫和卵巢全貌以排除妇科器质性疾病。B 型超声检查可排除子宫、卵巢肿瘤,了解子宫内膜厚度。

(6)测定骨密度等,了解有无骨质疏松。

二、病因病机

本病多由于年老体衰,肾气虚弱或受产育、精神情志等因素的影响,使阴阳失去平衡,引起心、肝、脾、肾等脏腑功能紊乱所致。而肝肾阴虚,阳失潜藏,亢逆于上,是本病的主要病机。

(1)肝肾阴亏:素体阴虚或失血耗液,房劳多产,致肾气虚衰,精血不足,肾精无力化血,肝血来源不足,水不涵木,导致肝肾阴虚。

(2)心肾不交:由于肝肾亏虚,肾水不足,不能上济于心,心火过旺不能下降于肾,出现心肾不交,神失所养而见此证。

(3)气滞血瘀:多因心胸狭窄,心情不畅,恼怒抑郁,导致肝气郁结或气机不调,气滞血瘀,进而出现肝血瘀结的各种病理现象。

(4)脾肾阳衰:素体阳虚或久病及肾或房劳过度,损伤肾阳,肾阳不足而不能温煦脾阳,则出现脾肾阳虚之证。

三、辨证论治

1.肾阴虚证

主证:绝经前后,月经紊乱,月经提前量少或量多,或崩或漏,经色鲜红;头目晕眩,耳鸣,头部面颊阵发性烘热,汗出,五心烦热,腰膝酸疼,足根疼痛,或皮肤干燥、瘙痒,口干便结,尿少色黄。

舌脉:舌红少苔,脉细数。

治法:滋养肾阴,佐以潜阳。

方药:左归丸合二至丸。

加减:肝肾阴虚,用杞菊地黄丸。心肾不交,用百合地黄汤合甘麦大枣汤合黄连阿胶。

2.肾阳虚证

主证:经断前后,经行量多,经色淡黯,或崩中漏下;精神萎靡,面色晦暗,腰脊冷痛,小便清长,夜尿频数,或面浮肢肿。

舌脉:舌淡,或胖嫩边有齿印,苔薄白,脉沉细弱。

治法:温肾扶阳。

方药:右归丸。

3.脾肾阳虚型

主证:头昏眼花,耳鸣,心悸,失眠,面色欠华,形寒肢冷,食欲缺乏。

舌脉:舌质淡,苔薄,脉沉细无力。

治法:健脾补肾,调理冲任。

方药:桂附八味汤加减。

4.肝气郁结型

主证:精神抑郁,烦躁易怒,多疑多虑,胸闷胀痛,头昏失眠。

舌脉:舌暗脉弦。

治法:疏肝解郁,理气化瘀。

方药:逍遥散加减。

四、西医治疗

1.使用自主神经功能调节药物

如谷维素、地西泮(安定)有助于调节自主神经功能。还可以服用维生素 B_6、复合维生素 B、维生素 E 及维生素 A 等。

2.激素替代疗法(HRT)

围绝经期综合征主要是卵巢功能衰退,雌激素减少引起,HRT 是为解决这一问题而采取的临床医疗措施,科学、合理、规范地用药并定期监测,HRT 的有益作用将超过其潜在的害处。

(1)HRT 临床应用指南根据 2003 年中华医学会妇产科分会绝经学组对围绝经期和绝经后妇女治疗原则执行。

(2)药物种类和制剂:①雌激素天然甾体类雌激素制剂如雌二醇、戊酸雌二醇、结合雌激素、雌三醇、雌酮;部分合成雌激素如炔雌醇、炔雌醇三甲醚;合成雌激素如尼尔雌醇。②孕激素对抗雌激素促进子宫内膜生长的作用。有 3 类:19-去甲基睾酮衍生物(如炔诺酮)、17-羟孕酮衍生物(如甲羟孕酮)、天然孕酮(如微粉化黄体酮)。③雌、孕、雄激素复方药物替勃龙进入体内的分解产物具有孕激素、雄激素和弱的雌激素活性,不刺激子宫内膜增生。

(3)用药途径有口服给药、阴道给药、皮肤给药,可依据病情及患者意愿选用。

(4)常用方案

1)连续序贯法:以 28 天为一个疗程周期,雌激素不间断应用,孕激素于周期第 15~28 天应用。周期之间不间断。本方案适用于绝经 3~5 年内的妇女。

2)周期序贯法:以 28 天为一个治疗周期,第 1~21 天每天给予雌激素,第 11~21 天内给予孕激素,第 22~28 天停药。孕激素用药结束后,可发生撤药性出血。本方案适用于围绝经期及卵巢早衰的妇女。

3)连续联合治疗:雌激素和孕激素均每天给予,发生撤药性出血的概率低。适用于绝经多年的妇女。

4)单一雌激素治疗:适用于子宫切除术后或先天性无子宫的卵巢功能低下妇女。

5)单一孕激素治疗:适用于绝经过渡期或绝经后围绝经期症状严重且有雌激素禁忌证的妇女。

6)加用雄激素治疗:HRT 中加入少量雄激素,可以起到改善情绪和性欲的作用。

(5)HRT 的最佳剂量为临床效应的最低有效量,能达到治疗目的,阻止子宫内膜增生,血中 E2 含量为绝经前卵泡早期水平。

(6)用药时间:①短期用药持续 HRT 5 年以内,称为短期用药。主要目的是缓解围绝经期症状,通常 1 个月内起效,4 个月达到稳定缓解。②长期用药用于防治骨质疏松,至少持续 3~5 年以上。

(7)副作用及危险性子宫出血、性激素副作用、孕激素的副作用、子宫内膜癌、乳腺癌。

3.防治骨质疏松

可选用以下非激素类药物:

(1)钙剂作为各种药物治疗的辅助或基础用药。绝经后妇女的适当钙摄入量为 1000~

1500mg/d,65 岁以后应为 1500mg/d。补钙方法首先是饮食补充，不能补足的部分以钙剂补充,临床应用的钙剂有碳酸钙、磷酸钙、氯酸钙、枸橼酸钙等制剂。

(2)维生素 D 适用于围绝经期妇女缺少户外活动者,每天口服 400~500U,与钙剂合用有利于钙的完全吸收。

(3)降钙素是作用很强的骨吸收抑制剂,用于骨质疏松症。有效制剂为鲑降钙素。

(4)双磷酸盐类可抑制破骨细胞,有较强的抗骨吸收作用,用于骨质疏松症。常用氨基双磷酸盐。

五、心理治疗

(一)心理疗法

1.心理治疗

心理治疗是围绝经期综合征治疗的重要组成部分,给患者精神鼓励,解除疑虑,建立信心,促使健康的恢复,建议患者采取以下措施延缓心理衰老。

(1)科学地安排生活保持生活:规律化,坚持力所能及的体育锻炼,少食动物脂肪,多吃蔬菜水果,避免饮食无节,忌烟酒。为预防骨质疏松,围绝经期和绝经后妇女应坚持体育锻炼,增加日晒时间,摄入足量蛋白质和含钙食物。

(2)坚持力所能及的体力劳动和脑力劳动:坚持劳动可以防止肌肉、组织、关节发生"失用性萎缩"现象。不间断地学习和思考,学习科学文化新知识,使心胸开阔,防止大脑发生"失用性萎缩"。

(3)充实生活内容:如旅游、烹饪、种花、编织、跳舞等,以获得集体生活的友爱,精神上有所寄托。

(4)注意性格的陶冶:更年期易出现急躁、焦虑、抑郁、好激动等情绪,要善于克制,并培养开朗、乐观的性格,善用宽容和忍耐对待不称心的人和事,以保持心情舒畅及心理、精神上的平静状态,有利于顺利度过围绝经期。

2.超觉静默疗法

这是简便易行的静坐术,练习者可以想到脑子越来越宁静,甚至进入一种完全静止的精神状态。此时注意力已超越了日常的思想水平,此法反复练习可奏良效。

3.心理咨询法

更年期的心理障碍主要是与过去的生活刺激有关,其中包括环境因素,特别是与子女有关的因素。通过咨询使患者正确对待面临的一些问题和子女离开、退休、职务变换等。鼓励患者乐观,绝经不等于更年期结束,绝经后期仍可迁延 1~2 年,因此对治疗疾病要有较长时间的心理准备,在恢复过程中可能有反复。

4.支持性心理疗法

对性功能障碍患者,要支持劝慰。性功能障碍约半数性欲减低或性交困难是基于心理因素和既往性活动不足或缺乏规律,妇女如一生一直持续性活动,其萎缩性变化可减缓,衰老得更慢。要劝导患者清除传统观念、文化和宗教等方面的影响,明确绝经后性生活是正常生理现象,应积极予以适应。

(二)导引吐纳疗法

放松法:坐式,用分段放松法。每日练习 2 次,每次 20~30 分钟。

（三）音乐疗法

本病以肾虚不能濡养和温煦其他脏器为因，日久终至诸证蜂起，故以补肾之虚为首选。金生水，当以商调及羽调音乐为主治疗，肝郁者可辅以徵调或综合调式音乐治疗。每日1次，每次30分钟。

总之，用心理治疗以舒缓患者情志，是治疗绝经前后诸证的重要治疗手段之一：音乐疗法、歌吟疗法、舞蹈疗法等，都适于治疗绝经前后诸证，改善不良情绪及人格特征。在医生指导下，适当参与户外文娱、体育活动，以增强体质，广交朋友，精神乐观，心情开朗，情绪稳定，是顺利度过更年期的重要心理条件，也是防止或克服衰老的重要武器。结合中医辨证施治，滋肾益阴，或温肾壮阳等从而达到治疗、改善、缩短绝经前后诸证的目的。

六、诊治案例

郭女士，女，50岁，患者精神焦躁，情绪不稳，急躁易怒，阵发性面色赤红，潮热多汗，失眠多梦，咽部如物梗阻，吐之不出，咽之不下，痰多黏腻，大便秘结，小便黄，血糖偏高，月经1年未至。舌红苔黄，脉弦紧有力。患者痛哭流涕。

辨证：更年期综合征（肝郁火旺，痰气结喉）。

治疗方法：清肝泻火，化痰降气。

处方：丹皮15g、栀子12g、当归12g、生白芍15g、柴胡10g、茯苓15g、厚朴12g、半夏12g、苏梗15g、薄荷6g、白术12g、知母15g、黄柏10g、大黄8g、石决明30g、珍珠母30g、桔梗20g、甘草6g、浮小麦30g、生姜10g、大枣12g。7付。

二诊：患者情绪稳定，潮热略好转，大便通畅，夜能入眠，汗也减少。肝火减轻，即时滋阴。

治疗：滋阴降火，甘寒润燥。处方：女贞子20g、旱莲草20g、知母12g、黄柏6g、麦冬12g、五味子8g、生地20g、丹皮12g、茯神15g、菊花10g、半夏12g、桔梗12g、甘草10g、苏梗12g、浮小麦30g、生姜10g、大枣12g、14付。

三诊：病情基本好转，给以知柏地黄丸，逍遥丸以善其后。

〔资料卡〕··

心理因素可致妇科疾病

由于细菌或病毒的感染和营养不良、外伤等各种物理或化学因素可致疾病，这是人们普遍具有的常识。可是心理因素可致妇科疾病，却易被人们所忽视。在妇产科，常常看到由于心理不健康而引起或加重某些疾病的病例。

痛经是一种由肌肉紧张或痉挛而引起的小腹胀痛，有时伴有腰酸，有些人由于心理不成熟，性格过激，怨恨自己是个女性，把月经看成"倒霉"或"痛苦"的事情；还有些人可能有过精神创伤，或夫妻性生活不和谐，产生恐惧焦虑等，从而出现痛经症状。

在妇产科门诊常常会遇到"假孕"的妇女。有些结婚多年不曾怀孕然而又渴望生个孩子的妇女。偶尔发生闭经，又有恶心或食欲不正常现象，自以为已经怀孕了。可是经过检查后，并无妊娠，产生"假孕"现象。

　　再说绝经。这原是妇女开始进入老年期的一个转折点,有些妇女可能生理功能失调的反应比较显著,产生面孔潮红、出汗、头痛、头昏、感觉迟钝、疲劳、失眠等症状,并伴有焦虑不安、恐惧、抑郁等症状。

　　这些精神情绪一方面可能是由上述的全身症状所引起的,另一方面则往往是社会、家庭及心理因素的影响。女性从青年期开始,就应该懂得月经、生育、妊娠、分娩、绝经等一些基本的医学常识,并经常保持乐观的情绪,这样就能避免或减少某些妇产科疾病的发生。

诸痛痒疮,皆属于心。

——《内经》

上古之人,其知道者,法于阴阳,和于术数,食饮有节,起居有常,不妄作劳,故能形与神俱,而尽终其天年,度百岁乃去。

——《内经》

我们需要跟自己的极限、自己的支离破碎以及人际关系之间无可避免的互相依赖关系妥协。

——《与心灵对话》

从事任何冒险之前,都必须知道如何辨认对健康有益或有害的事物,心灵旅程也不例外。

——《与心灵对话》

第十三章 皮肤科心身疾病

第一节 神经性皮炎(牛皮癣)

王女士是名白领女性,每天忙碌于工作。近来她在戴上一个朋友从外地带来的项链后,挂项链坠的部位先是感觉到痒,后来红了起来,起了一片疙瘩,好多天也不见好转。医生给王女士看病时,发现王女士的颈部不但出现了红斑,而且还起了小丘疹,这些丘疹在增多后还融合起来,出现了苔藓化,局部的皮肤也增厚了。从各个方面综合考虑,判断王女士患的是比较典型的神经性皮炎。

研究显示,神经性皮炎患者在发病前一年内往往有不同程度的不良事件刺激,如家庭成员矛盾、经济问题、工作学习压力等。而都市生活节奏加快、生活成本增高让跻身于大都市的白领阶层面临的压力越来越大,很多白领常常需要加班、熬夜,他们普遍承受着巨大的心理压力,并且现代社会复杂的人际关系,让每个人都必须压抑自己的真实情感,常常导致情绪不佳、神经紧绷,从而造成神经、内分泌失调,这就是越来越多的都市白领患神经性皮炎的原因。

一、疾病概述

(一)概念

神经性皮炎是一种常见的慢性皮肤神经功能障碍性皮肤病, 规范的病名是慢性单纯性苔藓。其特点是皮肤有局限性苔藓样变,伴有阵发性瘙痒。皮损好发于颈项部、四肢伸侧,尤其是肘、膝及踝部背侧、骶尾部,亦可发生于外阴及头皮部,常为对称性。皮损局限者称局限性神经性皮炎,最为多见。本病多见于中青年,儿童极少发病。本病属于中医摄领疮、牛皮癣范畴。是由于情志不遂、经气不畅、气血凝滞肌肤所致,好发于颈部、四肢、腰骶,以对称性皮肤粗糙肥厚、剧烈瘙痒为主要表现的皮肤疾病。

(二)常见病因

(1)精神因素:因情绪波动,精神过度兴奋、忧郁、紧张、焦虑、恐怖或神经衰弱,导致大脑出现紊乱,从而出现症状。

(2)刺激因素:如过饮醇酒、咖啡等辛热兴奋剂,或服用某些作用于神经系统的药物及内裤摩擦、搔抓等局部刺激,均为诱因。

(3)疾病因素:如消化系统、内分泌障碍等。

(三)临床表现

(1)本病初发时仅有瘙痒感,而无原发皮损,由于搔抓及摩擦,皮肤逐渐出现粟粒至绿豆大小的扁平丘疹,圆形或多角形,坚硬而有光泽,呈淡红色或正常皮色,散在分布。因有阵发性剧痒,患者经常搔抓,丘疹逐渐增多,日久则融合成片,肥厚、苔藓样变,表现为皮纹加深、皮嵴隆起,皮损变为暗褐色,干燥、有细碎脱屑。斑片样皮损边界清楚,边缘可有小的扁平丘疹,散在而孤立。皮损斑片的数目不定,可单发或泛发周身,大小不等,形状不一。

(2)神经性皮炎好发于颈部两侧、颈部、肘窝、腘窝、骶尾部、腕部、踝部,亦见于腰背部、眼睑、四肢及外阴等部位。皮损仅限于一处或几处为局限性神经性皮炎;若皮损分布广泛,甚至泛发于全身者,称为泛发性神经性皮炎。

(3)自觉症状:为阵发性剧痒,夜晚尤甚,影响睡眠。搔抓后可有血痕及血痂,严重者可继发毛囊炎及淋巴结炎。

(4)本病为慢性疾病,症状时轻时重,治愈后容易复发。

二、病因病机

(1)血热:是机体和体质的内在因素,是发病的主要根源。热邪外袭,郁于腠理,淫于肌肤。

(2)肝郁化火:情志不遂,郁闷不舒,肝郁气滞,郁久化火生热,气血运行失职,凝滞肌肤而发病,火热伏于营血,故见斑疹色红;血热生风,风盛则燥,故剧痒、脱屑、皮肤干燥,情志不遂每每成为诱发的重要因素,且致病情反复发作。

(3)心肝血虚:心主血,肝藏血,心绪烦乱可损及心肝,日久耗血伤阴而致心肝血虚,营血不足,血虚生风生燥,皮肤失于濡养而致本病。

(4)思虑伤脾:思虑过度,所愿不遂,日久伤脾,脾失健运,水谷精微无以化生,气血生化乏源,气血两亏,营血不足,经脉失疏,肌肤失养而发为本病。

(5)饮食失节:过食辛辣,过食肥腻的食物,以致脾胃失和,气机不畅,郁久化热。

此外,风湿热之邪阻滞肌肤亦可发为本病。

三、辨证论治

1.血热证

主证:多见于急性进行期牛皮癣,皮疹发生发展迅速,泛发潮红,新生皮疹不断出现,鳞屑较多易脱落,或呈点滴状散布,皮损逐渐扩大,相互融合,皮由红丘疹状变为斑块状,大斑块状,或者旧皮损继续扩大,周围红晕扩大,皮疹色红潮红,瘙痒明显,银屑病典型的特征都存在,薄膜现象(鳞屑剥离后露出淡红发亮半透明薄膜)筛状出血,(鳞屑剥离后有筛状出血点)同形现象(外伤,注射或抓痕处发生皮疹)常伴有口干舌燥,大便秘结,心烦易怒,小便短赤等全身症状。

舌脉:舌质红绛,舌苔薄白或微黄,脉弦滑或数。

治法:清热凉血解毒。

方药:凉血活血汤加减。

2.血燥证

主证:多见于静止期或缓解期牛皮癣,病情处于相对稳定阶段,病程较长,皮疹色变淡,很少有新鲜皮疹出现;原有皮损部分消退,部分呈钱币状或大片融合,有明显浸润,表面鳞屑少,附着较紧,与红斑大小相当;银屑病急性期的特征已不明显;全身症状多不明显。

舌脉:舌质淡红或舌质淡,舌尖红,苔少,脉缓或沉细。

治法:滋阴养血活血解毒。

方药:养血解毒汤。

3.血瘀证

主证:病史较长,久治不愈,皮损肥厚浸润呈皮革状,鳞屑较厚遮盖红斑,痒重。

舌脉:舌质紫暗或见瘀点瘀斑,脉涩或沉缓。

治法:活血化瘀软坚解毒。

方药:活血散瘀汤加减。

四、西医治疗

一般是抗组胺药和抗镇静药,在配合上外用的药物,以止痒、消炎、杀菌为主。

通常按轻、中、重三度治疗:轻度,皮损面积 10%。轻度只需外用药物治疗,中、重度需用联合疗法治疗。

（一）抗组织胺药和镇静脉药

可酌情选用扑尔敏、安其敏、息期敏、苯海拉明、异丙嗪、安定等,以安定止痒。

（二）静脉用药

0.25%普鲁卡因注射液 10~20mL 加维生素 C 500mg 静脉注射；或用普鲁卡因 4~6mg/kg 体重,用生理盐水配成 0.1%溶液加维生素 C 500~1000mg 静滴。亦可用 10%葡糖酸钙 10mL 静注。

（三）外用药物

1.焦油制剂

常用的有煤焦油、松馏油、糠馏油、黑豆馏油等,浓度一般为 5%,使用方法为常规外涂、封包及联合其他药物治疗。对慢性稳定性银屑病、头皮银屑病及掌跖银屑病效果最好。禁用于妊娠期尤其是前 3 个月的孕妇,也不用于伴严重痤疮和毛囊炎的患者。

2.地蒽酚

也称蒽林,是治疗寻常型稳定性银屑病最有效的药物。常用蒽林软膏和蜡棒,方法有常规涂药法、短时接触疗法和联合疗法。

3.糖皮质激素类

最常用的外用药,寻常型牛皮癣可选用中效或强效的糖皮质激素,以软膏效果最好,洗剂为差。用法为常规外涂法、间歇冲击疗法、轮换疗法、封包疗法、联合疗法。

4.维 A 酸类药

适用于寻常型斑块状牛皮癣。可引起局部刺激及光敏现象,若与糖皮质激素或 UVB 联合,可提高疗效,减少不良反应。孕妇、哺乳期妇女及近期有生育愿望的妇女禁用,儿童避免使用。避免与黏膜接触,避免阳光下多晒。

5.维生素 D$_3$ 类似物

治疗稳定期或斑块状牛皮癣非常有效,治疗银屑病性甲病效果较好。有卡泊三醇和他卡西醇两类,其中他卡西醇可以用于面部。

6.免疫抑制剂

为面部银屑病的首选用药,有他克莫司和匹美莫司两种。

(四)内用药

1.抗肿瘤药物

甲氨蝶呤是全身治疗银屑病的标准用药,但治疗量与中毒量很接近,开始剂量宜小。可以口服、肌内注射、皮下注射或静脉注射。

2.维 A 酸类药

单独服用或联合其他疗法,疗效较满意。有阿维 A 酯、阿维 A、芳香维 A 酸乙酯等。主要副作用为致畸胎。育龄妇女在停药后的 2 年内应采取避孕措施。

3.免疫疗法

(1)环孢素 A:用于对常规治疗无效的泛发性斑块型牛皮癣。不良反应有肾毒性、高血压、恶心、呕吐、乏力、肌颤及尿路刺激症状等。

(2)他克莫司:治疗严重顽固斑块状牛皮癣有效。不良反应类似环孢素 A,但对肾毒性、高血压及骨髓抑制作用不严重。

(3)霉酚酸酯:治疗严重牛皮癣有良好效果。不良反应有胃肠道症状、贫血、白细胞减少,有增加感染和诱发肿瘤的风险,应注意检测。

4.生物制剂

(1)细胞因子阻断剂:依那西普、英利昔单抗、阿达利姆单抗。

(2)抑制 T 细胞和提呈细胞的协同刺激作用:阿法赛特、依法利珠单抗等。

5.抗生素

急性点滴状银屑病常伴有急性扁桃体炎或上呼吸道感染,可选用青霉素、头孢菌素类、氯霉素、红霉素、甲硝唑、甲砜霉素等。

(五)物理疗法

(1)紫外线适用于静止期冬季型病例,禁用于夏季型患者。

(2)光化学疗法(PUVA)。

(3)宽谱中波紫外线疗法。

(4)窄谱中波紫外线疗法。

(5)308nm 单频准分子激光疗法。

(6)光动力学疗法。

(7)沐浴疗法(水疗)。

五、心理治疗

牛皮癣给患者带来的心理上的巨大压力远远大于躯体上的痛苦,加上心理因素的影响,不稳定的心理状态将会直接导致病情的恶化,为了能够有效地配合药物治疗牛皮癣,解决心理因素才是最重要的。

1.心理疗法

(1)以情胜情法:以情胜情法,是一种独特的心理治疗方法。《素问·阴阳应象大论》与《难经·五运行人论》均指出:"怒伤肝,悲胜怒;喜伤心,恐胜喜;思伤脾,怒胜思;忧伤肺,喜胜忧;恐伤肾,思胜恐。"可见"以情胜情"的基本精神,就是有意识地采用另一种情志活动,去战胜、控制在某种情志刺激而引起的疾病,从而达到痊愈的治疗方法。本病多因思虑、郁结而发,愤怒本来是一种不良的情绪变化,然而愤怒属于阳性的情绪变化,可以起到忘思虑、解忧愁、消郁结的作用。故利用激怒的心理疗法,常可治疗思虑过度而气结、忧愁不解而意志消沉等属于阴性的精神情志病变。

(2)心理咨询法:结合患者的临床心理状态,定期开展心理咨询,倾听他们的痛苦,给予心理支持。避免身心过劳,注意劳逸结合,保持心情舒畅,睡眠充足。同时向患者指明其利弊,取得患者的合作,建立治愈信心,使该病取得最佳疗效。

(3)宣泄疗法:摄领疮患者多有极度的情绪压抑,让患者将自己多年内心的积郁全部宣泄出来,疏导内心矛盾,平复被压抑的情绪。这种方法疗效较好。牛皮癣患者要把自己内心的不愉快都统统说出来,假如牛皮癣患者正为某事所困扰,千万不要闷在心里,把苦恼讲给可信的、头脑冷静的人听,以取得解脱、支持和指正。

(4)调节情绪:要放松紧张情绪,保持乐观,防止感情过激,特别是注意避免情绪忧郁、紧张、焦虑、激动,生活力求有规律,注意劳逸结合。

(5)开怀大笑:牛皮癣患者要学会开怀大笑,因为心情好才是治疗牛皮癣根本的好方法,如果一个患者因为牛皮癣的症状奇丑无比影响了自己的心情,这样很容易造成病情加重的。

2.导引吐纳疗法

这是一种放松法。放松法的特点是通过有步骤、有节奏地注意身体各部位,结合默念"松"字的方法,逐步把全身调整得自然、轻松、舒适,以解除思想、身体的紧张状态,使之趋于松弛,同时使注意力逐步集中,排除杂念,安定心神,从而活跃气血,协调脏腑,疏通经络,有助于疾病的康复。

(1)姿势:取靠坐式或仰卧式。

(2)练习方法:将身体分成两侧、前面、后面三条线,自上而下依次地进行放松。第一条线,头部两侧→颈部两侧→两肩→两上臂→两肘→两前臂→两腕→两手→十个手指。第二条线,面部→颈部→胸部→腹部→两大腿→两膝→两小腿→两脚→十个脚趾。第三条线,后脑部→后颈部→背部→腰部→两大腿后面→两膝窝→两小腿→两脚→两脚底。放松时,先注意一个部位,然后默念"松"宁,再注意次一个部位,再默念"松"字。从第一条线开始,循序而下,每放完一条线,在一定部位即止息点轻轻意守一下。第一条线的止息点是中指;第二条线的止息点是大脚趾;第三条线的止息点是前脚心,每处约止息1~2分钟。当三条线一个循环放松完后,再把注意力集中到脐中,意守该处,保持安静状态,约3~4分钟。一般每次练习做两三个循环,安静片刻,然后收功。

3.音乐疗法

牛皮癣多因营血不足、血虚生风化燥所致。治疗上除选用柔和慰藉的宫调土性音乐外,还应配合徵调火性音乐,旨在健运中焦,以资生化之源。每日治疗 1 次,每次 30 分钟。

六、诊治案例

患者:杨女士,现 57 岁,从事会计工作,神经性皮炎患者。

自述病史:4 年前四肢、躯干、颜面、臀部均有粗糙、肥厚、起水疱、皮损奇痒,曾经某医院诊断为泛发性神经性皮炎,先后四五次前往治疗未见好转。去年 5 月外用西药水剂后,腹部局部皮损发生糜烂,痒感反而加重,夜不能眠,曾注射"葡糖酸钙"、抗生素,外用西药膏等数种治疗方法,均不能控制。

诊断:泛发性神经性皮炎合并继发感染。由于患者外用激素药膏太多,导致皮肤残留毒素与色素沉着,并对药物形成依赖性。

治疗:灸疗加上内服中药。嘱用艾条自灸曲池、血海 25 分钟,患处 30 分钟,日灸 2 次。

处方:治疗神经性皮炎特别有效的秘方。

偏方:五皮止痒饮。五皮止痒饮药物组成:梓白皮 15g,川槿皮 15g,榆白皮 15g,白鲜皮 15g,海桐皮 15g,生熟地各 15g,地肤子 9g,蛇床子 9g,当归 9g,赤芍 9g,苦参 10g,首乌 10g,红花 6g,甘草 5g。

五皮止痒饮制剂用法:每日 1 剂,水煎 2 次,汁混匀,分 2 次服。内服后的中药渣再加入苦参、蛇床子各 30g,以适量水复煎,于每晚睡前洗浴患处。

五皮止痒饮适应病证以及功效作用:神经性皮炎,血热风盛证。此方为自拟方,以祛风止痒见长。方中梓白皮、川槿皮、榆白皮、白鲜皮、海桐皮清热祛风,以皮治皮;地肤子、蛇床子、苦参清热祛湿止痒;首乌、生熟地、当归滋阴养血熄风,取"治风先治血,血行风自灭"之意;赤芍清热凉血;红花活血祛风,对改善皮肤肥厚粗糙有明显效果;甘草调和诸药。一般用药 14~16 天,对皮损厚硬甚者还可加桃仁、丹参,以加强活血祛瘀作用。

杨女士接受治疗不到半个月后,面色明显好转,瘙痒减轻,皮损开始愈合;一个月,患者痒感基本消失,患处炎症已消退,腹部皮损已干燥,无渗出,糜烂面开始收敛,已能恢复正常睡眠;两个月,患者面部皮肤色素沉着明显减轻,增厚变硬部位开始柔软,腹部皮肤逐渐恢复健康;一疗程后,患者周身患处皮肤基本恢复正常,丘疹、红斑消退,痒感全部消失,颜面局部残留肥厚粗糙皮损及色素沉着。继续第二个疗程,患者皮肤恢复正常,变得白嫩有光泽,富有弹性,还很滋润,非常健康美丽。随访,至今未复发。

第二节　荨麻疹(风疹块)

小张今年刚满 30 岁,作为一家贸易公司唯一的女主管,小胡的事业不可谓不得意,但是最近她添了一桩烦心事,那就是本来感觉不是很在意的荨麻疹现在越来越严重了。小张患荨麻疹已经有三年病史了,每次都是全身反复起风团,每年冬春即发作,遇到冷水、冷风后尤甚,症状白天轻夜晚重。最近,由于工作的关系,她感到精神紧张、身体劳累、心情不佳,而荨麻疹的症状也比以往都更严重起来。口服苯拉海明、抗胺荨等药只能暂时缓解,但一遇到工作紧张时,就又复发了,且严重地影响了她的睡眠。

小张不得已再次走进医院寻求帮助,医生检查发现,她的胸背、四肢散发大小不等的淡白色的隆起风团,部分皮疹连成片,可见抓痕和血痂。问诊得知她最近情绪不稳,医生给她做了心理测试,HAMA 量表 22 分,有中度的焦虑,HAMD 量表 20 分,显示有轻中度的抑郁情绪。诊断她为荨麻疹。

针对她的病因,医生采用外用 1%薄荷炉甘石剂,结合氟西汀 20mg/d 抗焦虑抗抑郁药治疗,睡眠不佳时临时服用阿普唑仑 0.4mg。同时教给她应激管理技术和放松训练,减轻应激源的刺激。治疗 1 个月有了明显的效果,起风团的时候少了,小张的情绪明显好转,治疗疾病非常有信心,又继续治疗 2 个月之后再也没有起荨麻疹。

一、疾病概述

(一)概念

荨麻疹俗称风疹块,是由于皮肤、黏膜小血管扩张及渗透性增加而出现的一种局限性水肿反应,通常在 2~24 小时内消退,但反复发生新的皮疹。病程迁延数日至数月。临床上较为常见。

(二)病因

荨麻疹的病因非常复杂,约 3/4 的患者找不到原因,特别是慢性荨麻疹。常见原因主要有:食物及食物添加剂;吸入物;感染;药物;物理因素如机械刺激、冷热、日光等;昆虫叮咬;精神因素和内分泌改变;遗传因素等。

(三)临床表现

基本损害为皮肤出现风团。常先有皮肤瘙痒,随即出现风团,呈鲜红色或苍白色、皮肤色,少数患者有水肿性红斑。风团的大小和形态不一,发作时间不定。风团逐渐蔓延,融合成片,由于真皮乳头水肿,可见表皮毛囊口向下凹陷。风团持续数分钟至数小时,少数可延长至数天后消退,不留痕迹。皮疹反复成批发生,以傍晚发作者多见。风团常泛发,亦可局限。有时合并血管性水肿,偶尔风团表面形成大疱。

部分患者可伴有恶心、呕吐、头痛、头胀、腹痛、腹泻,严重患者还可有胸闷、不适、面色苍白、心率加速、脉搏细弱、血压下降、呼吸短促等全身症状。

疾病于短期内痊愈者,称为急性荨麻疹。若反复发作达每周至少两次并连续 6 周以上者称为慢性荨麻疹。除了上述普通型荨麻疹,还有以下特殊类型的荨麻疹。

1.皮肤划痕荨麻疹/人工荨麻疹

患者对外来较弱的机械刺激引起生理性反应增强,在皮肤上产生风团。患者在搔抓后,或在紧束的腰带、袜带等出局部起风团,瘙痒。

2.延迟性皮肤划痕症

皮肤划痕在刺激后 6~8 小时出现风团与红斑,风团持续 24~48 小时。迟发性皮损不只一条,沿划痕形成小段或点,损害较深或宽,甚至向两侧扩展成块。局部发热,有压痛。

3.延迟性压力性荨麻疹

皮疹发生于局部皮肤受压后 4~6 小时,通常持续 8~12 小时。表现为局部深在性疼痛性肿胀,发作时可伴有寒战、发热、头痛、关节痛、全身不适和轻度白细胞计数增多。局部大范围肿胀似血管性水肿,易发生于掌跖和臀部皮损发生前可有 24 小时潜伏期。

4.胆碱能性荨麻疹

皮疹特点为除掌跖以外发生泛发性 1~3mm 的小风团,周围有明显,其中有时可见卫星状风团,也可只见红晕或无红晕的微小稀疏风团。有时唯一的症状只是瘙痒而无风团。损害持续 30~90 分钟,或达数小时之久。大多在运动时或运动后不久发生,伴有痒感、刺感、灼感、热感或皮肤刺激感,遇热或情绪紧张后亦可诱发此病。

5. 寒冷性荨麻疹

可分为家族性和获得性两种。前者较为罕见,为常染色体显性遗传。在受冷后半小时到 4 小时发生迟发反应,皮疹是不痒的风团,可以有青紫的中心,周围绕以苍白晕,皮疹持续 24~48 小时,有烧灼感,并伴有发热、关节痛、白细胞计数增多等全身症状。后者较为常见,患者常在气温骤降时或接触冷水之后发生,数分钟内在局部发生瘙痒性的水肿和风团,多见于面部、手部,严重者其他部位也可以累及。可发生头痛、皮肤潮红、低血压甚至昏厥。

6. 日光性荨麻疹

皮肤暴露在日光数分钟后,局部迅速出现瘙痒、红斑和风团。风团发生后约经 1 至数小时消退。发生皮疹的同时,可伴有畏寒、疲劳、晕厥、肠痉挛,这些症状在数小时内消失。

7. 接触性荨麻疹

其特点是皮肤接触某些变应原发生风团和红斑。可分为免疫性机制和非免疫性机制两类。非免疫性是由于原发性刺激物直接作用于肥大细胞释放组胺等物质而引起,几乎所有接触者均发病,无须物质致敏。而免疫性属 I 型变态反应,可检出特异性 IgE 抗体。

二、病因病机

本病总因禀赋不耐,人体对某些物质过敏所致。可因卫外不固,风寒、风热之邪客于肌表;或因肠胃湿热郁于肌肤;或因气血不足,虚风内生;或因情志内伤,冲任不调,肝肾不足,而致风邪搏结于肌肤而发病。

三、辨证论治

(一)风热犯表

主证:风团鲜红,灼热剧痒,遇热则皮损加重;伴发热恶寒,咽喉肿痛;舌质红,苔薄白或薄黄,脉浮数。

治法:疏风清热。

方药:消风散加减。

(二)风寒束表

主证:风团色白,遇风寒加重,得暖则减,口不渴;舌质淡,苔白,脉浮紧。

治法:疏风散寒。

方药:桂枝汤或麻黄桂枝各半汤加减。

(三)血虚风燥

主证:风团反复发作,迁延月久,午后或夜间加剧;伴心烦易怒,口干,手足心热;舌红少津,脉沉细。

治法:养血祛风润燥。

方药:当归饮子加减。

四、西医治疗

原则:抗组胺,降低血管通透性,对症处理,力求去除病因。

（一）全身治疗为主

1.急性荨麻疹

（1）第一代抗组胺药：扑尔敏、赛庚定、酮替芬。

（2）第二代抗组胺者：西替利嗪、氯雷他定、阿司咪唑。

（3）钙剂，维生素 C。

（4）伴腹痛者：解痉剂、阿托品 654-2。

（5）感染者：抗感染治疗并处理病灶。

病情严重，伴休克、喉头水肿、呼吸困难者：立即抗休克治疗，喉头水肿不主张气管切开。

2.慢性荨麻疹

积极寻找病因，不宜用糖皮质激素，一般以抗组胺为主，2~3 种联合或交替使用，控制后渐减或停用。顽固性者可 H1、H2 受体拮抗剂联用。

3.特殊类型

赛庚定对寒冷性荨麻疹效果好、胆碱能者用 654-2。

（二）外用药物

可用炉甘石洗剂、苯海拉明霜。

六、心理治疗

慢性荨麻疹是荨麻疹中的一种，慢性荨麻疹治疗起来会比较麻烦，治疗过程会比较长，长时间的治疗不仅会对患者的身体造成伤害，对心灵的伤害也是不可磨灭的。所以，慢性荨麻疹患者的心理护理很重要。

慢性荨麻疹，病程长，易复发，难以治愈，皮肤病变影响外观，严重影响患者的生活。发作往往使患者感到不安，甚至失眠、偏执狂，这进一步导致患者心情烦躁、抑郁、对疾病的治疗失去信心。因此，做好患者的心理护理，积极配合治疗，并保持愉快的心情和乐观，有必要促进疾病康复。

（1）消除患者恐惧心理，一些无良医生滥用激素药物治疗的患者，不仅未能治愈疾病，反而使患者病情加重，从而产生了对激素类药物的恐惧，护理人员应通过建立良好的医患关系，取得患者的信赖，消除恐惧。

（2）了解病因，树立信心，慢性荨麻疹患者因瘙痒，皮疹反复发作，易产生焦躁心理；红斑、皮疹影响美观，怕传染他人，又使得其自卑、自闭。护理者应耐心开导患者，告诉患者，荨麻疹不是终生病，树立起同疾病斗争的信心，同时使其自愿从在环境、饮食方面进行配合，消除诱发因素，才能更快地恢复康复。

（3）重视健康教育，向患者说明疾病的知识以及治疗方法和目的，通知和尽量避免接触过敏源的必要性，使其了解这种做法是最有效的治疗荨麻疹的具体治疗方法。

七、诊治案例

袁某，男，40 岁，全身瘙痒三年，患者三年来皮肤日夜瘙痒，吃虾、葱、蒜等发物后加重。瘙痒时用手挠，皮肤立即出现白色及淡红色条状隆起。三年前曾在三甲医院做过敏原测定，有 20 多种物质过敏，在医院行脱敏疗法治疗两月，病情稍稍缓解，此后每天服用一粒抗过敏药控制，三年来未曾停药，若一天不吃药，则瘙痒难忍，入睡困难。因就诊当天服用过抗过敏药物，就诊时未见抓痕，舌质淡，两侧见齿痕，舌根部苔白，六脉浮弦紧滑，沉取有力。

此患者历时三年未愈,治疗当分三步。

第一步,解表散寒除湿,调和营卫,祛风止痒——治其标;

第二步,解表清里——治其本;

第三步,温补脾肾,益气固表——扶其正。

处方一:桂枝 15g,赤芍 20g,生姜 10g,大枣 5 枚(切开),苦杏仁 20g,白蔻仁 12g,薏米仁 25g,蝉蜕 15g,石菖蒲 15g,生甘草 12g,浮萍 30g,荆芥穗 12g。

用法:三剂,水煎服,每日 1 剂。

二诊:上方服用三剂,患者反应每日小便量多,服完 3 剂,自觉周身轻松,皮肤瘙痒大减,痒时抓痕很浅,可以耐受,切脉时六脉浮滑,沉取有力。守方三剂。

三诊:服用三剂后,周身偶尔作痒,程度很轻,自述服中药之日始,抗过敏西药未再服用,目前自觉良好,切脉时六脉稍浮,沉取滑而有力。当采用解表清理法。

处方二:生首乌 30g,大黄 20g,苦参 12g,胡麻仁 20g,威灵仙 15g,石菖蒲 15g,荆芥穗 10g,蝉蜕 15g,浮萍 20g,防风 20g,黄芪 20g,生甘草 12g。

用法:三剂,水煎内服,每日 1 剂。

四诊:患者服用上方三剂后,每日腹泻 2~3 次,大便黏腻,便尾有泡沫状黏液,3 天后自觉身体安泰,神清气爽,瘙痒未再发作。切脉时六脉不浮不沉,唯右尺细软,齿痕舌,舌根白依旧,脾肾阳虚存在。

处方三:附子 20g(先煎 1 小时),白术 20g,茯苓 20g,黄芪 30g,防风 20g,菖蒲 15g,苦参 12g,生甘草 12g。

随访:连用六剂后停药,一个月后电话随访,未再复发;患者有意进食曾经过敏的食物,也未发作。

第三节　斑秃(油风脱发)

小姚是大四的学生,最近考研和失恋导致他头发有两块脱落,他很害怕。医生告诉他,不要害怕,这是斑秃,和精神因素有关。在斑秃的发病病因中,除了大家公认的精神因素之外,神经因素也是不可忽略的病因。有专家做过专门的研究,发现斑秃患者的脑电图异常率特别高,其中有80%的斑秃患者有脑血流图异常,头皮局部供血不良。有专家还发现在遭受脑震荡、脑外伤之后,可引起斑秃,或斑秃患者的斑秃会加重。那么脑震荡和脑外伤为什么会引起斑秃和使斑秃范围扩大,脑血流图出现异常呢?原来这是人的神经精神因素所致。当患者由于各种因素使精神感到紧张之后,导致自主神经功能紊乱,同时交感神经紧张度也随之增高,从而造成毛细血管持续性收缩;或者脑外伤导致头皮免疫功能失调,致使毛囊根部的毛乳头血液发生障碍,毛根细胞层的细胞由于失去了营养,细胞功能减退而发生斑秃。

一、疾病概述

(一)概念

斑秃俗称"鬼剃头",是一种骤然发生的局限性斑片状的脱发性毛发病。其病变处头皮正

211

常,无炎症及自觉症状。本病病程经过缓慢,可自行缓解和复发。若整个头皮毛发全部脱落,称全秃,若全身所有毛发均脱落者,称普秃。本病中医称"油风脱发"。

本病为突然出现在头部的一个或多个圆形斑状脱发,也有在不知不觉中逐渐发生。病程急慢、长短不一,有的可在生发后又脱落,反复多次出现。一般认为,本病与心理因素有密切的关系,如紧张繁忙的工作、学习造成过重的心理压力;经常睡眠不足;性情急躁、脾气偏犟、争强好胜、好生闷气;经常情绪紧张、容易激动、波动比较大以及用眼不卫生和视力容易疲劳等因素都可能会导致斑秃。如果能够消除不良的心理应激,一般不用药物即可治愈。

(二)病因

现代医学认为本病与神经系统功能紊乱和免疫反应有关。过度的脑力劳动,长期精神忧虑、焦急、悲伤、惊恐,都属于神经功能紊乱范畴,也是诱发斑秃病的最常见的病因,所以斑秃患者常有失眠,易激动等神经兴奋症状,或嗜睡、精神萎靡不振等神经抑制症状。

(1)神经精神因素:这是导致斑秃发病和病情加重的一个原因。不少病例发病前有神经精神创伤如长期焦急、忧虑、悲伤、精神紧张和情绪不安等现象。有时患者在病程中,这些精神因素可使病情迅速加重。

(2)遗传过敏:约10%~20%的病例有家族史。具有遗传过敏性体质的人易伴发斑秃。

(3)自身免疫:斑秃患者伴有一些自身免疫性疾病的概率比正常人群高。

(4)小儿唐氏综合征:小儿唐氏综合征中斑秃发生率增高,常为全秃或普秃。这些患者中自身抗体的存在明显增多。

(三)临床表现

斑秃可发生在从婴儿到老人的任何年龄,但以中年人较多,性别差异不明显。

本病常常于无意中发现或被他人发现,无自觉症状,少数病例在发病初期患处可有轻度异常感觉。

初起为1个或数个边界清楚的圆形或椭圆形脱发区,直径约比1~2cm更大。脱发区的边缘处常有一些松而易脱的头发,有的已经折断,近侧端的毛囊往往萎缩。如将该毛发拔出,可以看到该毛发上粗下细而像惊叹号,且下部的毛发色素也脱失。这种现象是进展期的征象。脱发现象继续增多,每片亦扩展,可互相融合形成不规则形状。如继续进展可以全秃。严重者眉毛、睫毛、腋毛和全身毫毛也都脱落,即为普秃。

脱发也可停止,此时脱发区范围不再扩大,边缘毛发也较牢固,不易拔出,经过若干大、边缘毛发也较牢固,不易拔出,经过若干月份,毛发可逐渐或迅速长出。也有的患者先长出白色茸毛,以后逐渐变粗变黑,长长,成为正常头发。

脱发的头皮正常,光滑,无炎症现象,有时看上去较薄稍凹,这是由于头发和发根消失之故,而非真正头皮变薄。

二、病因病机

(1)血虚不能随气濡养皮肤,以致毛孔开张,风邪乘虚侵入。

(2)风盛血燥,发失所养而成。

(3)因情志抑郁,肝气郁结,过分劳累,心气乃伤,气滞血瘀,毛发失养所致。

(4)肝藏血,发为血之余,肾主骨,其荣在发,肝肾不足,亦能导致脱发。

三、辨证治疗

1.血虚风燥型

主证：脱发时间较短，轻度瘙痒，伴头晕、失眠、苔薄、脉细数等症状。

治法：养血祛风润燥。

方药：神应养真丹加减。

2.气滞血瘀型

主证：病程较长，或伴头痛，胸肋疼痛，舌有瘀斑，脉象沉细等。

治法：疏肝理气，活血化淤，祛风通络。

方药：通络活血汤、四物汤、化瘀丸、逍遥丸等。

3.肝肾不足型

主证：病程日久，甚至全秃或普秃，伴有头晕耳鸣、失眠、目眩、精神萎靡、腰膝酸软等症状，苔剥，舌淡，脉细。

治法：滋养肝肾，养血祛风。

方药：七宝美髯丹、右归丸、知柏地黄丸等。

4.气血两虚型

主证：常见于大病之后或妇女产后，伴头晕目眩，失眠多梦，舌胖苔薄，脉细软。

治法：大补气血。

方药：十全大补丸，妇女可服八珍益母丸，日服两丸，长期服用。

四、西医治疗

治疗首先要根据秃发的面积，如果面积小，只用局部用药，局部外用激素类药水，或鲜姜汁，刺激毛囊生长，一般 3~6 个月可以长出毛发；如果面积较大，可以口服激素，强的松 15~30mg/d，逐渐减量，一般 2 个月内毛发生长，但由于此药物有一定的副作用，需要医生指导下服用。此外多种维生素和一些中药如何首乌片等也有辅助治疗的作用。也可选用使皮肤充血、改善血液循环，促进毛发再生的药物，如生姜、大蒜片、辣椒酊等外搽可增强疗效。也可采用按摩头皮，外用皮质类固醇激素软膏或药水的方法以帮助毛发生长。对顽固病例，可到医院请专科医生用消毒牛奶或醋酸去炎松混悬液在脱发区做皮内注射。通过医生与患者之间的配合与努力，许多患者可获完全治愈。

1.全身用药

内服或注射维生素 B_1，内服溴剂或其他镇静药。皮质激素可用于病变范围广、全秃及普秃的患者，须长期共存口服至头发完全恢复正常。不宜大量长期共存使用，因停药后头发常又脱落，而激素副作用已很明显。

2.局部治疗

各种疗法的确切效果很难估价。

(1)激素外用及损害处去炎松混浊液皮内注射，每次 0.2~1mL，加等量 0.5% 普鲁卡因溶液，每周 1~2 次。有人用牛乳在局部做点状注射，方法是用当日牛奶煮沸消毒后做局部皮内点状注射，每点注射 0.1mL，点间隔距离为 1~2cm，每次总量不超过 2mL，每周 1 次，10 次为一疗程。

(2)刺激局部引起充血的药物如辣椒酊、浓醋酸、强氨水、芥子酊、1%敏尔啶溶液等。

(3)局部理疗:按摩、紫外线照射、音频电疗等。

(4)组织疗法:组织埋藏、羊肠线局部埋藏或胎盘组织液肌注等。

五、心理治疗

1.心理疗法

(1)移精变气法:移精变气法,是指医生运用各种方法来转移患者的精神意念活动,借以调整和纠正气机紊乱等病理状态,促使疾病康复的一种心理治疗方法。油风脱发患者大多惊慌、焦虑、恐惧不安、疑虑重重、求治心切。其注意力集中在自己的病痛上,不能自拔,这些对自身疾苦的过分关注,往往成为其疾病久治难愈的关键所在。如果不设法分散患者的注意力更易其消极的情感指向,使之移情或分心于他处,则虽处以针药亦多无效。

解除思想顾虑,增强治愈的信心,保持心情舒畅,缓解紧张的精神压力。斑秃虽然脱发严重,病程进展快,但大多数是能够治好的,只是治疗时间较长,至少 4~6 个月。因此完全没有必要终日紧张、忧虑不安。要知道,紧张忧虑的情绪只会加剧血管舒缩功能的失调,使毛囊供血障碍加重,不利于头发的再生,反而会加重病情。

(2)心理咨询:与患者谈心,使其认识疾病,消除恐惧心理和紧张情绪,鼓励患者与疾病作斗争。

(3)放松疗法:教患者学会放松,使精神紧张和情绪慢慢放松,消除精神创伤的影响,摆脱忧郁状态,使中枢神经系统功能恢复正常,消除毛发营养障碍而病愈。

合理安排作息时间,养成良好的生活习惯,注意劳逸结合,不要过度用脑和熬夜,保证充足的睡眠时间。

(4)催眠疗法:利用催眠疗法诱导出被压抑的情感,改善和消除紧张稳定,利于康复。

2.导引吐纳疗法

放松法:采用三线放松法。每日练习 2 次,每次 20~30 分钟。

3.音乐疗法

脱发因于情志抑郁化火所致者,宜用轻快、柔和的微调火性音乐治之。

常听音乐,让音乐转移您的注意力。音乐是我们舒缓情绪最好的工具,它的优美和轻快着实会让您感到轻松愉悦,还会使您的精神得到有效放松。因此,人们在紧张的工作和学习之余,不妨多听听音乐,让优美的乐曲来化解精神的疲惫。此外,提醒患有斑秃患者也应保持乐观的心态,对病情的恢复有利。

六、诊治案例

男,38 岁,患者近 3 个月脱发,头部有多处斑秃且头晕耳鸣,腰部酸痛,遗精,舌淡白,脉沉细。

中医诊断:肾虚脱发。治以益肾生发。

处方:熟地黄 15g,山茱萸 12g,山药 15g,制首乌 15g,枸杞子 15g,鹿角胶 15g,菟丝子 12g,当归 12g,桑葚子 12g,女贞子 15g。

经治 3 个月,原斑秃区域黑发丛生,诸证消失。

压力对皮肤造成了怎样的伤害?

2001 年, 科内尔大学韦尔医学院的科学家们安排 25 名志愿者进行模拟招聘面试试验, 另外 11 名进行熬夜试验, 然后他们通过显微镜下在志愿者身上切开极为细小的伤口。所有试验对象的伤口愈合的速度都比正常情况所花费的时间要长。2001 年在加利弗尼亚大学也进行了类似的试验, 试验对象是 27 名分别处于备考阶段和假期的研究生, 那些为即将到来的考试而焦虑万分的学生身上伤口愈合的速度要低于那些处于假期的学生们。

结合以上实验的结论, 一些医生认为, 某些患者身上出现的皮肤问题, 从痤疮到牛皮癣、红斑痤疮、疣痘、湿疹和麻疹等, 都可能和压力有关。宾夕法尼亚州的里查·弗雷德医生说: "我们都曾遇到这样的患者, 他们的麻疹、丘疹或者湿疹在其生活或者工作环境复杂棘手的时候变得更加严重, 但是皮肤病医生们通常都不会关注这些问题的根源, 而仅仅针对表面的症状开出药方。"

这些医生自称为心理皮肤学医生, 他们研究的不是怎样对皮肤用药, 而是造成这些皮肤病的心理原因。他们在不反对传统医疗方法的基础上, 会增加一些像精神分析、沉思、放松、催眠、针灸、瑜伽、太极之类的疗法, 甚至还会使用抑制愤怒的药物。很多患有此类疾病, 又不太适应传统治疗方法的患者显然对此很有兴趣。1998 年马萨诸塞大学对牛皮癣患者进行的一项研究表明, 那些在接受紫外线光疗过程中听过冥想磁带的患者比没有听过的人恢复得要快很多。

目前, 将身体和心理疗法结合起来的皮肤病专家的数量越来越多, 由内科医生和心理学家组成的北美皮肤病治疗协会成员的数量从 1991 年的 12 名增长到了 40 多人, 他们当中的一些人主治因皮肤病导致精神压抑的患者, 或者自我毁容的精神患者, 不过大部分也同时兼治各种普通的皮肤疾病。一些医学院的皮肤病课程中也开始增加减压治疗方法。

正气存内,邪不可干。   ——《内经》

"德润身,仁者寿""大德必得其寿"。   ——孔子

分化使事情容易,整合则带来痛苦。但不经过整合,一个人永远是支离破碎。整合的过程需要我们坦然面对各种互相冲突的力量、观念,以及生活的压力。

——《与心灵对话》

身体就像情绪的气象台。
——《你身体相信你说的每句话》

第十四章　五官科心身疾病

第一节　原发性青光眼(五风内障)

春节过后,王大妈一直觉得疲劳乏力,头疼时常发作,严重的时候还会觉得恶心,胃部不舒服。一开始,她以为是自己在春节期间忙于家务过劳所致。没想到,一天下午王大妈突然视力模糊,头疼难忍,被送往医院后,医生诊断为急性青光眼发作。

无独有偶。李先生忙碌了一天回到家后突然头疼,恶心呕吐,眼睛也很酸胀。家人都以为李先生是突发小中风,立刻把他送往医院,可在神经科就是查不出结果。医生见李先生瞳孔散大,双眼充血,建议他查查眼科,检查结果发现李先生得的是急性闭角型青光眼。

复旦大学附属眼耳鼻喉科医院院长、眼科学教授孙兴怀告诉记者,作为青光眼的一种,急性闭角型青光眼是眼科急症,发作起来往往来势凶猛,患者会突然出现剧烈的眼胀、头痛、视力锐减、眼球坚硬如石、结膜充血、恶心呕吐、血压升高等症状,且容易被误诊为肠胃炎、脑炎、神经性头痛等疾病。急性闭角型青光眼如果得不到及时诊治,患者的眼压急剧升高,最快在几小时内就可能失明,因此这种青光眼也叫"暴发型青光眼"。

一、疾病概述

(一)概念

原发性青光眼,是指眼球内的压力超过了眼球内部组织,特别是视神经所能承受的限度引起视神经萎缩和视野缺损的一类青光眼。根据眼压升高时前房角关闭还是开放,临床又将其分为闭角型青光眼和开角型青光眼两类, 原发性闭角型青光眼根据眼压升高是骤然发生还是逐渐发展,又有急性闭角型和慢性闭角型之分。其中与心身疾病相关的主要是急性闭角型青光眼。原发性青光眼是一种常见致盲眼病,其患病率约为 0.21%~1.74%,40 岁以上的患

病率约为1.4%,以原发性闭角型青光眼为主,中老年女性较多,男女之比约为1:4。

原发性青光眼在中医上属五风内障,分别为青风内障、绿风内障、黄风内障、乌风内障、黑风内障之合称,因情志抑郁,气机郁结,肝胆火炽,神水积滞等所致。以头目胀痛,抱轮红赤,视力昏蒙为主要表现的内障类疾病。

(二)病因

1.情绪因素

各种应激或创伤引起的情绪波动(如悲伤、愤怒、精神刺激、用脑过度、极度疲劳、气候突变以及暴饮暴食等)可导致眼压急剧升高或波动,往往引起本病的急性发作。

2.个性心理特征

本病多发于具有内向、易冲动、多疑、急躁、偏执等个性心理特征的人群。有关研究发现,闭角型青光眼患者的 A 型行为占优势,具有脾气暴躁、竞争性强、情绪易波动、有时间紧迫感等特点。

(三)临床症状特点

1.闭角型青光眼

(1)前驱期:在急性发作之前,患者往往在情绪波动、脑力或体力过度,阅读过久或看电视、电影之后,感觉有轻度头痛、眼胀、恶心、视朦、一时性虹视,休息后自行缓解,称为前驱期。以后这样小发作越来越频繁,最后终于急性大发作。

(2)急性发作期:由于眼压突然上升,患者突然感到剧烈的眼胀痛、头痛。视力显著下降,仅眼前指数,光感或无光感。由于迷走神经反射,可伴有恶心、呕吐,易误诊为急性胃肠炎或颅内疾患。

(3)缓解期:急性发作的病例,大多数经过治疗,或者极少数未经治疗,症状消失,关闭的房角重新开放,眼压降至正常,病情可以得到暂时缓解,局部充血消失,角膜恢复透明,视力部分或完全恢复。个别短期无光感的病例,若及时降低眼压,尚可恢复一些有用视力。

(4)慢性期:是由没有缓解的急性发作期迁延而来。眼局部无明显充血,角膜透明,瞳孔中等度散大,常有程度不同的周边虹膜前粘连,眼压中度升高 4.66~6.65kPa(35~50mmHg),晚期病例可见视盘呈病理性凹陷及萎缩,部分病例可见动脉搏动,视力下降及青光眼性视野缺损。

2.开角型青光眼

开角型青光眼在早期几乎没有症状,只有在病变进行到一定程度时,患者方有视力模糊、眼胀和头痛等感觉,有时也可有虹视和雾视现象。到了晚期双眼视野都缩小时,则可有夜盲和行动不便等现象出现。

(四)诊断

(1)详细询问病史,注意患者有无眼胀、头痛、虹视、视力减退、恶心、呕吐等症状,有无诱发因素,有无家族史。

(2)检查视力、外眼、瞳孔、晶状体、虹膜、前房轴深及周边深度、眼压、视野、前房角镜查房角,眼底注意视盘颜色、形状、杯盘比及盘缘切迹、盘缘面积和神经纤维层缺损状况。

(3)对可疑病例可查 24 小时眼压曲线、眼压描记、激发试验。

(4)视觉电生理(VEP)检查。

(5)闭角型青光眼的急性发作期,应注意与急性虹膜睫状体炎青光眼睫状体炎综合征及急性结膜炎等鉴别。

二、病因病机

(1)肝经实热:肝胆火炽,热盛动风,风火相扇,交攻于上,故骤然发病,头目胀痛,痛连目眶,抱轮红赤,黑睛混浊;肝胆风火攻冲瞳神,玄府闭塞,气血津液不畅,致气滞血郁,神水瘀积,而眼珠胀硬,视力急骤下降。

(2)肝郁气滞:情志内伤,肝失疏泄,气郁化火,上攻目窍,玄府闭塞,而致眼胀痛,头额痛,瞳神散大,眼球变硬。

(3)肝阳上亢:肝肾阴虚,则肝阳偏亢,阳亢风动,上扰清窍,神水阻滞,发为本证;阴虚血少,瞳神失养,以致视物昏花。

(4)痰火动风:因脾湿生痰,肝郁化火,痰引火动,火盛风生,肝风夹痰火而流窜经络,上壅头目,阻塞清窍,以致气血津液郁滞不行而发为本证。

(5)饮邪上犯:肝胃虚寒,寒饮中阻,阻遏气机,肝气夹痰饮上逆,循足厥阴经脉上冲头目,阻遏清窍,故致头痛眼胀,瞳散视昏。

(6)脾虚湿盛:七情所伤,最易伤气,肝郁气滞,郁久化火,气火横逆而犯脾胃,脾失健运,使眼内水液排泄不畅,故眼胀痛。

(7)心肺气虚:肺主气,心主血,气血是互相作用的,所谓血载气、气帅血,就是这个道理。若血虚不能养心,气虚不能推动血液运行,致血行不畅,故心悸、怔忡;目依靠血的供给,气血不足,目失所养故视力渐降。

三、辨证论治

本病急性发作期,其证多实多热,病属肝胆,重在辨别风、火、痰郁之主次;缓解期或慢性期,证候多虚实互见,病属肝肾或肝胃,重在辨别阴虚、阳虚之轻重,兼火、兼风、兼饮之各异。本病若治之不力或误治,每有失明之虞。

1.肝经实热

主证:发病急剧,头痛如劈,眼珠胀痛欲脱,连及目眶,视力急降,甚至失明,抱轮红赤或白睛混赤水肿,黑睛呈云雾状混浊,瞳神散大,瞳神内呈淡绿色,眼球变硬,甚至坚硬如石。伴有恶心,呕吐或恶寒发热,溲赤便结。

舌脉:舌红苔黄,脉象弦数。

治法:清热泻火,平肝熄风。

方药:绿风羚羊饮(《医宗金鉴》)加减。

2.肝郁气滞

主证:患侧头额痛甚,目赤胀痛难忍,瞳神散大,视力下降,眼珠变硬,善急易怒,胸闷嗳气,食少纳呆,呕吐,泛恶,口苦。

舌脉:舌红苔黄,脉象弦数。

治法:疏肝清热,降逆和胃。

方药:丹栀逍遥散合左金丸加减。

3.肝阳上亢

主证:头目胀痛,瞳神散大,视物昏矇,观灯光有虹晕,眼珠变硬,心烦失眠,眩晕耳鸣,口燥咽干,腰膝酸软。

舌脉:舌红少苔,或舌蜂少津,脉弦细而数或细数。

治法:滋阴潜阳,平肝熄风。

方药:羚羊钩藤汤(《通俗伤寒论》)加减。

4.痰火动风

主证:起病急骤,头眼剧痛,瞳神散大,色似淡绿,眼珠胀硬,胸脘满闷,恶心呕吐,动辄眩晕,溲赤便结。

舌脉:舌红苔黄腻,脉弦滑数。

治法:泻火逐痰,平肝熄风。

方药:将军定痛丸加减。

5.饮邪上犯

主证:眼珠胀痛,瞳散视昏,头痛上达巅顶,干呕吐涎沫,食少神疲,手足不温。

舌脉:舌质淡,苔白润,脉沉弦。

治法:温化寒饮,降逆止痛。

方药:吴茱萸汤(《审视瑶函》)加减。

6.脾虚湿盛

主证:眼球时而胀痛或头痛,头重如裹,身重无力,食欲缺乏,小便不利。

舌脉:舌质淡,体胖,脉细弦。

治法:健脾利湿。

方药:五苓散(《伤寒论》)加减。

7.心肺气虚

主证:眼症不明显,视物渐模糊,或术后眼压稳定;但视力渐降。兼头晕,心悸,怔忡,乏力,形寒,失眠。

舌脉:舌淡苔白,脉细弱。

治法:养心益气。

方药:炙甘草汤合生脉散(《内外伤辨惑论》)加减。

四、西医治疗

急性青光眼是容易致盲的眼病,必须紧急处理。其治疗原则是:应先用缩瞳剂,β-肾上腺能受体阻滞剂及碳酸酐酶抑制剂或高渗剂等迅速降低眼压,使已闭塞的房角开放;眼压下降后及时选择适当手术以防止再发。

(一)药物治疗

(1)缩瞳剂:常用1%~2%毛果芸香碱(匹罗卡品)溶液、0.25%水杨酸盐毒扁豆碱(依色林)溶液或队5%眼膏,其作用机理在于开放房角及改善房水流畅系数,使眼压降低。

(2)肾上腺素能药:常用0.125%~0.5%可乐定溶液、1%左旋肾上腺素滴眼液及0.1%盐酸地匹福林滴眼液等。其作用机理与减少房水形成及改善房水流畅系数有关。

(3)肾上腺能受体阻滞剂:其降压机理主要是减少房水生成。常用的有:0.25%~0.5%噻吗心安滴眼液、1%~2%心得安溶液以及新药卡替洛尔,贝他根、贝他舒滴眼液等。

(4)碳酸酐酶抑制剂:这类药物可抑制房水产生,从而降低眼压。常用的为醋氮酰胺(乙酰唑胺),可 250mg 每日 3 次或每 6 小时一次口服,首剂 500mg。

(5)高渗剂:其作用机理在于使血液渗透压增高,从而使眼内液体被引出眼球外而迅速降低眼压。常用的有甘油及甘露醇,前者用生理盐水配成 50%溶液,按每千克体重 2~3mL 口服,但糖尿病患者禁用。后者为 20%水溶液,按每千克体重 7~10mL 静脉点滴。

(二)手术治疗

手术治疗的机理在于防止瞳孔阻滞、建立新的眼外或眼内房水排出途径、减少房水生成等。常见的手术方式有:虹膜周边切除术、小梁切除术、巩膜咬切术、虹膜嵌顿术、睫状体分离术、睫状体冷凝术以及近年来新施行的房水引流物植入术等。

(三)激光治疗

如激光虹膜切除术及激光小梁成形术等。

五、心理治疗

现在主要的心理治疗法有支持性心理治疗、暗示和催眠疗法、松弛和生物反馈疗法等。而在国内,关于青光眼手术患者的心理治疗,目前仍是空白。支持性心理治疗是目前最常用的心理治疗方法。

(1)心理治疗虽然不能取代手术及药物治疗,但通过对青光眼患者的疏导和宣泄、心理支持等,对于稳定患者情绪、缓解症状确有重要作用,可以通过建立良好的医患关系,来改变患者的思想、情感和行为,消除或缓解患者的现有症状,调节异常的行为模式,并加强患者心理的自我调控能力。

(2)据调查,青光眼患者对青光眼疾病的知识了解很少,简单的知识宣教可以提高患者的依从性。暗示和催眠疗法可降低肌肉紧张度,改善循环系统(尤其是血管末梢)、自主神经系统、免疫、内分泌系统等,从而减轻应激,消除焦虑、紧张等消极情绪,防止房角关闭,降低眼压,对青光眼患者非常有益,是目前对青光眼患者进行心理治疗的常用方法。

(3)松弛和生物反馈疗法可促使全身或局部(眼部)肌肉放松,稳定情绪,改善睡眠,调节自主神经系统,降低血压、心率,舒张血管,降低皮质醇水平,增强免疫力,纠正眼球异常运动,从而降低眼压。国外除了应用基本松弛和生物反馈疗法外,还有视觉想象松弛疗法、自我调节面部紧张度、生物反馈松弛疗法等。心理治疗虽不能取代药物和手术治疗,但可以缓解症状,提高药物、手术治疗的疗效,防止病情波动,在临床上具有重要意义。

(4)在本病急性发作时,应让患者卧床休息,进半流食并注意保持环境安静,避免患者情绪波动。同时要注意大便通畅,戒烟酒,适当控制进水量。在间歇缓解期时应减轻视力疲劳,不要持续阅读太久。

六、诊治案例

田玉林,女,61 岁,人行退休干部,经县医院眼科检查,患双目白内障二期已半年,经用滴眼剂无效。黄昏后即因视力模糊,不敢外出。头晕而痛,目珠夜痛,口干烦躁,腰膝酸软,体质素虚。45 岁时,曾患乙肝,55 岁后境遇坎坷,精神郁闷。舌红少苔,脉弦细数。

病症分析:证属肝肾阴虚夹瘀。予补益肝肾,明目退翳,佐以活血化瘀。

处方:熟地、首乌、刺蒺藜、当归、亦白芍、枸杞子各 15g,夜明砂(包)、桃仁、红花、菊花、川芎、菖蒲各 10g,夏枯草、沙苑子、决明子、生石决明、谷精草、活磁石各 30g,柴胡 6g,蝉衣 10g,甘草 5g。

上药服 10 剂,头晕痛、目珠夜痛已止。效不更方,又服 10 剂,以药渣煎汤熏洗双目,肉眼观察,混浊的晶体,大为清晰,夜晚外出也亦可看清道路。原方又服 7 剂,经县医院复查,为正常晶体,痊愈。追访 5 年未复发。

第二节　梅尼埃病(眩晕)

29 岁的王女士是市区一家私营业主。朋友们常常称呼她是"女强人""工作狂"。面对市场激烈的竞争,王女士每天不得不起早贪黑,一日三餐基本不定时,吃什么也说不准。就在不久前,王女士一觉醒来,突然发现自己的左耳听不到任何声音了!早上起来头晕,感觉整个屋子都在转,有点恶心,翻个身都不行动,也不行,是怎么回事?两个月有三次这样,第一次比较严重还吐了,第二次没过多久就好了,第三次一直晕了两天还不敢碰到脑袋,一碰就晕。第一次的时候去了医院检查血压正常,还做了脑彩超也正常,没查出什么,第三次去医院大夫说是得了梅尼埃病。

一、疾病概述

(一)概念

梅尼埃病是以膜迷路积水的一种内耳疾病。本病以突发性眩晕、耳鸣、耳聋或眼球震颤为主要临床表现,眩晕有明显的发作期和间歇期。患者多数为中年人,患者性别无明显差异,首次发作在 50 岁以前的患者约占 65%,大多数患者单耳患病。本病属于中医眩晕范畴。

(二)临床表现

梅尼埃病的症状各人不尽相同,发作期的主要症状为:发作突然,可在任何时间发作,甚至入睡后也可发作。最常见的症状是:患者睁眼时,感觉房子或周围物体在转动,闭眼时则自觉身体在旋转,眩晕来势猛烈时可使患者突然倒地。发作期间患者睁眼或转动头部则症状会加重,故大多数患者闭目静卧,头部和身体都不敢转动。多数患者在发作时出现单侧耳鸣及耳聋,少数是双侧的。约 25%的患者在发作前已有耳鸣及耳聋出现,而在发作后加重。

其余约 25%在发作后才逐渐出现耳鸣或耳聋。耳聋属于神经性,发作剧烈时耳鸣也加重,发作时患者常伴有不敢睁眼、恶心、呕吐、面色苍白、出汗甚至腹泻、血压多数偏低等一系列症状。部分患者伴有头痛;一般患者的意识清醒。

发作期转为间歇期有两种形式:一种是眩晕及伴随症状突然消失,一种是眩晕逐渐变为头昏逐渐消退。梅尼埃病的间歇期长短不一,从数月到数年,每次发作和程度也不一样。而听力随着发作次数的增加而逐渐减退,最后导致耳聋。

(三)病因

梅尼埃病是常见的一种内耳性眩晕,其真正病因尚未明了,目前比较被接受的是血液流变学说。国内外许多学者研究认为,情绪应激反应为本病的诱因,如激动、过劳、紧张、焦虑、争吵等都可能影响自主神经系统的稳定性而通过血液流变学的改变诱发本病。故 Watson 等明确认为本病应属心身疾病范畴。

二、病因病机

(1)肝阳上亢:素体阳盛、情志不舒、阴液亏损、导致气郁化火、肝阳上亢,阳亢化风、风阳升动而眩晕。

(2)肾精亏损:先天不足、年老肾亏、劳伤过度导致肾精不足,脑髓空虚发为眩晕。

(3)气血亏虚:忧思劳倦、久病失血、脾胃素虚、导致气血虚弱,脑失所养发为眩晕。

(4)痰湿中阻:饮食不节、劳倦过度导致脾失健运、聚湿生痰,痰湿中阻,清阳不升,浊阴不降发为眩晕。

三、分证论治

1.肝肾阴虚

主证:头晕目眩、耳鸣如蝉、日久不愈;健忘,两目干涩,视力减退,胁部隐痛,腰酸膝软,心烦口干,少寐多梦。

舌脉:舌红、有裂纹,苔薄或苔少;脉细数或弦细。

治法:滋补肝肾,养阴填精。

方药:左归丸。

2.风阳上扰

主证:眩晕欲仆,耳鸣,头痛且胀;面红目赤,急躁易怒,肢体震颤,腰膝酸软,心悸健忘,失眠多梦,遇劳、恼怒加重。

舌脉:舌质红,苔薄黄;脉弦细数。

治法:平肝潜阳,滋养肝肾。

方药:天麻钩藤饮。

3.气血亏虚

主证:眩晕,动则加剧,遇劳则发;神疲懒言,乏力自汗,面色无华,唇甲淡白,心悸少寐。

舌脉:舌质淡嫩,苔薄白;脉细弱。

治法:补养气血,健运脾胃。

方药:归脾汤。

4.痰浊中阻

主证:视物旋转,头重如裹;胸闷作恶,呕吐痰涎,脘腹痞满,纳少神疲。

舌脉:舌体胖大,边有齿印,苔白腻;脉弦滑。

治法:燥湿祛痰,健脾和胃。

方药:半夏白术天麻汤。

四、西医治疗

(1)镇静剂:安定、鲁米那、晕海宁。

(2)血管扩张剂:倍他啶、敏使朗、西比灵等。

(3)脱水剂:氯塞酮(利尿剂)、50%盐水甘油。

(4)止吐药:胃复安等。

五、心理治疗

(1)本病症状虽可自行缓解,但有复发趋势。保持生活规律,劳逸均衡,克服预期性焦虑,解除疑惧等,对预防本病的复发有一定效果。

（2）心理疏导：通过认真接受患者的诉说，了解病情，给予积极的支持，改善患者对疾病的认识，帮助患者理解疾病转归和掌握应对方法，以增强战胜疾病的信心。指导患者改变不良生活习惯，改善膳食的结构，促进病情好转。

（3）放松训练：指导患者做放松训练，这种方法能使患者心身舒畅，肌肉松弛，具有稳定持久的降压作用。

六、诊治案例

何××，家庭妇女，58岁。突觉天昏地转，树摇欲倒，呕吐频繁，家人急邀余往诊。投以防眩汤。处方：党参、天麻、法半夏各9g，当归、白芍、熟地、白术各30g，川芎、山萸肉各10g，陈皮3g。3剂。服1剂后，眩晕明显好转，嘱原方再服3剂，安然痊愈。

第三节　咽喉部异物感（梅核气）

小李前几天感冒了。一周后虽然见好，但咽部仍然很不舒服，喉咙干痒，老觉得有东西却咽不下去；早晨刷牙，总觉得恶心，却吐不出来东西。到医院检查，医生说，这是感冒引起的慢性咽炎。生活作息不规律，造成人体免疫力下降，很容易引起或加重咽炎。这些年，咽炎的确有高发的趋势。以前慢性咽炎是教师的"专属病"，大约有60%~70%的人都患上了不同程度的慢性咽炎，而现在办公室白领、销售人员等也很常见，目前已经成为白领的第一职业病，患者超过50%。可很多人却没把它当回事，从不去医院治疗。

一、疾病概述

（一）概念

咽喉部异物感泛指除疼痛以外的多种咽喉部异常感觉或幻觉（如瘙痒感、紧迫感、球塞感、黏着感、灼烧感、无下咽困难的吞咽梗阻感、蚁行感等）的疾病，又称"癔球症"或"咽部神经官能症"。症状时轻时重，无规律。病程长短不一，有数日、数月甚至更长时间。30~40岁发病率较高，女性患病率高于男性，多见于中年女性。既可为器质性病变所引起，也可为非器质性者。中医称其为"梅核气"。

（二）病因

1.局部因素

鼻腔、咽腔、喉腔或邻近组织的病变能使这些地方的神经受到刺激而产生咽部异物感，例如鼻炎、鼻窦炎、鼻咽肿瘤、咽炎、扁桃体炎、囊肿、结石、悬雍垂过长、茎突过长症、会厌囊肿等。另外，颈椎病、甲状腺肿大、颈淋巴结肿大亦可引起感觉异常。

2.全身性病变

由于迷走神经支配范围特别广，除了头面颈部的感觉、运动和自主神经活动功能外，还支配胃肠道、心血管系统的功能，所以这些部位的病变，可刺激神经在咽部反射出异物感来。如心室肥大、心包积液、肺部肿瘤、食道炎、食道憩室、贲门痉挛、食道癌、胃炎、胃溃疡、胆囊炎、胆结石等。其他如绝经期综合征、维生素缺乏、烟酒食物刺激、寄生虫病亦可引起咽异物感。

3.精神因素

精神过度紧张、焦虑、忧伤、神经衰弱或亲友、同事患咽喉部疾病造成不必要的精神压力及疑虑而引起的咽喉感觉异常等。有研究表明,本病患者往往有共同的人格特点,如易焦虑、忧郁。他们往往过分关注自身体验,注意力过分指向自身内部感觉,对躯体的微小变化都会产生明显的不适感,从而导致疑病、焦虑,加重了心理负担,使症状长期不能解除。

(三)临床症状特点

(1)患者感觉咽喉部有堵塞感,或有痰黏着感,或感到球状异物在咽部上下活动,既不能咽下,也不能吐出和咯出,但饮食吞咽完全正常。有的患者还伴有失眠、胸闷、嗳气、食欲减退等全身不适感。部分患者有咽喉部干燥感、灼烧感、黏着感或颈部压迫感,症状时轻时重,或时有时无。症状的轻重常与情绪有关,心情不佳时,症状明显;心情愉快时,病情也随之减轻或消失。

(2)无咽下困难及吞咽梗阻感,但空咽时常觉梗阻明显。

(3)试图通过空咽、清嗓、干咳、嗳气或用手摸摸颈部等动作来缓解咽喉不适感。

(4)患者以中年、更年期女性居多,也可见于青年女性。

(5)心理测试常显示患者负性生活事件较多,存在抑郁、悲伤、多虑、焦虑、紧张、压力过大等因素。

二、病因病机

本病多与七情郁结、气机不利有关。

(1)肝郁气滞:平素情志抑郁,肝失条达,肝气郁结,气机阻滞,肝气上逆,阻结于咽喉而为病。

(2)痰气互结:思虑伤脾,或肝郁日久,横逆犯脾,以致脾失健运,聚湿生痰,痰气互结于咽喉而为病。

三、辨证论治

1.肝郁气滞

主证:咽喉异物感,或如梅核,或如肿物,吞之不下,吐之不出,但不碍饮食。患者常见抑郁多疑,胸胁脘腹胀满,心烦郁怒,善太息。

舌脉:舌红苔白,脉弦。

治法:疏肝理气,散结解郁。

方药:逍遥散加减。

2.痰气互结

主证:咽喉异物感,自觉喉间多痰,咳吐不爽,时轻时重,或见咳嗽痰白,肢倦纳呆,脘腹胀满,嗳气。

舌脉:舌淡,苔白腻,脉弦滑。

治法:行气导滞,散结除痰。

方药:半夏厚朴汤加减。

痰气互结日久,致使气机不畅。气滞则血瘀,咽喉脉络受阻,亦可见异物堵塞感,持续难消,治宜祛痰、活血、理气,可用桃红四物汤合二陈汤。

四、西医治疗

(1)对慢性肥厚性咽炎,用微波治疗咽后壁和舌根部肥大的淋巴滤泡。

(2)对神经官能症及无法做分型辨证论治者,咽异物感位置靠上者行舌咽神经封闭注射治疗,具体方法:丁卡因行咽侧索表面麻醉,庆大霉素 8 万 U、地塞米松 5mg、利多卡因 1~2mL 注射在咽侧索,可分几点注射。

(3)咽异物感位置靠下者行喉上神经封闭注射治疗,具体方法:地塞米松 2.5mg、利多卡因 0.5mL 分别注射在颈部两侧甲状软骨大角与舌骨大角之间避开颈外动脉。同时对患者做心理疏导,解除患者恐癌心态。

五、心理治疗

1.心理疗法

(1)怡情畅神:七情不调,可生百病;调和七情,则可防病;善于怡情畅神,还可延年益寿。保持心境恬静愉快,必须知道满足,不要奢望过高。放下思想包袱,减轻精神负担,不要患得患失,做到志闲而少欲。把生活安排得丰富多彩,既要读书学习,又要广交朋友;或静坐登山,浇花种竹;或琴棋书画,品茶小酌,乐在其中,心神岂能不畅?

(2)行为矫正法:帮助患者学会自我观察性格特征,矫正不良行为,克服时间紧迫感或争强好胜产生的敌意感。

(3)暗示疗法:认真仔细检查,使其相信无严重疾病。对心理因素引起的经治疗无效的患者,用食管镜检查暗示往往能收到很好的效果。

(4)松弛疗法:可让患者学会自我训练的方法,长期练习,恢复心理状态的平衡。参加各种有趣的文体活动,使患者注意力从疾病转移到工作或活动中,从而达到消除不良情绪,缓解症状的作用。

2.导引吐纳法

(1)八段锦

1)两手托天理三焦:直立,两臂自两侧上举至头顶,两手手指相叉,翻掌掌心托天,两足跟离地(吸气),复原(呼气)。练习 6~8 次。

2)左右开弓似射雕:直立,右足横出一步,呈骑马蹲裆式,双手在胸前交叉后,左手手指呈剑指向左推出,头随之左转,目视左手食指,右手握拳平胸,如拉弓状(吸气),复原(呼气)。再向右做同样动作。练习 6~8 次。

3)调理脾胃须单举:直立,左手翻掌上举,五指并紧,掌心向上,指尖向右,同时右手下按,掌心向下,指尖向前(吸气),复原(呼气)。再向右做同样动作。练习 6~8 次。

4)五劳七伤往后瞧:直立,头慢慢左转,跟望后方(吸气),复原(呼气)。再向右做同样动作。练习 6~8 次。

5)摇头摆尾去心火:两足分开约三脚掌长之宽度,屈膝呈骑马势,两手扶大腿,虎口向身躯,头及上体前俯,随即向左做弧形摆动(吸气),复原(呼气)。再向右做同样摆动。练习 6~8 次。

6)两手攀足固肾腰:直立,上体前屈,膝盖挺直,两手攀握两足尖,头略高抬,随后恢复直立;再两手背抵住后腰,上体后仰,复原(本节采用自然呼吸)。练习 6~8 次。

7)攒拳怒目增气力:两足分开,蹲成马步,双手握拳,放在腰侧,举心向上(吸气),复原(呼气)。练习 6~8 次。

8)背后七颠百病消:直立,两臂下垂,掌心紧贴大腿,两膝保持伸直,两足跟提起,离地 1~

2寸,同时头向上顶(吸气),复原(呼气)。练习6~8次。

(2)放松法:整体放松法。每日练习2次,每次10分钟。

3.音乐疗法

梅核气主要病因为肝失疏泄,气机不利,气滞痰凝。木郁当泻其子,以喜解之,可用轻柔、和善的徵调火性音乐治疗。每日或隔日1次,每次30分钟。

六、诊治案例

王某,男,60岁,西安市人。自诉:咽喉不利,咽下时如有物阻碍近1年,经西安市数家医院检查,咽喉未见异常。经治疗,效不显,脉细濡、右弦、关寸较大、右关动,舌苔白腻。

辨证:中气不运,胆胃上逆,气滞血瘀。

诊断:梅核气。

治则:健脾疏肝,平胆和胃,理气降逆,清利咽喉。

处方:云茯苓9g,粉甘草6g,炒杭芍15g,制首乌30g,粉丹皮9g,广橘红9g,炒杏仁9g,法半夏9g,川射干9g,苦桔梗9g,北沙参20g,山豆根9g,白蔻仁5g,嫩桑枝12g,半枝莲9g。5剂,水煎温服。

复诊:药后无明显好转,仍痰多。脉细濡、关寸较大,舌苔白腻。上方去炒杏仁、桑枝,增粉甘草为9g,加全瓜蒌12g,昆布9g,6剂,水煎温服。

三诊:药后诸证明显好转,咽喉仍干。脉细濡、关寸较大,舌苔白腻。原方去炒杏仁、桑枝,增粉甘草为9g,加全瓜蒌12g、昆布9g、黑元参12g,6剂,水煎温服。

四诊:药后自感甚佳,现无明显不适。脉细濡、关寸略大,舌苔白厚腻。原方去山豆根、半枝莲,5剂,水煎温服。药尽痊愈。

第四节 复发性口腔溃疡(口疮)

高考即将开锣,小黄这阵子铆足劲日夜备考,但他口里却长起了一粒黄豆大小的溃疡,一碰就疼,说话也难受,十分苦恼。入夏后,气温渐渐升高,大家的"火气"也慢慢上来了,尤其是习惯晚睡、精神压力大的备考一族、白领更要小心患上口腔溃疡。

一、疾病概述

(一)概念

复发性口腔溃疡是专指发生于口腔黏膜的一类原因不明、反复发作、但又有自限性、孤立的圆形溃疡,又称为复发性阿弗他溃疡、复发性口疮。本病可发生于任何年龄的人,但多见于青壮年,尤以20~30岁发病率最高,女性较男性多见。它属于中医口疮范畴,也称口疳、口破,是指以口腔黏膜(唇、舌、齿龈)生黄白色溃疡点、疼痛,时有发热为主证的常见病。其主要是因脏腑功能失调而致热积,以及阴虚火旺、食物内伤、龋齿摩擦等,加之复感风、火、燥邪,助热化火,循经上攻于口腔而发病。

(二)病因

复发性口腔溃疡的发病原因可归结为在一定程度上受环境的影响,即与工作、生活环境改变、脑力和体力劳动上的负荷过重有关,而这些环境的影响主要是通过心理变化反映出来的。处于精神紧张的竞争性强的工作中,个体就会产生时间紧迫感,表现出情绪焦虑,动作速率快和争强好胜等行为特征,这种心理—社会紧张刺激是导致复发性口腔溃疡发生的重要因素。同时,遗传因素在该病中起一定作用。如父母双方均患有复发性口腔溃疡时,其子女约有 80%~90%患病;若父母中有一人患此病时,其子女约有 50%~60%患病。另外,缺乏微量元素,如叶酸、锌、铁、维生素 B 等缺乏,导致免疫功能降低,也可增加复发性口腔溃疡发病的可能性。

(三)临床症状特点

复发性口腔溃疡的典型表现是初起时有很细的小斑点,伴有灼热不适感,然后逐渐扩大为直径 2~3mm 或更大的浅溃疡。溃疡微微有些凹陷,表面有一层淡的假膜覆盖,溃疡周围的黏膜由于充血而呈红晕状,灼痛明显。当接触有刺激的食物时疼痛更加剧烈。复发性口腔溃疡的发作有自限性和周期性,一般的复发性口腔溃疡如果不经特殊治疗 7~10 天可逐渐愈合,间歇期长短不等,几天到数月,此起彼伏,反复发作。

(四)诊断

(1)口腔溃疡反复发生,患者常感到有剧烈的刺激性疼痛。

(2)在口腔黏膜任何部位均可发生,溃疡为圆形或椭圆形,中央凹陷,溃疡面上面覆盖有淡黄色纤维膜。

二、病因病机

(1)外感病因:风热外感,引动心脾两经内热,蒸于口舌黏膜为口疮。夏令常夹湿,秋冬常夹燥。

(2)食伤病因:过食肥甘辛辣煎炸之品,或饮食无节,贪食无厌,进食过量,致心脾蕴热,火热上炎,熏蒸口舌而致口疮。

(3)正虚病因:素体阴虚,或因患其他疾病,如急性感染、长期腹泻等造成体质虚弱,阴液亏耗,水不制火,虚火上炎,热熏口腔发为口疮。也有身体虚弱而过食寒凉,或吐泻之后脾胃阳虚,由于阳虚而致无根之火上浮发为口疮。

三、辨证论治

1.心脾积热

主证:心脾积热所致口疮的破溃点多以舌尖及舌下为主,周围鲜红,微肿而痛剧,口臭唇焦,渴欲冷饮,面赤心烦,便秘溲赤。

舌脉:舌红苔黄,脉数。

治法:清心泻火。

方药:泻心导赤散合泻黄散化裁。

外用通用消肿散或珠黄散吹患处。

2.胃肠伏火

主证:本型口疮多见于上下齿牙龈部及咽部,红肿痛疼,溃疡基底部呈深黄色,边缘平坦,周围充血明显,范围较大。口干欲饮,便结尿黄。

舌脉:舌质红,舌苔黄燥,脉洪数。

治法:清胃通腑,养阴凉血。

方药:凉膈散加减。

外用冰硼散吹患处。

3.肺胃热壅

主证:口疮多见于咽喉部,软腭、扁桃体周围或会厌处见大小不等的溃疡,数目较多,可酿和成片,甚至会厌溃烂红肿,疼痛流涎,妨碍吞咽,溃疡周围充血潮红,分泌物多。口热口臭,便干尿黄,身热较高。

舌脉:舌质红,舌苔黄腻或黄燥,脉数而实。

治法:清热解毒,通腑降火。

方药:白虎汤。

外用冰硼散或冰黛散吹患处。

4.脾湿胃热

主证:口疮常见于口唇、舌下及咽部,其滋水淋淋,反复发作,伴有脘部不舒、知饥不食、食则腹胀、溲赤便溏、倦怠乏力及肠功能紊乱,口疮亦随胃肠功能的好坏而轻重。

舌脉:舌质红,舌苔黄腻或白腻,脉濡细。

治法:健脾除湿,清胃化浊。

方药:香砂六君丸合参苓白术散。

外用养阴生肌散吹患处。

5.阴虚火旺

主证:口疮多见于舌根两侧或舌尖部,溃点中黄白,周围淡红。咽干口燥,头昏目眩,腰膝酸软,潮热盗汗,颧红唇赤,尿黄便干。

舌脉:舌红少苔,脉细数。

治法:滋阴降火。

方药:知柏地黄汤化裁。

外用养阴生肌散吹患处。

6.土虚木旺

主证:口疮因情志不遂,性情急躁,木旺土虚,虚阳上发;或发于吐泻、大病之后,口疮溃于舌边及两颊部,溃处嫩红,面色萎黄,纳谷欠佳,腹痛欲泻。

舌脉:舌淡苔白,脉细弦。

治法:温中健脾,扶土抑木。

方药:理中汤合痛泻要方化裁。

外用虚实散或锡类散吹患处。

7.心脾不足证

主证:本证多因思虑劳伤,损及心脾气血;或中土衰弱,化源不足,虚火上灼口腔。常为舌心边溃疡,溃嫩光红,神疲乏力,心悸怔忡,面黄无华。

舌脉:舌淡苔白,脉细无力。

治法:补益心脾。

方药:归脾汤或八珍汤加减。

外用养阴生肌散或锡类散吹患处。

四、西医治疗

(一)局部治疗

主要目的是消炎、止痛,促进溃疡愈合。治疗方法较多,根据病情选用:

1.含漱剂

0.25%金霉素溶液,1:5000氯已定洗必泰溶液,1:5000高锰酸钾溶液,1:5000呋喃西林溶液等。

2.含片

杜米芬含片,溶菌酶含片,氯已定含片。

3.散剂

冰硼散、锡类散、青黛散、养阴生肌散等是中医治疗口腔溃疡的主要药品。此外,复方倍他米松撒布亦有消炎、止痛、促进溃疡愈合作用。

4.药膜

其基质中含有抗生素及可的松等药物。贴于溃疡上,有减轻疼痛,保护溃疡面,促进愈合的作用。

5.止痛剂

有0.5%~1%普鲁卡因液,0.5%~1%达克罗宁液,0.5%~1%地卡因液,用时涂于溃疡面上,连续2次,用于进食前暂时止痛。

6.烧灼法

适用于溃疡数目少、面积小且间歇期长者。方法是先用2%地卡因表面麻醉后,隔湿,擦干溃疡面,用一面积小于溃疡面的小棉球蘸上10%硝酸银液或50%三氯醋酸酊或碘酚液,放于溃疡面上,至表面发白为度。这些药物可使溃疡面上蛋白质沉淀而形成薄膜保护溃疡面,促进愈合。

7.局部封闭

适用于重型复发性阿弗他溃疡。以2.5%醋酸泼尼龙混悬液0.5~1mL加入1%普鲁卡因液1mL注射于溃疡下部组织内,每周1~2次,共用2~4次。有加速溃疡愈合作用。

8.激光治疗

用氦氖激光照射,可使黏膜再生过程活跃,炎症反应下降,促进愈合。

(二)全身治疗

1.免疫抑制剂

若能经检查确定为自身免疫性疾病,采用免疫抑制剂则有明显疗效。常用药物为泼尼松(强的松)。为防止感染扩散,应加用抗生素。对严重贝赫切特综合征,给予氢化可的松或地塞米松和四环素,对有胃溃疡、糖尿病、活动期肺结核的患者应禁用或慎用。

2.免疫调节剂和增强剂

(1)左旋咪唑用于需增强细胞免疫作用者。

(2)丙种球蛋白适用于体液免疫功能减退者。不宜长期使用。

(3)转移因子适用于细胞免疫功能降低或缺陷者。

(4)维生素维生素类药物可维持正常的代谢功能,促进病损愈合。在溃疡发作时给予维生素C 0.1~0.2g,一日3次,复合维生素B每次1片,一日3次。

(5)女性激素 女性发病与月经周期有关者可慎用雌激素,己烯雌酚。

(6)微量元素 血清锌含量降低者补锌后病情有好转,可用1%硫酸锌糖浆或硫酸锌片。

五、心理治疗

1.心理疗法

(1)静养心神:凝神敛思,排除杂念,静心放松,以静志澄心,和畅气血,减轻压力、焦虑,缓解紧张情绪,如能结合调息,功效更明显。

(2)心理咨询法:复发性口疮患者A型行为形式可能在多种病因中起"增益效应",通过咨询,改善认知,调整个性缺陷,使之解除紧张情绪。

2.导引吐纳疗法

(1)放松功:采用坐式或站式。自然呼吸过渡到深长呼吸。鼻吸口呼。短吸长呼。用局部(患处)放松法3~5分钟后,用三线放松法或分段放松法。肢端穴位的止息时间可稍长。每日练习2~3次,每次20~30分钟。

(2)内养功:取坐式或壮式,行腹式呼吸。可选"静坐身体好""强肾固本齿健康"等与治则相吻合的字句,配合呼吸停顿,默念字句、意守丹田。每日2~3次,每次20~30分钟。

(3)保健功:以上两种功法练完后,均可接着练保健功的口功:叩齿、舌功、漱津、咽津。

3.音乐疗法

口疮因于心脾积热者,当泻其实热,用宫调土性音乐及商调金性音乐进行治疗。宜选深沉静穆、恬淡高雅的宫调式乐曲及清冷悲凉的商调式乐曲。因于肝郁气滞者,宜选徵调火性音乐进行治疗。每日1次,每次30分钟。

六、案例诊治

王某,女,45岁,2001年5月24日就诊。诉口腔溃疡反复发作3年余,每年发作10余次。进食时刺痛,口内涎唾多。曾先后用维生素 B_2、维生素 C、多种抗生素及大量清热泻火之中药治疗,效果不佳。

检查:见下唇内侧、舌下、舌左边、左颊黏膜有多个溃疡点,下唇内之溃疡面达112cm×115cm,溃疡边缘红润隆起,中心白苔覆盖。伴肛门瘙痒,夜间磨牙、不痊、头昏、四肢倦怠、食欲缺乏,舌质炎,苔白滑,脉沉细。粪便涂片镜检发现蛔虫卵。

诊为复发性口腔溃疡。证属脾胃虚寒、虫积内扰。治宜温中健脾,燥湿除虫。拟乌梅丸乌梅丸加减:乌梅20g,制附子、桂枝、干姜、黄柏、党参、当归各10g,花椒6g,细辛2g,黄连6g。加黄芪30g,槟榔12g。每日1剂,水煎取汁2次分服,服药6剂,溃疡愈合,诸证消失。随访1年未再复发。

┌─────┐
│资料卡│
└─────┘

心理因素能让五官生病

人们常知道癌症、冠心病、胃病的发病与人的心理、情绪因素密切相关。殊不知,有几种五官疾病也是源于心理因素的。

青光眼

眼睛常见的疾病青光眼与心理因素和过劳有关。临床上证明，重大情绪因素、精神创伤和过度劳累使大脑皮层功能紊乱、兴奋和抑制功能协调障碍，造成自主神经功能失调，不能很好地控制眼压，易导致青光眼。

梅尼埃病

中年人常见的梅尼埃病(发作性眩晕病)，一般认为是内耳淋巴代谢失调。但医学家发现，不少病例是在不良心理刺激下发病、加重和复发的，眩晕发作与情绪交织在一起形成恶性循环。消除不良刺激后，症状可缓解，或发作次数明显减少，心理和药物的综合疗法可使该病缓解。

职业性失声、声音嘶哑

职业性失声、声音嘶哑是喉科常见病，除由于过度发音或发音方法不当外，许多患者在病前常有意外精神刺激，情绪障碍，通过大脑皮层与皮层下中枢使自主神经系统发生功能障碍，迷走神经发放的冲动增强，喉黏膜末端血管痉挛，血流障碍，出现局部充血、肿胀、渗出、出血等病变，引起该病发生。

咽喉异感症

咽喉异感症也是一种常见的症状，患者体验到咽喉部有不适的异常感受，如阻塞感、黏着感、蚁走感、紧迫感等。异常感觉时轻时重部位不定，使患者情绪紧张、心神不宁、疑虑重重。鼻、咽、喉部器质性病变，如癌症、颈动脉炎、舌骨大角综合征、缺铁性综合征可以引起咽喉异感症，功能性疾病如神经衰弱、自主神经功能紊乱、更年期综合征等也可以出现咽喉异感症。这些功能性疾病的患者常常是胆小多虑，有疑病倾向，过度自我注意和自我暗示。如果经过检查排除了器质性病变，采用心理与药物综合疗法，一般预后较好。

为患恐惧症的人灌输比较乐观的世界观,是唯一的治疗办法。

——《与心灵对话》

抑郁源于无理和不肯赞美别人。

——《与心灵对话》

癌症是一个象征,就如同多数的疾病一样,在患者的生命里,有些地方出了问题,就会有一个警告要他走另一条路。

——《关爱·治疗·奇迹》

第十五章 其他心身疾病

第一节 类风湿关节炎(痹症)

38 岁的李先生长期熬夜加班,经常感到全身酸痛,身体出现持续性疼痛,最近 3 个星期还出现了失眠的情况,每天只能睡 2 个小时。32 岁的周先生创业经营一家公司,由于长期超负荷工作,加上压力重重,经常腰痛,厉害时手关节也会酸痛,最近,疼痛又发展到脖子和肩膀。每次疼痛都四处齐发,买来的膏药和药酒都不管用了。医生检查,他们患了类风湿性关节炎。这是一种最早发现的心身疾病,首先,类风湿关节炎的原因可能是环境因素。久居寒冷、潮湿环境导致关节受潮、冻伤等,也容易诱发类风湿。其次,类风湿关节炎的原因可能是精神因素。身心疲惫、精神刺激、外伤及其引起的忧虑等,也会引起类风湿关节炎。

一、疾病概述

(一)概念

类风湿关节炎(RA)是一种病因未明的慢性、以炎性滑膜炎为主的系统性疾病。其特征是手、足小关节的多关节、对称性、侵袭性关节炎症,经常伴有关节外器官受累及血清类风湿因子阳性,可以导致关节畸形及功能丧失。它属于中医痹症范围,由于风、寒、湿、热等邪气闭阻经络,影响气血运行,导致肢体筋骨、关节、肌肉等处发生疼痛、重着、酸楚、麻木,或关节屈伸不利、僵硬、肿大、变形等症状的一种疾病。

(二)病因

类风湿关节炎的发病可能与遗传、感染、性激素等有关。类风湿关节炎的病理主要有滑膜衬里细胞增生、间质大量炎性细胞浸润,以及微血管的新生、血管翳的形成及软骨和骨组织的破坏等。

(三)临床表现

1.好发人群

女性好发,发病率为男性的 2~3 倍。可发生于任何年龄,高发年龄为 40~60 岁。

2.症状体征

可伴有体重减轻、低热及疲乏感等全身症状。

(1)晨僵:早晨起床时关节活动不灵活的主观感觉,它是关节炎症的一种非特异表现,其持续时间与炎症的严重程度成正比。

(2)关节受累的表现

1)多关节受累:呈对称性多关节炎(常 ≥5 个关节)。易受累的关节有手、足、腕、踝及颞颌关节等,其他还可有肘、肩、颈椎、髋、膝关节等。

2)关节畸形:手的畸形有梭形肿胀、尺侧偏斜、天鹅颈样畸形、钮孔花样畸形等。足的畸形有跖骨头向下半脱位引起的仰趾畸形、外翻畸形、跖趾关节半脱位、弯曲呈锤状趾及足外翻畸形。

3)其他:可有正中神经/胫后神经受压引起的腕管/跗管综合征,膝关节腔积液挤入关节后侧形成腘窝囊肿(Baker 囊肿),颈椎受累(第 2、3 颈椎多见)可有颈部疼痛、颈部无力及难以保持其正常位置,寰枢关节半脱位,相应有脊髓受压及椎基底动脉供血不足的表现。

(3)关节外表现

1)一般表现:可有发热、类风湿结节(属于机化的肉芽肿,与高滴度 RF、严重的关节破坏及类风湿关节炎活动有关,好发于肘部、关节鹰嘴突、骶部等关节隆突部及经常受压处)、类风湿血管炎(主要累及小动脉的坏死性小动脉炎,可表现为指、趾端坏死、皮肤溃疡、外周神经病变等)及淋巴结肿大。

2)心脏受累:可有心包炎、心包积液、心外膜、心肌及瓣膜的结节、心肌炎、冠状动脉炎、主动脉炎、传导障碍,慢性心内膜炎及心瓣膜纤维化等表现。

3)呼吸系统受累:可有胸膜炎、胸腔积液、肺动脉炎、间质性肺疾病、结节性肺病等。

4)肾脏表现:主要有原发性肾小球及肾小管间质性肾炎、肾脏淀粉样变和继发于药物治疗(金制剂、青霉胺及 NSAID)的肾损害。

5)神经系统:除周围神经受压的症状外,还可诱发神经疾病、脊髓病、外周神经、继发于血管炎的缺血性神经病、肌肥大及药物引起的神经系统病变。

6)贫血:是类风湿关节炎最常见的关节外表现,属于慢性疾病性贫血,常为轻至中度。

7)消化系统:可因类风湿关节炎血管炎、并发症或药物治疗所致。

8)眼:幼年患者可有葡萄膜炎,成人可有巩膜炎,可能由血管炎所致。还可有干燥性结膜角膜炎、巩膜软化、巩膜软化穿孔、角膜溶解。

(4)老年发病的类风湿关节炎常>65 岁起病,性别差异小,多呈急性发病,发展较快(部分以 OA 为最初表现,几年后出现典型的类风湿关节炎表现)。以手足水肿、腕管和跗管综合征及多肌痛为突出表现,晨僵明显,60%~70%RF 阳性,但滴度多较低。X 线以骨质疏松为主,很少侵袭性改变。患者常因心血管、感染及肾功能受损等合并症而死亡。选用 NSAID 要慎重,可应用小剂量激素,对慢作用抗风湿药(SAARD)反应较好。

（三）检查

1.实验室检查

(1)一般检查：血、尿常规、血沉、C-反应蛋白、生化(肝、肾功能，A/G)、免疫球蛋白、蛋白电泳、补体等。

(2)自身抗体：类风湿因子(RF-IgM)、抗环状瓜氨酸(CCP)抗体、类风湿因子IgG及I-gA、抗核周因子、抗角蛋白抗体以及抗核抗体、抗ENA抗体等。

(3)遗传标记：HLA-DR4及HLA-DR1亚型。

2.影像学检查

(1)X线片：关节X线片可见软组织肿胀、骨质疏松及病情进展后的关节面囊性变、侵袭性骨破坏、关节面模糊、关节间隙狭窄、关节融合及脱位。X线分期：①Ⅰ期正常或骨质疏松；②Ⅱ期骨质疏松，有轻度关节面下骨质侵袭或破坏，关节间隙轻度狭窄；③Ⅲ期关节面下明显的骨质侵袭和破坏，关节间隙明显狭窄，关节半脱位畸形；④Ⅳ期上述改变合并有关节纤维性或骨性强直。胸部X线片可见肺间质病变、胸腔积液等。

(2)CT检查：胸部CT可进一步提示肺部病变，尤其高分辨CT对肺间质病变更敏感。

(3)MRI检查：手关节及腕关节的MRI检查可提示早期的滑膜炎病变，对发现类风湿关节炎患者的早期关节破坏很有帮助。

(4)超声：关节超声是简易的无创性检查，对于滑膜炎、关节积液以及关节破坏有鉴别意义。研究认为其与MRI有较好的一致性。

3.特殊检查

(1)关节穿刺术：对于有关节腔积液的关节，关节液的检查包括关节液培养、类风湿因子检测、抗CCP抗体检测、抗核抗体等，并做偏振光检测鉴别痛风的尿酸盐结晶。

(2)关节镜及关节滑膜活检：对类风湿关节炎的诊断及鉴别诊断很有价值，对于单关节难治性的类风湿关节炎有辅助的治疗作用。

二、病因病机

(1)感受风寒湿邪：痹证的成因，多由卫气不固，腠理空疏，或劳累之后，汗出当风，涉水冒寒，久卧湿地等，以致风寒湿邪乘虚侵入(邪注于肌腠经络，滞留于关节筋骨)，导致经络气血痹阻，发为风寒湿痹。

由于感受风寒湿三气各有偏胜，故有：

风痹：风气胜者，又称行痹；

寒痹：寒气胜者，又称痛痹；

湿痹：湿气胜者，又称着痹；

热痹：素有蓄热，复感风寒湿邪，寒从热化，又称风湿热痹。

(2)感受风湿热邪：久居炎热潮湿之地，外感风湿热邪，袭于肌腠，壅于经络，痹阻气血经脉，滞留于关节筋骨，发为风湿热痹。

(3)劳逸不当：劳欲过度，将息失宜，精气亏损，卫外不固；或激烈活动后体力下降，防御机能降低，汗出肌疏，外邪乘袭。

(4)久病体虚：老年体虚，肝肾不足，肢体筋脉失养；或病后、产后气血不足，腠理空疏，外邪乘虚而入。

（5）其他：恣食甘肥厚腻或酒热海腥发物，导致脾运失健，湿热痰浊内生；或跌仆外伤，损及肢体筋脉，气血经脉痹阻，亦与痹证发生有关。

三、辨证论治

1.风寒湿痹

（1）行痹

主证：肢体关节、肌肉疼痛酸楚，屈伸不利，可涉及肢体多个关节，疼痛呈游走性。初起可见有恶风、发热等表证。

舌脉：舌苔薄白，脉浮或浮缓。

治法：祛风通络，散寒除湿。

代表方：防风汤加减。

加减：腰背酸痛为主者，多与肾气虚有关——加杜仲、桑寄生、淫羊藿、巴戟天、续断；

若见关节肿大，苔薄黄，邪有化热之象者——宜寒热并用，投桂枝芍药知母汤加减。

（2）痛痹

主证：肢体关节疼痛，痛势较剧，部位固定，遇寒则痛甚，得热则痛缓。关节屈伸不利，局部皮肤或有寒冷感。

舌脉：舌质淡，舌苔薄白，脉弦紧。

治法：散寒通络，祛风除湿。

代表方：乌头汤加减。

加减：若寒湿甚者——制川乌可改用生川乌或生草乌；

关节发凉，疼痛剧烈，遇冷更甚——加附子、细辛、桂枝、干姜、全当归。

（3）着痹

主证：肢体关节、肌肉酸楚、重着、疼痛，肿胀散漫。关节活动不利，肌肤麻木不仁。

舌脉：舌质淡，舌苔白腻，脉濡缓。

治法：除湿通络，祛风散寒。

代表方：薏苡仁汤加减。

加减：若关节肿胀甚者——加萆薢、木通以利水通络；

若肌肤麻木不仁——加海桐皮、豨莶草以祛风通络；

若小便不利，水肿——加茯苓、泽泻、车前子以利水祛湿；

若痰湿盛者——加半夏、南星。

2.风湿热痹

主证：游走性关节疼痛，可涉及一个或多个关节，活动不便，局部灼热红肿，痛不可触，得冷则舒，可有皮下结节或红斑。常伴有发热、恶风、汗出、口渴、烦躁不安等全身症状。

舌脉：舌质红，舌苔黄或黄腻，脉滑数或浮数。

治法：清热通络，祛风除湿。

代表方：白虎加桂枝汤合宣痹汤加减。

加减：若皮肤有红斑者——加丹皮、赤芍、生地、紫草以清热凉血，活血化瘀；

若发热、恶风、咽痛者——加荆芥、薄荷、牛蒡子、桔梗疏风清热，解毒利咽；

若热盛伤阴，证见口渴心烦者——加元参、麦冬、生地以清热滋阴生津。

如热毒炽盛,化火伤津,深入骨节,而见关节红肿,触之灼热,疼痛剧烈如刀割,筋脉拘急抽挛,入夜尤甚,壮热烦渴,舌红少津,脉弦数,宜清热解毒,凉血止痛,可选用五味消毒饮合犀黄丸。

3.痰瘀痹阻

主证:痹证日久,肌肉关节刺痛,固定不移,或关节肌肤紫暗、肿胀,按之较硬,肢体顽麻或重着,或关节僵硬变形,屈伸不利,有硬结、瘀斑。面色黧黯,眼睑水肿,或胸闷痰多。

舌脉:舌质紫暗或有瘀斑,舌苔白腻,脉弦涩。

治法:化痰行瘀,蠲痹通络。

代表方:双合汤加减。

加减:痰浊滞留,皮下有结节者——加胆南星、天竺黄;

瘀血明显,关节疼痛、肿大、强直、畸形,活动不利,舌质紫暗,脉涩——加莪术、三七、地鳖虫;

痰瘀交结,疼痛不已者——加穿山甲、白花蛇、全蝎、蜈蚣、地龙搜剔络道;有痰瘀化热之象者,加黄柏、丹皮。

4.肝肾两虚

主证:痹证日久不愈,关节屈伸不利,肌肉瘦削,腰膝酸软,畏寒肢冷,阳痿,遗精,或骨蒸劳热,心烦口干。

舌脉:舌质淡红,舌苔薄白或少津,脉沉细弱或细数。

治法:培补肝肾,舒筋止痛。

代表方:补血荣筋丸加减。

加减:肾气虚,腰膝酸软,乏力较著——加鹿角霜、续断、狗脊;

阳虚,畏寒肢冷,关节疼痛拘急——加附子、干姜、巴戟天,或合用阳和汤加减;

肝肾阴亏,腰膝疼痛,低热心烦,或午后潮热——加龟板、熟地、女贞子,或合用河车大造丸加减。

四、西医治疗

类风湿关节炎治疗的主要目的在于减轻关节炎症反应,抑制病变发展及不可逆骨质破坏,尽可能保护关节和肌肉的功能,最终达到病情完全缓解或低疾病活动度的目标。

治疗原则包括患者教育、早期治疗、联合用药、个体化治疗方案以及功能锻炼。

1.患者教育

使患者正确认识疾病,树立信心和耐心,能够与医生配合治疗。

2.一般治疗

关节肿痛明显者应强调休息及关节制动,而在关节肿痛缓解后应注意早期开始关节的功能锻炼僵直。此外,理疗、外用药等辅助治疗可快速缓解关节症状。

3.药物治疗

方案应个体化,药物治疗主要包括非甾类抗炎药、慢作用抗风湿药、免疫抑制剂、免疫和生物制剂及植物药等。

(1)非甾类抗炎药:有抗炎、止痛、解热作用,是类风湿关节炎治疗中最为常用的药物,适用于活动期等各个时期的患者。常用的药物包括双氯芬酸、萘丁美酮、美洛昔康、塞来昔布等。

(2)抗风湿药(DMARD)：又被称为二线药物或慢作用抗风湿药物。常用的有甲氨蝶呤，口服或静注；柳氮磺吡啶，从小剂量开始，逐渐递增，以及羟氯喹、来氟米特、环孢素、金诺芬、白芍总苷等。

(3)云克：即锝[99Tc]亚甲基二磷酸盐注射液，是一种非激发状态的同位素，治疗类风湿关节炎缓解症状的起效快，不良反应较小。静脉用药，10天为一疗程。

(4)糖皮质激素：激素不作为治疗类风湿关节炎的首选药物。但在下述四种情况可选用激素：①伴随类风湿血管炎：包括多发性单神经炎、类风湿肺及浆膜炎、虹膜炎等；②过渡治疗：在重症类风湿关节炎患者，可用小量激素快速缓解病情，一旦病情控制，应首先减少或缓慢停用激素；③经正规慢作用抗风湿药治疗无效的患者可加用小剂量激素；④局部应用：如关节腔内注射可有效缓解关节的炎症。总原则为短期小剂量(10mg/d以下)应用。

(5)生物制剂：目前在类风湿关节炎的治疗上，已经有几种生物制剂被批准上市，并且取得了一定的疗效，尤其在难治性类风湿关节炎的治疗中发挥了重要作用。几种生物制剂在类风湿关节炎中的应用：①Infliximab也称TNF-α嵌合性单克隆抗体。临床试验已证明对甲氨蝶呤等治疗无效的类风湿关节炎患者用Infliximab可取得满意疗效。近年来强调早期应用的效果更好。用法静点，每间隔4周重复1次，通常使用3~6次为1个疗程。需与MTX联合应用，抑制抗抗体的产生。②Etanercept人重组TNF受体p75和IgG Fc段的融合蛋白。Etanercept治疗类风湿关节炎和AS疗效肯定，耐受性好。目前国内有恩利及益塞普两种商品剂型。③阿达木单抗(修美乐)时针对TNF-的全人源化的单克隆抗体，不易诱导抗抗体的产生。④抗B细胞治疗越来越受到重视。⑤抗CD20单抗Rituximab(美罗华)治疗类风湿关节炎取得了较满意的疗效。Rituximab也可与环磷酰胺或甲氨蝶呤联合用药。

(6)植物药：目前，已有多种用于类风湿关节炎的植物药，如雷公藤、白芍总苷、青藤碱等。部分药物对治疗类风湿关节炎具有一定的疗效，但作用机制需进一步研究。

4.免疫净化

类风湿关节炎患者血中常有高滴度自身抗体、大量循环免疫复合物，高免疫球蛋白等，因此，除药物治疗外，可选用免疫净化疗法，可快速去除血浆中的免疫复合物和过高的免疫球蛋白、自身抗体等。如免疫活性淋巴细胞过多，还可采用单个核细胞清除疗法，从而改善T,B细胞及巨噬细胞和自然杀伤细胞功能，降低血液黏滞度，以达到改善症状的目的，同时提高药物治疗的疗效。目前常用的免疫净化疗法包括血浆置换、免疫吸附和淋巴细胞/单核细胞去除术。被置换的病理性成分可以是淋巴细胞、粒细胞、免疫球蛋白或血浆等。应用此方法时需配合药物治疗。

5.功能锻炼

必须强调，功能锻炼是类风湿关节炎患者关节功能得以恢复及维持的重要方法。一般说来，在关节肿痛明显的急性期，应适当限制关节活动。但是，一旦肿痛改善，应在不增加患者痛苦的前提下进行功能活动。对无明显关节肿痛，但伴有可逆性关节活动受限者，应鼓励其进行正规的功能锻炼。在有条件的医院，应在风湿病专科及康复专科医师的指导下进行。

6.外科治疗

经内科治疗不能控制及严重关节功能障碍的类风湿关节炎患者，外科手术是有效的治疗手段。外科治疗的范围从腕管综合征的松解术、肌腱撕裂后修补术至滑膜切除及关节置换术。

五、心理治疗

据调查显示,很多类风湿性关节炎患者都存在不同的心理障碍,如对疾病的治疗充满恐惧、烦躁不安、心神不定、反应迟钝、抑郁等,这些都属于亚健康心理,长此以往,心理亚健康极易转变为生理亚健康,使得身体免疫功能下降,内分泌系统紊乱,机体阴阳平衡失调,进而加重了类风湿病情,并形成恶性循环。

在了解了亚健康心理与类风湿性关节炎病情的关系后,我们应该怎么样消除类风湿性关节炎患者的心理亚健康呢?我院风湿病专家概况了以下几点:

(1)类风湿患者应掌控自己的情绪,以一颗平常心来面对疾病发作和治疗过程中遇到的种种难题,努力做到喜不狂、忧不绝、胜不骄、败不馁、谦逊不卑、自尊自重,通过日常生活中心理素质的锻炼和培养,更好地加强自控能力。

(2)学会通过适当的途径如诉说、写作、画画、运动等发泄自己情绪,在发泄的过程中对自己的能力、性格、情绪和优缺点能做出恰当、客观的评价,努力克服急躁、暴怒、喜怒无常等不良情绪,或适当的转移注意力。

(3)学着融入自然。聆听自然界的一切是最原始的、最纯真的也是最佳的舒缓心灵的方法,患者通过走进自然、亲近自然这种方式可以逐渐找回心灵的宁静,平复心中的不满、恐惧或抑郁等。

类风湿性关节炎患者消除亚健康心理的方法还有很多,比如医生的解说,和朋友的交流等。但关键还是在于患者本身。为此,专家提醒广大类风湿性关节炎患者:保持平常心来对待可能发生或正在发生的一切,或消除亚健康心理对类风湿的治疗很重要。

六、案例诊治

刘某某,女,43岁。2007年12月9日初诊。患者自述素有风湿性关节炎,每逢阴雨天气,全身关节活动受限,僵硬不舒,沉重无力。口黏,口干喜饮,二便正常。舌有齿痕,苔偏黄,脉弦细。辨证为寒湿之邪,瘀痹关节,治以散寒祛湿,活血通痹,方用桂枝芍药知母汤加减。

处方:桂枝10g,白芍30g,知母10g,制附子5g,生地20g,当归15g,炙甘草6g,桑枝15g,地龙10g,红花10g,威灵仙15g,秦艽15g,羌活10g,独活15g,鸡血藤30g。7剂,水煎服,日1剂。

二诊:关节活动不利减轻,腰部觉得舒服,但是下肢沉重无力,全身乏力,舌有齿痕,脉滑沉取无力,改为补养气血,活血通络为主调治:黄芪20g,炒白术10g,苍术10g,当归15g,白芍20g,川芎15g,熟地15g,桂枝10g,薏苡仁10g,秦艽15g,威灵仙15g,红花10g,生地15g,炙甘草6g,地龙10g,鸡血藤20g。21剂之后,诸证悉除,病告痊愈。

第二节　失　眠(不寐)

曹先生是一名IT从业人员,最近因为在研发一个软件,老板每天都要过问,巨大的工作压力导致他经常性地失眠。

"我这一周每天能睡3个小时就算是不错了,白天工作效率也很低。"

医生诊断,像曹先生这样的失眠完全是因为压力大精神紧张导致的,采取了心理疏导的治疗方式。引导曹先生临睡前不要过于关注和反复考虑,以免陷入"越焦虑越睡不着,越睡不着越焦虑"的恶性循环。

一、疾病概述

(一)概念

失眠,又称入睡和维持睡眠障碍,指无法入睡或无法保持睡眠状态,导致睡眠不足。中医称其为"不寐""不得眠""不得卧""目不瞑",是以经常不能获得正常睡眠为特征的一种病证,为各种原因引起入睡困难、睡眠深度或频度过短(浅睡性失眠)、早醒及睡眠时间不足或质量差等。

(二)病因

1.心理因素

心理因素通常是造成失眠的主要原因。如各种原因引起的焦虑、抑郁、自责、害怕失眠等均可导致入睡困难或浅睡多梦。人格因素也会影响睡眠质量,研究发现,失眠症患者具有易焦虑、抑郁、内向、敏感、急躁、缺乏自信、优柔寡断、对健康过度关心、躯体转化症状较多等人格特征。

2.生物因素

(1)生理因素:过饥、过饱、过度疲劳和兴奋等均可引起失眠。松果体老化、分泌减少及内分泌紊乱也可致失眠。

(2)疾病因素:许多躯体疾病和精神障碍都可伴随失眠症状。

(3)生物药剂因素:服用中枢神经兴奋剂、某些治疗其他疾病的药物;睡前饮用兴奋性饮料,如咖啡、浓茶、酒等可导致失眠。

3.环境因素

睡眠的场所不安全、生活习惯的改变、更换住所、噪音、光线过强、通风不良、床板太硬、枕头太高或太低等因素均可引起失眠。

(三)临床症状特点

1.入睡困难型

这类失眠表现为害怕上床休息,就寝前后表现烦躁、焦虑,上床后久久不能入睡,辗转反侧,入睡时间大于半小时。

2.保持睡眠困难型

这类失眠表现为夜间易觉醒,或觉醒后不能再入睡。睡眠实验研究发现,此类睡眠者在一夜中的觉醒时间达15%~20%,是睡眠正常者的3~5倍,故醒后多感体力恢复不佳。

3.早醒型

表现为清晨觉醒过早,比正常睡眠时早醒2~3小时,而且醒后不能再入睡。这种类型多见于抑郁症患者。

(四)诊断

在诊断非器质性失眠症时,不能把一般认为正常的睡眠时间作为判断偏离程度的标准,因为有些人(比如短睡眠者)只需很短时间的睡眠,却并不被诊断为失眠症。相反,有些人为其睡眠质量之差痛苦不堪,但他们的睡眠时间从客观上看都在正常范围。按照世界卫生组织编写的精神与行为障碍分类(ICD-10)对非器质性失眠症的诊断标准为：

(1)主诉或是入睡困难,或难以维持睡眠,或睡眠质量差。

(2)这种睡眠紊乱每周至少发生 3 次,并持续一个月以上。

(3)日夜专注于失眠,过分担心失眠的后果。

(4)睡眠量和(或)质的不满意引起了明显的苦恼或影响了社会及职业功能。

(5)排除躯体疾病和精神疾病所导致的失眠。

二、病因病机

失眠的病因有情志失调,饮食不节,病后年迈及禀赋不足,心虚胆怯。

(1)饮食不节:导致宿食内停,脾损生痰,痰热上扰,胃气失和而失眠。

(2)情志失常:肝郁化火,心火内炽,喜笑无度,心虚胆怯,思虑过度引起心神不安所致。

(3)劳逸体虚:劳倦伤脾,久病气血耗伤、肾精不足;年高阴阳亏虚;房劳水火不济;失眠久病可表现为虚实夹杂,或为瘀血所致,其病位在心,其发病与肝郁、胆怯、脾肾亏虚、胃失和降密切相关。

三、辨证论治

1.心火炽盛

主证:心烦不寐,躁扰不宁。口干舌燥,小便短赤,口舌生疮。

舌脉:舌尖红,苔薄黄,脉数有力或细数。

治法:清心泻火,安神宁心。

方药:朱砂安神丸。

加减:酌加黄芩、山栀、连翘加强清心泻火之功;胸中懊恼,胸闷泛恶加豆豉、竹茹宣通胸中郁火;便秘溲赤加大黄、淡竹叶、琥珀引火下行以安心神。

2.肝郁化火

主证:急躁易怒,不寐多梦,甚至彻夜不眠。头晕头胀,目赤耳鸣,口干而苦,不思饮食,便秘溲赤。

舌脉:舌红,苔黄,脉弦而数。

治法:清肝泻火,镇心安神。

方药:龙胆泻肝汤。

加减:酌加朱茯神、生龙骨、生牡蛎镇心安神;胸闷胁胀,善太息者加香附、郁金以疏肝解郁;头晕目眩,头痛如裂,不寐癫狂,大便秘结者加当归芦荟丸。

3.痰热内扰

主证:胸闷心烦不寐,泛恶嗳气。头晕目眩,口苦。

舌脉:舌红,苔黄腻,脉滑数。

治法:清热化痰,和中安神。

方药:温胆汤。

加减:酌加黄连、山栀清心泻火;心悸动甚、惊惕不安加珍珠母、朱砂以镇惊定志;经久不寐或彻夜不寐,大便秘结者加礞石滚痰丸降火泻热安神;胸闷嗳气,脘腹胀满,大便不爽,苔腻,脉滑用半夏秫米汤和胃健脾以涤壅塞,交通阴阳,和胃降气;宿食积滞较甚,嗳腐吞酸,脘腹胀痛,加保和丸消导和中安神。

4.阴虚火旺

主证:心悸不宁,心烦不寐,腰酸足软。头晕耳鸣,健忘遗精,口干津少,五心烦热。

舌脉:舌红少苔,脉细而数。

治法:滋阴降火,清心安神。

方药:六味地黄丸合黄连阿胶汤。

加减:心悸心烦,梦遗失精加肉桂引火归元,与黄连共用交通心肾,心神可安;朱砂安神丸、天王补心丹可酌情选用。

5.心脾两虚

主证:多梦易醒,心悸健忘,神疲食少,头晕目眩。四肢倦怠,面色少华。

舌脉:舌淡苔薄,脉细无力,可见于外伤或产后失血过多者。

治法:补益心脾,养心安神。

方药:归脾汤。

加减:失眠较重加五味子、夜交藤、合欢皮、柏子仁养心安神;血虚较甚,加熟地、芍药、阿胶;胸闷、纳呆、苔腻加半夏、陈皮、茯苓、厚朴以健脾理气化痰;产后虚烦不寐,形体消瘦,面色㿠白,易疲劳,舌淡,脉细弱或老人夜寐早醒而无虚烦之证,多属气血不足,治以养血安神,可用归脾汤。

6.心胆气虚

主证:心烦不寐,多梦易醒,胆怯心悸,触事易惊。气短自汗,倦怠乏力。

舌脉:舌淡,脉弦细。

治法:益气镇惊,安神定志。

方药:安神定志丸合酸枣仁汤。

加减:心悸甚,惊惕不安者加生龙骨、生牡蛎、朱砂。

四、西医治疗

(一)非药物治疗

1.病因治疗

改善不良情绪:学习工作压力大,生活遭遇变故等。

治疗影响睡眠的疾病:睡眠呼吸暂停综合征、慢性疼痛、抑郁症等。

避免服用引起兴奋的药、物质:儿茶酚胺、甲状腺素、咖啡、口服避孕药、茶、酒精、烟等。

2.行为治疗方法

(1)睡眠卫生教育:①养成良好的睡眠习惯与规律;②创造舒适的睡眠环境(温度、噪音、光线、床);③避免睡前吸烟、饮酒、茶、咖啡等,少饮水;④不在床上进行非睡眠活动,如看电视、阅读、听收音机等,尽量不要午睡;⑤睡前放松、日间规律运动(下午)30~40分钟。

(2)刺激控制训练:①稳定睡眠-觉醒节律,提高睡眠效率;②只在有睡意时上床,若在15~20分钟还未入睡,应离开卧室,有睡意时再回到床上;③早上定时起床;

(3)其他:①放松训练:减少觉醒、热水澡、静坐、自我按摩、腹式呼吸;②光照治疗:适于睡眠-觉醒节律障碍如睡眠时相延迟综合征、睡眠时相前移综合征、时差反应等。

(二)药物治疗

1.理想的催眠药物特点

迅速诱导入睡,不妨碍自然睡眠结构。白天无残留作用,不影响记忆功能。无失眠反跳,无成瘾性,无呼吸抑制作用,不与酒精或其他药物发生作用。

2.催眠药物作用机制

γ-氨基丁酸(GABA)对中枢神经系统有抑制性作用,催眠药物通过与 GABA-A 型受体(苯二氮䓬类受体)结合,增加 GABA 的抑制作用。GABA-A 型受体,分为 3 个类型:

(1)Ⅰ型受体:催眠、镇静。

(2)Ⅱ型受体:肌肉松弛,认知、记忆、抗焦虑、精神运动。

(3)Ⅲ型受体:抗惊厥、乏力、口干、视物模糊等。

3.催眠药物的缺点

(1)延续效应和蓄积作用:半衰期>3 小时。

(2)耐药性:使用>2 周可逐渐失效。

(3)依赖性(生理性、心理性):接受长期治疗的患者(约 15%)。

(4)撤药综合征:长期使用后,出现不同的症状如癫、痫、错觉、幻觉等。

(5)反跳性失眠:由于突然停药引起相同的症状。

(6)不良反应:多见于剂量不适当时。

4.药物种类

(1)巴比妥类:1900 年曾是有效的催眠药,但其治疗安全范围较小;有明显耐药性及依赖性;有呼吸抑制作用及过量致死作用;目前只用于控制癫痫发作(鲁米那-苯巴比妥)。

(2)苯二氮䓬类药物:1960 年引入临床后,因其使用安全、起效快、耐受性良好等特点,在很短的时间内取代了巴比妥类在失眠方面的治疗。目前,仍是使用最广泛的催眠药。

按药物的半衰期的长短分类划分为:短效类:T1/2<6h,15~20 分起效。如三唑仑、咪哒唑仑(多美康)、去甲羟安定。中效类:T1/2 6~24h,30 分起效。如劳拉西泮(罗拉)、舒乐安定、阿普唑仑(佳静安定)、氯氮䓬(利眠宁)等。长效类:T1/2 24~50h,40~60 分起效。如安定、硝基安定、氯硝安定、氟基安定、氟硝安定等。

(3)新型非苯二氮䓬类药物:20 世纪 80 年代以来出现了选择性苯二氮䓬类受体激动剂——短效类催眠药,如:Zolpiclone(佐匹克隆),T1/2 5 小时,Ⅰ、Ⅱ受体;Zopidem(唑吡坦),T1/2 2.6 小时,Ⅰ受体;Zaleplon(扎来普隆),T1/2 1 小时,Ⅰ受体。

(4)抗抑郁药:①抗抑郁三环类药如曲米帕明、阿米替林、多虑平等。但此类药安全性差,半衰期长、易出现抗胆碱能副作用。②无特异性催眠作用的 5-羟色胺再摄取阻断剂如佐洛复(舍曲林)、氟西汀(百优解)、帕罗西汀(赛乐特)等对于睡眠障碍伴发抑郁症者有效——早醒为典型表现,且副作用小。

(5)褪黑素:褪黑素是由松果体分泌的一种吲哚类激素,具有催眠、镇静、调节睡眠—觉醒周期等作用。主要于睡眠时相延迟综合征、时差反应、倒班所致睡眠节律障碍等,对老年性患者效果更好。关于其催眠效果的研究仍无定论,并且没有关于最佳剂量、服用时间、适应证、禁忌证和毒性的资料。

五、心理治疗

1.心理疗法

(1)心理疏导:在安静的环境与融洽的气氛中,进行个别心理治疗,通过医生或护士与患者单独交谈,这样可以减少患者的思想顾虑和紧张情绪。医生或护士经过详细检查,明确失眠的诊断以后,可以用肯定的语言告诉患者没有什么严重的疾病,而只是功能失调,不会引起严重的后果,并指出这种疾病经过合理治疗,是可以治愈的。同时说明该病的病因、机理、症状及防治等有关知识,以增强患者的信心,更好地鼓励患者与疾病做斗争。

此外,对患者的病情基本摸清后,经过分析,制定出一个进行个别心理治疗的方案,每次接触患者时,最好集中力量解决一两个问题,每次交谈不宜过长,一般约半小时到 1 小时为宜。

(2)清静养神:清代曹庭栋《养生随笔》有"神清于心,大抵以清心为切要,然心实最难把捉,心先平居静养,入寝时,将一切荣为什虑,举念即除,渐除渐少。渐少渐无,自然可得安眠,若终日忧忧,七情火动,辗转牵怀,欲真一叫消释得乎?"指出清静养神可以避免不寐的发生。

(3)移情易性:分散患者对疾病的注意力,使思想焦点从病所转移到他处,或改变环境,使患者避免与不良刺激因素接触、可以培养和丰富患者自己的兴趣、爱好,如绘画、书法、栽花、养鱼等。

(4)避免惊恐:心气素虚者,遇事易惊善恐,心神不安,终日惕惕,则易酿成不寐。正如《类证治裁·不寐》所说:"惊恐伤神,心虚不安",故避防惊恐是防止不寐的重要方法。

(5)静默守意放松:临睡前在安静的环境中做放松功,调节呼吸而入静,使呼吸做到"深、长、匀",同时默念"静""松"一字,并跟随字意而安定神态,放松全身,每次可做 20~30 分钟,也可做暗示睡眠意念活动,以排除杂念,如"我累了,该休息了"等重复念,以便在不知不觉中慢慢入睡。

2.导引吐纳疗法

(1)放松功:用三线放松法。每日练习 2 次,每次 20~30 分钟。

(2)其他:凡头痛、失眠较甚者,可选用保健功中的耳功、日功、项功及擦涌泉等。每日练习 2 次。

3.音乐疗法

不寐多由于心神失养或心神不安所致。临床上起于思虑伤脾,生化乏源以致心神失养者,宜以徵调火性音乐及宫调土性音乐治之。徵调式乐曲可选轻柔喜悦的乐曲以暖脾助运化,宫调式乐曲可选柔和静穆的乐曲以实养脏。因于心火内炽而导致心神不安者,宜采用宫调土性及羽调水性音乐,以清心泻火,滋养肝肾。临睡 1~2 小时前进行治疗.每次 30 分钟左右。

六、案例诊治

徐××,年 66 岁,于季春得不寐症。因性嗜吟咏,暗耗心血,遂致不寐。

自冬令间有不寐之时,未尝介意,至春日阳生病浸加剧,迨至季春恒数夜不寐,服一切安眠药皆不效。精神大为衰惫,心中时常发热,懒于饮食,勉强加餐,恒觉食停胃脘不下行。大便干燥,恒服药始下。其脉左部浮弦,右脉尤弦而兼硬,一息五至。其左脉浮弦者,肝血虚损,兼肝火上升也,阴虚不能潜阳,是以不寐。其右脉弦而兼硬者,胃中酸汁短少更兼胃气上逆也。酸汁少则不能化食,气上逆则不能息息下行传送饮食,是以食后恒停胃脘不下。而其大便之燥结,亦即由胃腑气化不能下达所致。治此证者,宜清肝火、生肝血、降胃气、滋胃汁,如此以调养肝胃,则夜间自能安睡,食后自不停滞矣。

处方:生怀山药(一两)大甘枸杞(八钱)生赭石(六钱轧细)玄参(五钱)北沙参(五钱)生杭芍(五钱)酸枣仁(四钱炒捣)生麦芽(三钱)生鸡内金(钱半黄色的捣)茵陈(钱半)甘草(二钱)共煎一大盅,温服。

复诊:将药煎服两剂,夜间可睡两三点钟,心中已不发热,食量亦少加增,大便仍滞,脉象不若从前之弦硬,遂即原方略为加减俾再服之。

将药连服三剂,夜间安睡如常,食欲已振,大便亦自然通下。唯脉象仍有弦硬之意,遂将方中龙眼肉改用八钱,俾多服数剂以善其后。

第三节　癌　症

据国外研究报道,约 40%的癌症患者有明显的心理应激反应或心理障碍。社会心理因素对癌症的发生、发展和预后有一定程度的影响。如"C 型人格"(癌症倾向人格)与癌症的发生密切相关。这类人在遭遇重大生活挫折时,常陷于失望、悲观和情绪的抑郁中不能自拔,在行为上表现为回避、否认、逆来顺受等。同时,癌症的治疗带来的副反应,如恶心、呕吐、脱发、虚弱等,也会加重患者负性的心理和生理反应,痛苦心理可能贯穿于癌症诊断、治疗的全过程。

癌症引起的痛苦心理对疾病的发展和预后有重要的影响,这已被国外的一些研究所证实。一项对 133 例乳腺癌患者的跟踪调查表明,那些参与社会活动较多、外向、心情开朗的妇女,预后较好。如辅之以有关的药物治疗,能取得更好的效果。

一、疾病概述

(一)概念

癌症,也称恶性肿瘤,临床上的定义是:机体在各种内、外因素作用下,正常细胞异常化并表现为失控、相对无限制、不协调地增殖而形成的不正常的组织团块。

目前,无论是发达国家还是发展中国家,癌症均已成为人类常见死亡原因之一。据卫生部和科技部全国第三次居民死亡原因抽样调查(2006)表明,癌症已经成为我国第二位死亡原因,占死亡总数的 22.32%,仅次于脑血管病,在城市高居首位(占死亡总数的 25.0%),并呈持续增长趋势,死亡率比 20 世纪 70 年代中期增加了 83.1%,比 90 年代初期增加了 22.5%。癌症死亡模式趋向发达国家模式,即食管癌、胃癌、宫颈癌、鼻咽癌死亡率下降,而与环境、生活方式相关的肺癌、肝癌、结直肠癌、乳腺癌、膀胱癌的死亡率明显上升。研究表明,癌症的发生除了理化、生物学因素外,心理社会因素在癌症的发生、发展中也起一定作用。

(二)病因

1.社会因素

随着现代工业的发展,越来越多的有害物质造成了大气和水源的污染;特殊职业环境中致癌物质的存在等都有可能导致癌症的发生。

2.心理因素

(1)生活事件:生活事件是造成心理应激并损害个体健康的应激源。但是,需要指出的是,生活事件与癌症发生发展有一定相关性,但并非因果关系。生活事件对心身健康的影响还受到生物学因素及情绪、应对方式、个性特征等因素的影响。

(2)个性特征:具有 C 型行为特征的人群与癌症发生关系密切。C 型行为的主要表现是性格内向,在幼年即形成压抑,内心痛苦不向外发泄,行为特征为强调协调,过分合作,追求一致,迁就忍让,缺乏自信,屈从于外界压力,逆来顺受,生闷气,回避争执,压抑自己的感情,应激反应强度大等。据流行病学调查,具有 C 型特征的人群比非 C 型特征的人群癌症发生率高 3 倍以上。

(3)负性情绪:情绪状态与癌症发生有一定关系,不愿意表达个人情感,长期情绪压抑是癌症发病的心理因素。面对各种性质的生活事件,采取何种应对方式,是能否导致心身疾病的关键。具有 C 型性格的人,因性格内向,情绪长期压抑,情感不愿外泄,当遇到负性生活事件时,负性情绪剧增,导致机体免疫功能下降而发病。因此,对挫折采取消极情绪、压抑是导致癌症的发生、加速癌症发展和死亡的重要因素。

(4)不良行为:WHO 已将癌症划分为"生活方式疾病",许多癌症的发生和不良行为习惯有关,如长期大量吸烟者患呼吸系统癌、胰腺癌和膀胱癌的相对危险度增加;不良饮食习惯,如暴饮暴食,喜欢吃粗、硬、热、快的食物,吃饭时生闷气等是消化道癌的促发因素;性生活紊乱与性器官肿瘤的发生有关。这些不良行为因素与心理社会因素直接相关,是心理社会因素造成了行为问题。

(三)临床症状特点

1.病理特点

由于各种癌的发生部位不同,病理形态不同,以及发展阶段不同,因此会产生各种各样的临床表现。但癌症的早期往往症状很少,待发展到一定阶段后才渐渐表现出一系列症状和体征。一般将癌症的临床表现分为局部表现和全身性症状两个方面。

(1)局部表现:①肿块:癌细胞恶性增殖所形成,可用手在体表或深部触摸到。恶性肿瘤特点是肿块生长迅速,表面不平滑,不易推动;良性肿瘤则一般表面平滑,像鸡蛋和乒乓球一样容易滑动。②疼痛:出现疼痛往往提示癌症已进入中、晚期。开始多为隐痛或钝痛,夜间明显。以后逐渐加重,变得难以忍受,昼夜不停。一般止痛药不起作用。疼痛一般是癌细胞侵犯神经造成的。③溃疡:由于某些体表癌的癌组织生长快,营养供应不足,出现组织坏死所形成的。如某些乳腺癌可在乳房处出现火山口样或菜花样溃疡,分泌血性分泌物,并发感染时可有恶臭味。此外,胃、结肠癌也可形成溃疡,一般只有通过胃镜、结肠镜才可观察到。④出血:癌组织侵犯血管或癌组织小血管破裂而产生的。如肺癌患者可咯血,痰中带血;胃、结肠、食管癌则可便血。⑤梗阻:癌组织迅速生长而造成的梗阻。当梗阻部位在呼吸道即产生呼吸困难;食管癌梗阻食管则吞咽困难;胆道部位的癌可以阻塞胆总管而产生黄疸;膀胱癌阻塞尿道而出现排尿困难等。⑥其他:颅内肿瘤可引起视力障碍(压迫视神经)、面瘫(压迫面神经)等多种神经系统症状;骨肿瘤侵犯骨骼可导致骨折;肝癌引起血浆白蛋白减少而致腹水等。

(2)全身症状:①消瘦:由于癌组织生长快,消耗体内大量营养物质和能量,组织营养供应不足而造成的。②发热:癌组织坏死后产生的异性蛋白质及其产物,能刺激机体发热;或因并发感染而引起发热。③贫血:营养物质缺乏、癌组织隐性出血及抑制机体造血系统功能等,均可引起贫血；④恶病质：晚期患者全身衰竭的表现，患者极度消瘦，不思饮食。

以上是对癌症临床表现的概括。具体到每一种癌，可能仅有一两项局部症状，但各种癌症晚期的全身症状则基本相同。

2.心理特点

癌症的诊断对当事人来说是严重的应激事件，意味着健康甚至生命的丧失。因此，在癌症的诊断和治疗过程中，患者会出现各种强烈的心理反应。

(1)确诊前的心理反应：随着医学知识的日益普及和人们对癌症警觉性的提高，当个体发现身上有肿物或占位性病变时，往往首先就想到癌症，并因此感到恐惧。在忐忑不安地就医后，患者一方面期望早些知道确诊结果，另一方面又害怕得到癌症的诊断，矛盾的心理可使患者表现出期待性焦虑、坐卧不安、失眠、食欲下降等，这些反应可一直持续到患者知道自己的诊断结果。

(2)确诊后的心理反应：当患者得知自己身患癌症的消息后，其心理反应大致可分为 4 个时期。

1)恐惧期：当患者突然得知自己身患癌症后，心理受到极大的冲击，反应强烈，可表现为惊恐、绝望、心慌、眩晕，甚至会出现木僵状态。逐渐意识到自己是癌症患者，主要表现出恐惧的心理反应.

2)否认期：当患者从剧烈的情绪震荡中冷静下来以后，便开始怀疑诊断的正确性，不相信自己会得癌症，并在潜意识中运用否认的心理防御机制来减轻内心的焦虑与不安，同时开始四处求医，期望得到不是癌症的诊断。

3)愤怒期：当确认癌症不可更改的事实后，患者会表现出激动、愤怒、暴躁、发脾气，怨天尤人，有时会出现攻击性行为。同时，患者又会表现出沮丧、悲哀、抑郁，甚至感到绝望，可能出现自杀倾向或行为。

4)接受期：患者最终不得不接受患癌的事实，情绪逐渐平静并慢慢适应，但多数患者难以恢复到病前的心理状态，常陷入长期的抑郁和痛苦之中。

二、病因病机

(1)情志久郁：肝主疏泄，调畅气机，故一身之气机畅达与否主要在于肝。若情志久郁，或恼怒伤肝，肝失条达，疏泄不及，气机不利，气滞血瘀，肝血瘀阻而发为本病。正如《素问·通评虚实论》说："膈塞闭绝，上下不通，则暴忧之病也。"

(2)忧思伤脾：思虑过度，损伤脾胃；或肝郁乘脾，脾胃虚弱，脾虚则饮食不能化生精微，聚而为痰，痰阻气滞，肝脉阻塞，血行淤滞。脾虚气血化源告竭，致使脏腑气血亏虚，复感外邪，毒邪留滞，痰浊瘀血邪毒互结，遂发为肝癌。正如《医宗必读》所说："积之成也，正气不足，而后邪气踞之。"

(3)湿热结毒：情志不遂，肝气郁滞日久，化热化火，火郁成毒；肝郁乘脾，运化失常，痰湿内生，湿热结毒，郁阻肝脉胆道，积聚结块而发本病。

(4)肝阴亏虚：所愿不遂，或热毒之邪侵袭，或年老体弱，久之耗伤肝阴，肝血暗耗、导致气阴两虚，邪毒内蕴，故发本病。肝癌多因七情内伤，情志抑郁；脾虚湿聚，痰凝血瘀；脏腑气血亏虚；六淫邪毒入侵，邪凝毒结等致气、血、湿、热、瘀、毒互结而成。肝癌病位在肝，与脾、胃、胆密切相关其病机复杂，属正虚于内，邪毒凝结之危急重证。

三、辨证论治

1.肝郁气滞

主证：有胁下肿块，右胁胀痛，胸闷不舒，善太息，纳呆食少，时有腹泻。

舌脉：舌苔薄腻，脉弦。

治法：疏肝健脾，活血化瘀。

方药：柴胡疏肝散。

2.气滞血瘀

主证：胁下癥块巨大，胁痛引背，拒按，入夜更甚，脘腹胀满，青筋暴露，食欲缺乏，大便溏结不调，倦怠乏力。

舌脉：舌质紫暗有瘀点瘀斑，脉沉细或弦涩。

治法：行气活血，化瘀消积。

方药：复元活血汤。

3.气血两虚

主证：疼痛加重，形体消瘦，气短喘促，神疲乏力，面色苍白，形瘦，恶风，自汗或盗汗，口干少饮。

舌脉：舌质嫩红，脉细弱。

治法：益气养阴。

方药：生脉饮加味。

四、常用抗癌中草药

(1)清热解毒类：鱼腥草、龙葵、白花蛇舌草、板兰根、山豆根、蒲公英、石上柏、野菊花、金荞麦。

(2)化痰散结类：夏枯草、猫爪草、山慈菇、浙贝、土茯苓、花粉、胆南星、半夏、百部、守宫。

(3)活血止血类：乳香、没药、桃仁、地榆、大黄、穿山甲、三棱、莪术、泽兰、紫草、延胡索、郁金、露蜂房、三七。

五、西医治疗

(一)手术治疗

通常包括根治性手术，姑息性手术，探查性手术。

(1)根治性手术：由于恶性肿瘤生长快，表面没有包膜，它和周围正常组织没有明显的界限，局部浸润厉害，并可通过淋巴管转移。因此，手术要把肿瘤及其周围一定范围的正常组织和可能受侵犯的淋巴结彻底切除。这种手术适合于肿瘤范围较局限、没有远处转移、体质好的患者。

(2)姑息性手术：肿瘤范围较广，已有转移而不能作根治性手术的晚期患者，为减轻痛苦，维持营养和延长生命，可以只切除部分肿瘤或做些减轻症状的手术，如造瘘术等。

(3)探查性手术：对深部的内脏肿物，有时经过各种检查不能确定其性质时，需要开胸、开腹或开颅检查肿块的形态，肉跟区别其性质或切取一小块活组织快速冰冻切片检查，明确诊断后再决定手术和治疗方案，为探查性手术。

(二)自然疗法

癌症的传统治疗方法的二次伤害已大于癌症本身，这一直是困扰现代医学治疗癌症的全球性难题,为此自然医学界得专家在不断的医学实践和探索中发现:自然因子——负氧离子能使患者摆脱放疗和化疗痛苦的同时并有优异的疗效。而目前人工负氧离子生成技术已非常成熟,采用负离子转换器技术和纳子富勒烯负离子释放器技术,可以生成等同于大自然的小粒径负离子,这对自然疗法治疗癌症是一极大利好消息。

(三)放射治疗

放射治疗简称放疗,它是利用高能电磁辐射线作用于生命体,使生物分子结构改变,达到破坏癌细胞目的的一种治疗方法。放射能够治疗癌症是因为癌细胞对放射线敏感。目前临床上应用的放射线有 X 线治疗和 γ 线治疗两种。

放射治疗对癌症是否有效,取决于许多因素,如临床时间的早晚,肿瘤病理类型和它对放射的敏感性,患者的整体状况和肿瘤周围情况都有关。

(四)化学治疗

化学疗法是将药物经血管带到全身,对身体所有细胞都有影响。这种疗法有时也称为"胞毒疗法",因为所用药物都是有害,甚至是带毒性的,体内细胞,无论是否恶性细胞,都受到破坏。化学治疗的临床应用有 4 种方式:

1.晚期或播散性肿瘤的全身化疗

因对这类肿瘤患者通常缺乏其他有效的治疗方法,常常一开始就采用化学治疗,近期的目的是取得缓解。通常人们将这种化疗称为诱导化疗。如开始采用的化疗方案失败,改用其他方案化疗时,称为解救治疗。

2.辅助化疗

辅助化疗是指局部治疗(手术或放疗)后,针对可能存在的微小转移病灶,防止其复发转移而进行的化疗。例如骨肉瘤、睾丸肿瘤和高危的乳腺癌患者术后辅助化疗可明显改善疗效,提高生存率或无病生存率。

3.新辅助化疗

针对临床上相对较为局限性的肿瘤,但手术切除或放射治疗有一定难度的,可在手术或放射治疗前先使用化疗。其目的是希望化疗后肿瘤缩小,从而减少切除的范围,缩小手术造成的伤残;其次化疗可抑制或消灭可能存在的微小转移,提高患者的生存率。现已证明新辅助化疗对膀胱癌、乳腺癌、喉癌、骨肉瘤及软组织肉瘤、非小细胞肺癌、食管癌及头颈部癌可以减小手术范围,或把不能手术切除的肿瘤经化疗后变成可切除的肿瘤。

4.特殊途径化疗

(1)腔内治疗:包括癌性胸腔内、腹腔内及心包腔内积液。通常将化疗药物(如丝裂霉素、顺铂、5-氟脲嘧啶、博来霉素)用适量的流体溶解或稀释后,经引流的导管注入各种病变的体腔内,从而达到控制恶性体腔积液的目的。

(2)椎管内化疗:白血病及许多实体瘤可以侵犯中枢神经系统,尤其是脑膜最容易受侵。治疗方法是,通常采用胸椎穿刺鞘内给药,以便脑积液内有较高的药物浓度,从而达到治疗目的。椎管内常用的药物有甲氨蝶呤及阿糖胞苷。

(3)动脉插管化疗:如颈外动脉分枝插管治疗头颈癌,肝动脉插管治疗原发性肝癌或肝转移癌。

五、心理治疗

癌症的心理干预方法很多,具体包括以下数种方式。

1.一般性心理治疗

该方法适于各种类型的肿瘤患者,其主要作用是支持和加强患者的防御机能,使患者减少焦虑和不安,增强安全感和信心。治疗方法最常用的有解释、鼓励、安慰、保证和暗示等。

(1)解释:向患者讲明道理,帮助患者解除顾虑,树立信心,加强配合,为继续治疗创造良好的条件。一般来说,患者凡有疑问的事情,均要热情耐心地解释,并向患者讲明实施各种医疗措施的目的、作用,以便使他们以最佳的心理状态接受治疗。对恶性肿瘤患者的解释,不能像一般患者那样将病的性质及预后都说出来,而应根据患者的个性特点谨慎从事,因人而异,解释中应注意方法和技巧。

(2)鼓励和安慰:癌症患者的心理变化往往很强烈,尤其是在经过一段时间治疗效果不明显时,心理波动十分显著。其主要表现为心理紧张、恐惧、忧虑、焦虑不安、孤独、愤怒、幻想,甚至悲观失望及企图自杀等。此种心态无疑对病情的转归不利。因此,应及时给患者以鼓励和安慰,使他们振作精神,增强信心,提高战胜疾病的勇气和决心。鼓励和安慰要诚恳热情,切忌简单化和口号式。应针对病情,着重帮助患者消除心理上的障碍,恰当地提出要求和劝告。

(3)保证:对患者的检查和治疗情况做出患者能够接受的保证,以坚定他们战胜疾病的信心,这就是心理治疗的保证法。对治疗结果,只能根据病情做出有限度的保证。对一些治愈率较高的癌症,如乳腺癌、卵巢癌、子宫癌、皮肤癌等,则可以根据实际情况做出治愈的保证。

(4)暗示:暗示贯穿于心理治疗的整个过程中。可以这样说,患者周围的环境、设备,医务人员、亲友、病友的言谈、动作、表情等,都会对患者产生暗示作用。应给予患者积极的心理暗示,医院舒适的环境、方便的医疗制度、先进的仪器设备、良好的服务,都会对患者起到安心治疗的作用。对某些患者,可根据其特点和治疗需要,在催眠状态下进行暗示。

2.个别心理治疗

这是由医生有计划、有步骤地通过会谈方式和患者单独进行的一种心理治疗。这种治疗的主要内容是:广泛搜集患者的病史、职业、环境等有关材料,通过详细、客观地分析,采取启发诱导的方法,帮助患者弄清其发病的社会心理原因和存在的心理问题。在患者家属和其他有关方面的配合下,鼓励患者建立信心,做好自我调适,克服心理障碍,减轻不良情绪,提高应对技巧,恢复其社会支持系统,促进病情恢复。在实施中须注意:要耐心倾听患者倾诉,诱导患者畅所欲言;同患者一起分析致病的心理、社会因素和存在的心理障碍,一起讨论解除心理障碍的对策;引导患者加强自我控制和锻炼。

3.行为疗法

这种方法可以帮助患者矫正不良生活习惯,如吸烟、饮酒、吃酸菜、过快进食等;指导患者改变不良性格,建立新的心理应对方式,培养有益于健康的兴趣和爱好,防止复发。

4.认知疗法

这种方法让患者深刻认识到不良生活习惯、不良性格行为在疾病发生和预后中的作用及改变不良行为的重要性。帮助患者提高对家庭、社会环境的适应能力,矫正不良行为习惯,这是一个困难的过程,应在家庭协助下进行。

5.集体心理疗法

团体心理治疗是将问题相似的患者(如同属癌症康复期)组成小组(以 8~12 人为宜)。小组成员尽可能做到畅所欲言,各抒己见。疗效好的患者则以自己战胜疾病的亲身体会,与其他成员进行交流,使其从康复者身上看到自己的未来和希望,重而树立起战胜疾病的信心。另外,通过彼此交流经验,讨论自己和他人的行为和问题,得到关于自己积极的和消极的反馈,当自己帮助别人时,也获得了自尊。心理治疗者作为参与成员之一提供必要的理解、鼓励和帮助。

6.松弛疗法

本法适用于经过有效手术、放疗或化疗后的患者,可加速康复和预防复发。常用方法有如放松训练、太极拳、健身操、欣赏音乐等。

7.生活意义疗法

患者必须做到:①把自己当成治疗的主治医师,积极与病魔作斗争;②把一天当中的事情要有意义地去完成;③要有为他人做点好事的诚意;④锻炼与死的威胁共存的坚强意志;⑤生与死本来就是自然界存在的规律,眼前自己能做到的,有建设性的行为,就尽量去做。此疗法能有效地治疗癌症患者的不安和对死亡的恐惧。

8.导引吐纳疗法

采用自然呼吸法慢步行功。每日练习 1~2 次,每次 15~20 分钟。

9.音乐疗法

癌症患者与肝气郁滞,脏腑气血亏虚及七情内伤,情志抑郁等因素有关。证见肝脾气血两虚者,宜用羽调水性及徵调火性音乐治疗。若以肝郁气滞为主证,可选用轻快流畅的徵调火性音乐以疏肝解郁。每日 1 次,每次 30~60 分钟。

六、诊治案例

患者,男,69 岁,2002 年 11 月体检发现生化指标异常(CEA 56.6μg/L),同年 12 月 ECT 示肝脏恶性病灶,临床诊断为肝转移癌,随即住院治疗,一直间断进行多次介入化疗,诺力刀治疗,口服化疗药及其他相应对症治疗。2005 年 10 月 ECT 检查示肝脏、肺多处恶性病灶,生化检查示肝功能异常,肿瘤指标物异常(AFP23.42μg/L,CEA791.88μg/L,CA199220.30U/mL)。患者一直没有明显不适,来诊时精神委靡,面色灰暗,语声低微,形体瘦削,舌裂苔薄,脉濡,辨证属癥积病正虚邪实证,以自拟参芪苓蛇汤加味、并以薏苡仁单独煎煮当早饭空腹服用来治疗。

药物组成:生晒参 6g、黄芪 30g、茯苓 30g、枸杞子 20g、焦麦芽 10g、焦山楂 10g、干蟾皮 10g、绞股蓝 20g、女贞子 15g、猫人参 30g、焦神曲 10g、猪苓 30g、白花蛇舌草 30g、薏苡仁 60g(包煎),7 剂,水煎,日 1 剂。

复诊:服药 7 剂后,精神、舌裂较前好转,苔薄脉濡。效不更方,原方略行加减。此后一直不间断服药至今,病情稳定。

本例患者虽无明显自觉症状,然经检查发现肝转移癌、肝肺多处恶性病灶,又经介入、诺力刀、口服化疗药治疗,并患糖尿之疾,来诊时精神委靡,面色灰暗,语声低微,形体瘦削,舌裂苔薄,脉濡,热毒深蕴,气阴两伤明显,属症积病正虚邪实证,以自拟参芪苓蛇汤加味扶正祛邪,方证相符,疗效满意。

{资料卡} ·

长期心理抑郁容易得类风湿关节炎吗?

一位患者的女儿原本性格开朗,身体健康,谁知前几年高考落榜,去年谈的男朋友又分手了,以后就变得少言寡语,整天闷闷不乐,最近半年又开始出现四肢关节疼痛,僵硬、疲劳乏力,化验类风湿因子也呈现阳性,医生诊断是早期类风湿,患者问医生,是不是心情抑郁也容易导致类风湿呢?

类风湿关节炎是以对称性多关节肿痛为主要临床表现的异质性、系统性疾病,是慢性、进行性、侵袭性疾病,发病多见于中年女性,病情随年龄增长而加重,可导致心功能受损及四肢小关节变形及功能障碍。此病的治愈率较低,一旦发病患者往往表现出精神高度紧张、焦虑、恐惧、失眠、食欲缺乏,心理压力增大。

虽然说心理因素是否与本病发病有关,存在着不同的观点,但大多数学者认为,本病既然归属于自身免疫性疾病,必然与自身的免疫系统功能紊乱有关,而免疫机制的紊乱与心理因素也存在密切的联系。国外对心理因素在类风湿关节炎病因中的作用,存在着因果关系的不同见解。起初有人认为存在一种风湿性人格,具有固执、孤僻、易自责的性格特征。以后有人认为这种性格特征是疾病本身引起的关节疼痛和致残的结果。但这种关节可能只属部分因果,类风湿关节炎患者并不一定都具有这种特征。也有人认为遗传及心理应激与病因有关,儿童和成人遇到家庭破裂或配偶亡故,或其他引起严重心理抑郁的因素,有可能导致类风湿关节炎的发生。

为此专家提醒:焦虑、抑郁等不良情绪常常使自身免疫性疾病发病或病情加重,对于长期出现不良情绪的患者也应注意自我心理疏导,必要时应求助于专科医生,通过树立积极乐观的心理情绪,有利于疾病的防治与康复。

索 引

参考文献

1.郑希付. 心理咨询原理与方法. 北京：人民卫生出版社,2008

2.沈渔邨. 精神病学. 北京：人民卫生出版社,2009

3.王冰. 黄帝内经. 北京：南文博雅文化传媒有限公司,2008

4.林崇德. 发展心理学. 北京：人民卫生出版社,2008

5.王米渠. 现代中医心理学. 北京：中国中医药出版社,2007

6.斯科特·派克. 张定绮,译. 与心灵对话. 呼和浩特：远方出版社,1997

7.托德特勒夫森,吕·达尔克. 贾维德. 李健鸣,译. 疾病的希望. 沈阳：春风文艺出版社

8.福克斯. 徐炜韬,译. 开创生命的奇迹. 北京：中信出版社,2009

9.缪希雍. 本草经疏. 北京：中国医药科技出版社,2011

10.西格尔. 邵虞,译. 关爱·治疗·奇迹. 北京：中国轻工业出版社,1999

11.芭芭拉·乐芬. 你的身体相信你说的每句话. 开封：河南大学出版社,2003

12.国际圣经协会. 圣经,1998年8月

13.中华医学会精神科分会. 中国精神障碍分类与诊断标准(第三版). 济南：山东科学技术出版社,2001

14.叶奕乾. 普通心理学(修订版). 上海：华东师范大学出版社,1997

15.阴国恩,梁福成,白学军. 普通心理学. 天津：南开大学出版社,1998

16.莫雷. 心理学. 广州：广东高等教育出版社,2000

17.张述祖,沈德立. 基础心理学. 北京：教育科学出版社,1987

18.姜乾金. 医学心理学. 北京：人民卫生出版社,2004

19.王振宁. 心理学教程. 北京：人民教育出版社,1998

20.洪炜. 医学心理学. 北京：北京医科大学、中国协和医科大学联合出版社,1996

21.詹姆斯·布彻. 变态心理学(第12版). 北京：北京大学出版社,2004

22.霍华德·弗利德曼. 心理健康百科全书. 上海：上海教育出版社,2004

23.乔纳森·布朗. 自我. 北京：人民邮电出版社,2004

24.陈灏珠. 实用内科学(第11版). 北京：人民卫生出版社,2001

25.张从正. 儒门事亲. 北京：中国医药科技出版社,2011

26.麦科尔,缪静芬,译. 情绪的力量. 北京：中信出版社,2001

27.王登峰,张伯源. 大学生心理卫生与咨询. 北京：北京大学出版社,1992